ビジュアル図解
脳のしくみがわかる本

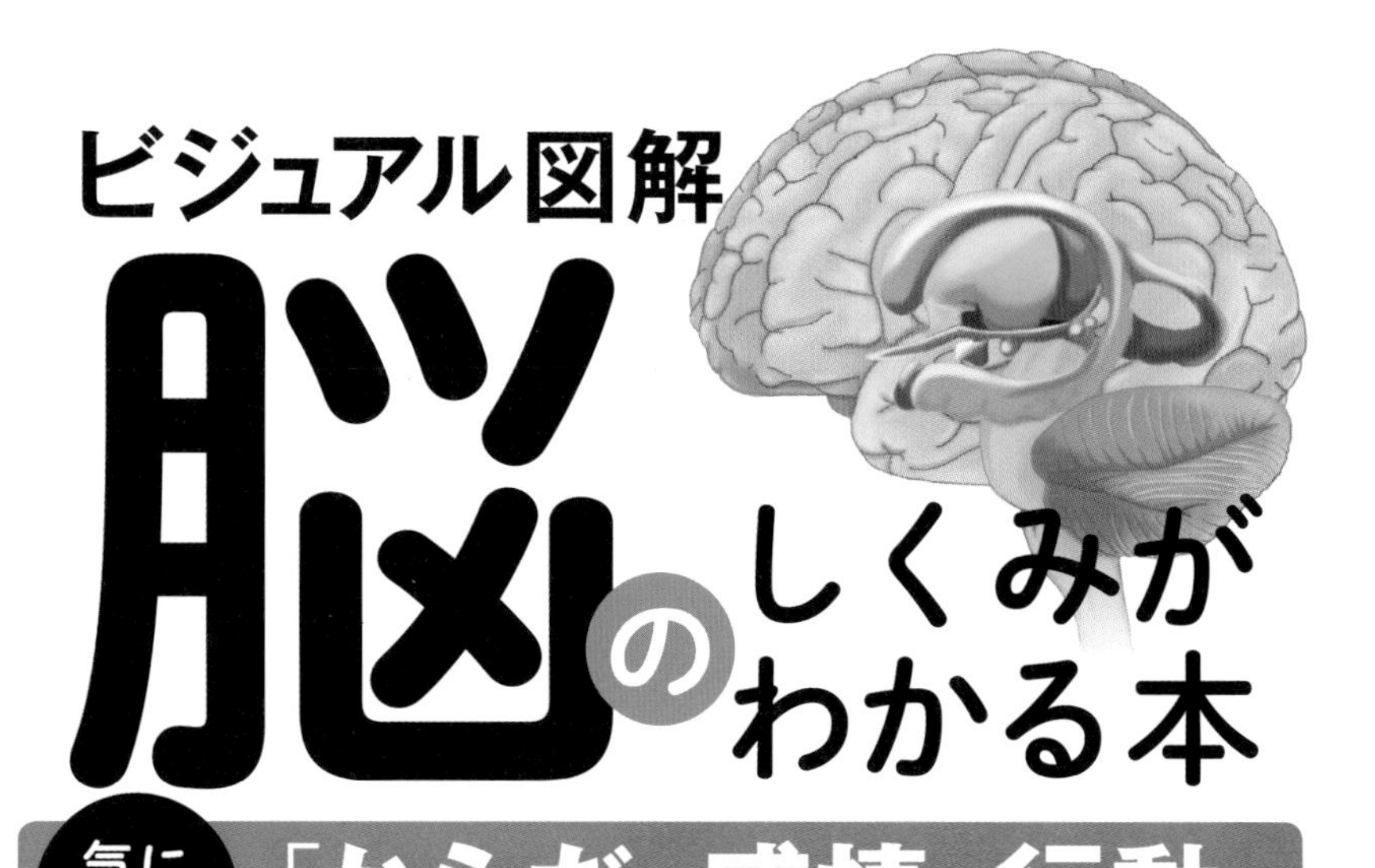

気になる「からだ・感情・行動」とのつながり

脳内科医・昭和大学客員教授
加藤俊徳 監修

メイツ出版

まえがき

「脳を知ることは人生を知ること」と断言できます。
何も脳の勉強は学問の知識を増やすことだけではなく、その人の生き方を研究することでもあるのです。

「筋肉を鍛えるのと同じように脳をトレーニングすることはできないだろうか」

14歳のときに持った私の疑問です。以来、私自身のライフワークとして、そのことを一貫したテーマとして研究に取り組んできました。
その後、大学の医学部に進んだ私ですが、大学の授業では答えは見つかりませんでした。そこで、卒業後にアメリカに渡った私は、MRI（磁気共鳴画像）という最先端技術を使って脳の研究に取り組みました。MRIとは、「磁場」を利用して人体の内部を撮影する技術のことですが、そこで20年ほどの間、1万人以上の脳の画像を分析してきました。そこでは、年齢も、健康状態もさまざまな人の脳を見ることができました。特に筆者が見てきたのは、産婦人科の領域である胎児の脳、小児科の領域である新生児・小児の脳、一般社会人の脳、神経内科・老年科の領域である高齢者の脳、アルツハイマー病の脳など、複数の診療科にまたがっています。障害を負った人の脳も、健常な人の脳も、数多く分析してきました。

そこで得た確信は、一人一人の持つ脳は、それぞれ日々変化し、成長しているということ。そして情報や体験によって鍛えられた機能は、必ずその人の脳の形に影響を与えているということです。つまり、「脳の形」には、あなたの人生が集約されているのです。

本書は、いわゆる脳の基本を知るための入門書ですが、脳により深い関心をもっていただくための出逢いの書でもあると思います。ここに書かれた基本的な内容は、その後本格的な医学の道に進もうと、あるいは、ビジネスパーソンとして企業の業績に貢献するようになろうと、全ての人間の基本は脳にあるわけですから、直接・間接を問わず必ずやお役に立つものと確信いたしております。どうか、より多くの皆さんに手にとっていただき、お読みいただけましたら幸いです。

脳内科医・医学博士
加藤　俊徳

ビジュアル図解　脳のしくみがわかる本
気になる「からだ・感情・行動」とのつながり
目次

※本書は２０１４年発行の『一番よくわかる！脳のしくみ』の内容の確認と一部必要な修正を行い、書名と装丁を変更して再発行したものです。

第2章　脳と五感のしくみ編　～前頭葉・頭頂葉・側頭葉・後頭葉の働き～

第3章　脳と欲求・記憶のしくみ

第4章 脳と行動のしくみ編 ~運動と睡眠の働き~

第5章 脳と体の調節のしくみ
～胃や心臓が動いたり、血圧が上がったり体温が保たれたりするのはなぜ？～

第6章 脳の成長と老化にともなう病気のしくみ
～もの忘れがひどくなったりするのはなぜ？～

第1章

脳の構造とそれぞれの役割

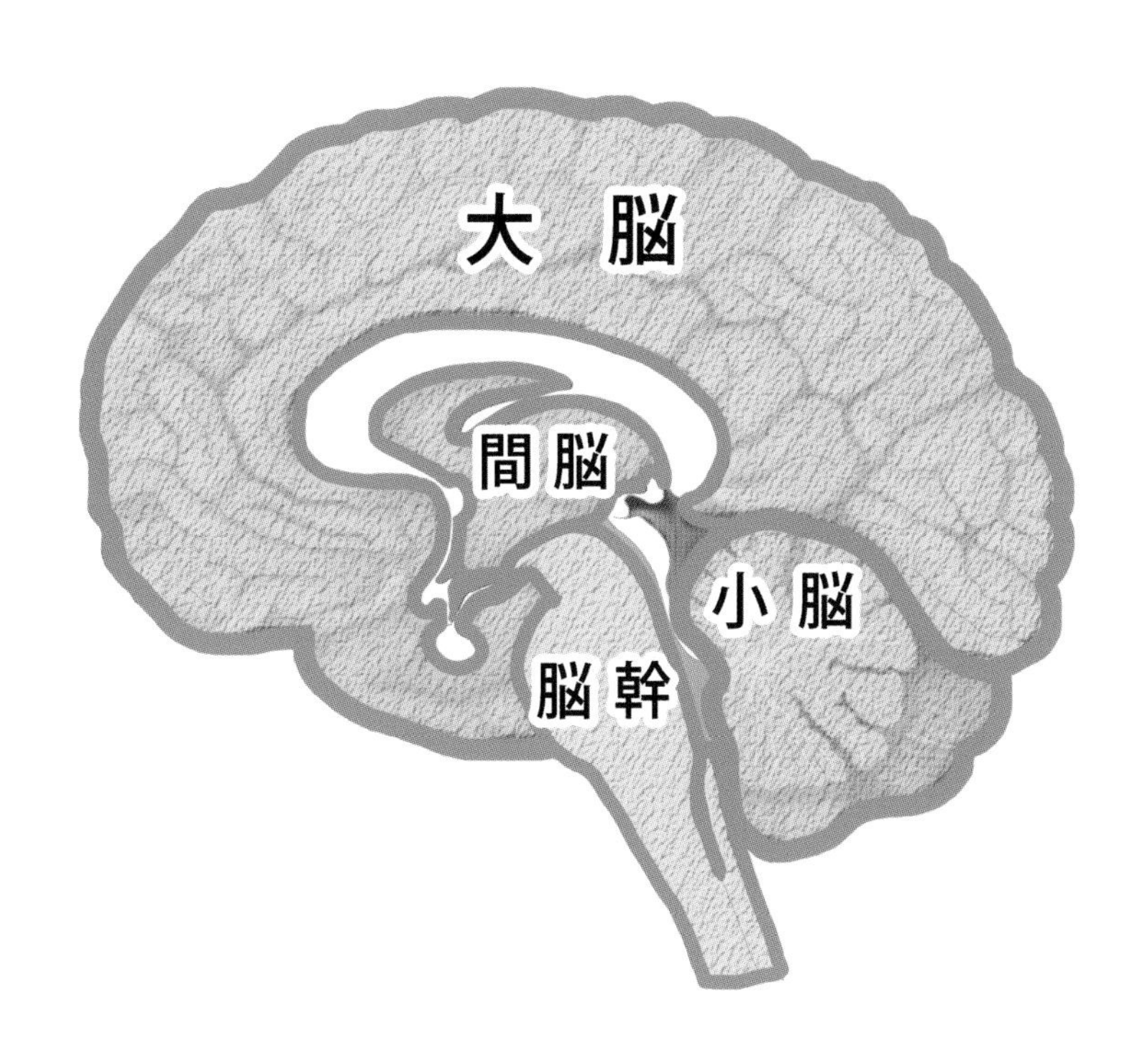

1 脳の基本

どの部位がどのように働いているのかを知ろう

脳の構造

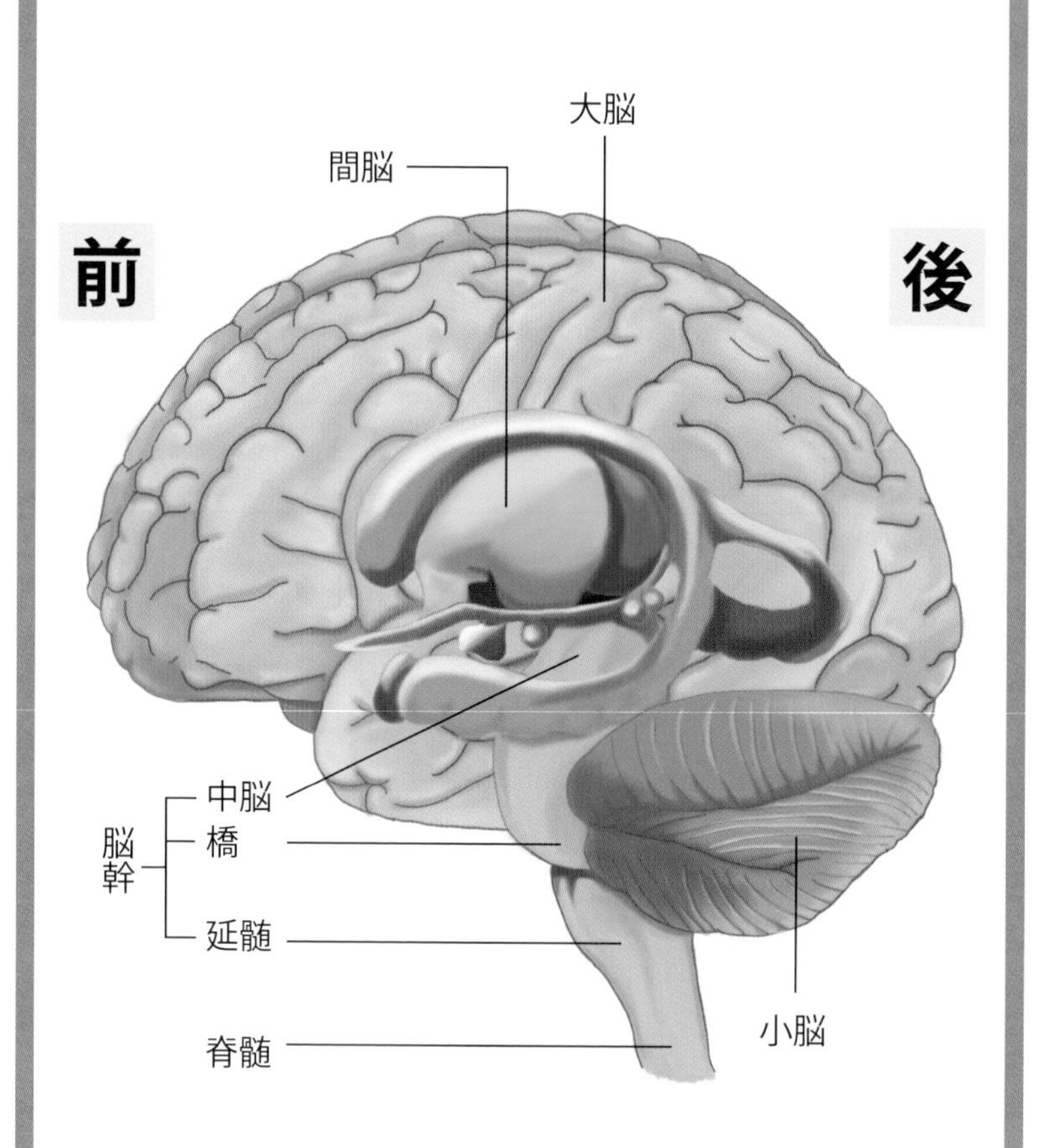

脳の構成イメージ図

人間の脳は「大脳」、「間脳」、「脳幹」、「小脳」という4つの部位がある。命に関わる大切な役割をもっている。

脳のしくみ

人間の脳には1000億個以上の神経細胞が存在し、脳細胞集団を構成しています。また、頭蓋内腔の大部分を占め、成人で体重の2%ほどにあたる1・2～1・6キログラム（成人の脳の重量は、男性で約1450グラム、女性で約1340グラム）ほどの重さがあります。

大脳、間脳、脳幹（中脳、橋、延髄）、小脳から成り立っており、それぞれ生命活動に欠かせない役割を担っています。

脳の大部分を占めるのが大脳です。その後方の下部にあるのが小脳。大脳に隠れた、脳の中心部に間脳と脳幹があります。脳幹は中脳、橋、延髄で構成されており、下端部の延髄は脊髄につながっています。

大脳の表面に広がる大脳皮質

大脳皮質は、その内部構造によって古皮質、原皮質、中間皮質、新皮質に分けられます。

人間の大脳皮質は、その大半が新皮質であり、皮質構造の中では進化的に最も新しい部分で、知覚や運動のほか、記憶や思考、言語といった高度な機能を営んでいます。その厚さはおよそ2㎜の組織で、灰白色です。

また、新皮質は、前頭葉、頭頂葉、側頭葉、後頭葉といった領域に分けられ、その中にそれぞれに特定の機能をもった領域があります（詳しくは後述）。

大脳古皮質は、大脳の周辺部にある大脳辺縁系にあり、性欲などの本能的な欲求に根ざした感情などを支配する部位です。

また、大脳原皮質は、大脳辺縁系の海馬体の事を指し、記憶に関係する部位です。また、大脳中間皮質とは、大脳辺縁系の帯状回を指し、帯状皮質とも呼ばれます。その役割として、感情の形成や学習と記憶に関係している部位です。

自律神経系の中枢となる間脳

間脳は、大脳と脳幹をつなぐ部位、すなわち、左右大脳半球の間に挟まれた位置にあります。

間脳の主な役割として、生命活動を司る自律神経系の中枢として重要であるばかりでなく、感情や情動の活動とも密接な関係を持ちます。

さらに、大脳皮質全域（新皮質と辺縁系皮質［古皮質、原皮質、中間皮質］）の調節系の中枢ともなっています。

生命維持に重要な自律神経を調節する脳幹

脳幹は大脳を支える幹の役割から名付けられた部位で、その構造は中脳、橋、延髄に分けられ、生命維持に重要な自律機能を調節する部位があります。脳幹は系統発生学的にもっとも古い脳です。

脳幹の主な役割としては、心臓を中心とする血液循環や血圧の調整をしたり

（心拍や血圧を調節する循環中枢）、呼吸のリズムを形成したり（呼吸中枢）、嚥下（食物を口腔から胃まで運ぶ運動〈のみこみ運動〉のこと）に関与したり（嚥下中枢）、嘔吐反射を起こしたり（嘔吐中枢）します。さらには排尿を起こさせる中枢の存在も知られています。

なお、これらの中枢は、延髄から中脳まで、すなわち脳幹の全体に広がっている網様体の中にあります。この脳幹の網様体は、さまざまな感覚刺激をうけた際に、これを視床を経て大脳皮質に伝達します。これによって大脳皮質を興奮させて、意識レベルを維持します。

脳の底部

底面

また、睡眠を引き起こす中枢も脳幹網様体にあるとされています。さらに、眼を動かす外眼筋や咀嚼筋、顔面の表情筋などを支配する脳神経の起始部である運動神経核も脳幹にあり、それらの筋の運動の調節や反射などを司っています。

姿勢を保持したり、四肢の運動を調節したりする小脳

小脳は、大脳の下面、脳幹の背側に位置し、脳幹の中脳、橋、延髄とは3対の小脳脚によってつながっています。

小脳の役割は、内耳から平衡覚の入力をうけて眼球の運動を調節します。また、脊髄から運動や姿勢についてのさまざまな情報や大脳皮質からの入力をうけて、再び大脳皮質や大脳基底核に出力したりすることによって、姿勢を保持したり、四肢の運動を調節したりします。なお、小脳が損傷すると、平衡障害はもとより、筋の緊張低下など、さまざまに運動障害が生じます。

脳幹の主な役割	
循環中枢	心臓を中心とする血液循環や血圧調整
呼吸中枢	呼吸のリズムを形成
嚥下中枢	嚥下（食物を口腔から胃まで運ぶのみこみ運動のこと）
嘔吐中枢	嘔吐反射を起こす

※さらに、排尿を起こさせる中枢の存在も知られている。

脳を保護するしくみ

脳は頭蓋内で「脳脊髄膜（単に「髄膜」ともいう）」と呼ばれる3層の膜によって保護されています。3層の膜とは、「軟膜」「クモ膜」「硬膜」のことをいいます。

軟膜は、脳脊髄膜のうち最も内側にある膜で、脳の実質に密着しています。クモ膜は、内側から2層目にあたるものですが、軟膜との間にはクモ膜下腔という空間があります。クモ膜下腔は脳脊髄液で満たされています。一番外側にある硬

脳の上面・前方・側面

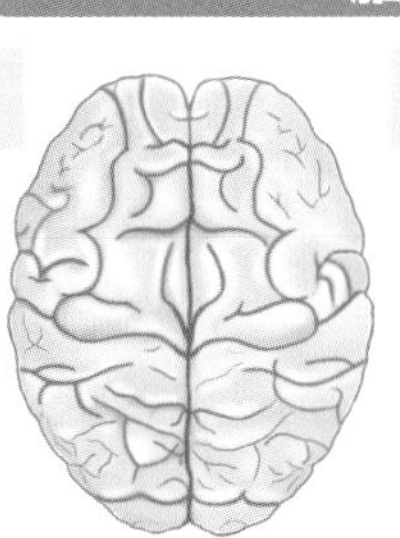

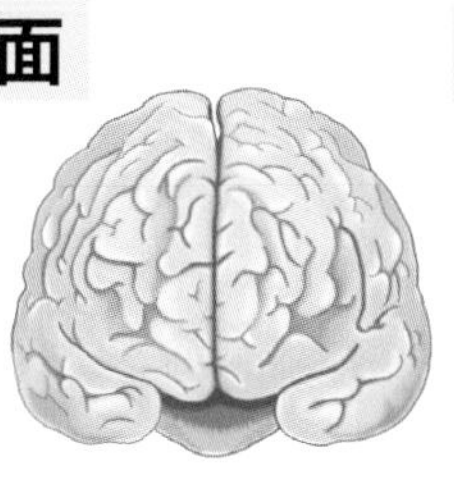

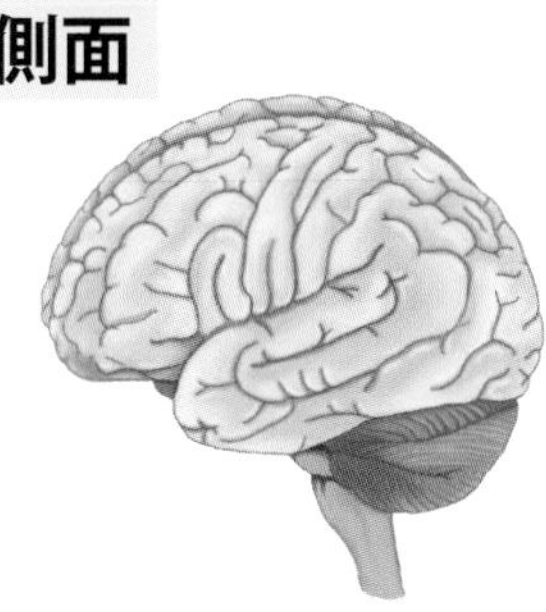

脳を前方もしくは上方から見たときには
このように大脳が左右、ほぼ対称な形をしている。
人の外見と同じように、脳の左右の形も個人差がある。

膜は、一部を除いて頭蓋の内面に密着して内張りとなっており、クモ膜ともほぼ密着しています。

脳と脊髄を保護する髄液

脳脊髄液は、脳室（脳内の空洞）から脳の表面や脊髄の表面などを常に流れ、脳脊髄のクモ膜・軟膜間や脳室内を満たしている無色透明の液です。髄液ともいいます。髄液は脳と脊髄を包み、骨と脳との間で、あたかも摩擦を軽減する潤滑剤のような働きをもちます。また外部からの物理的な衝撃に対しては、クッションのように働くなど、主に脳と脊髄を保護する役割を担っています。

脳室とは脳の内部にある空間のことです。左右の大脳半球にある側脳室、間脳の第三脳室、中脳の部位には中脳水道という通り道があり、続いて菱形の脳室である第四脳室、脊髄の中心管へと連なっています。

髄液は脳室の内壁にあって房状に突起している脈絡叢という部位でつくられています。脳室やクモ膜下腔は常に髄液で満たされ、その量は、脳室は30ml前後、クモ膜下腔は110ml前後あるとされています。

脈絡叢がつくり出す髄液の1日の量は約500mlあることから、脳室やクモ膜下腔の髄液は、1日3～4回ほど入れ替わりながら循環しています。

脳を構成する細胞

脳は主にニューロンとグリア細胞でつくられています。

ニューロンとは神経細胞のことで、脳の全体の10％を占めています。脳の機能としての情報処理や興奮の伝達などの役割に特化しています。

一方のグリア細胞とは、神経膠細胞とも呼ばれ、脳の全体の90％を占め、ニューロンの間を埋めて存在しています。（詳しくはP18参照）

2 脳の活動のしくみ

ブドウ糖は脳のエネルギー源

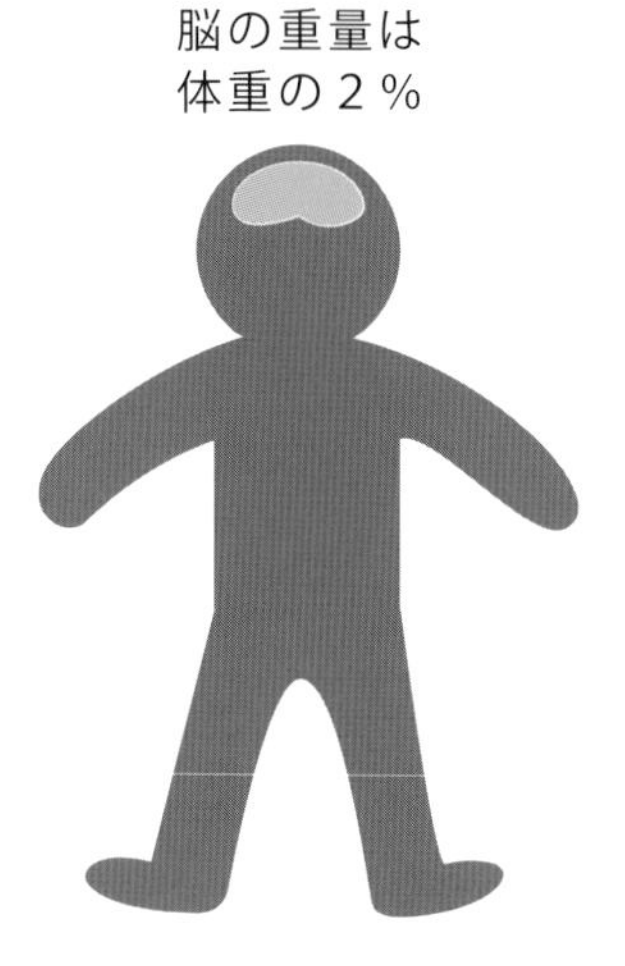

脳の消費
エネルギー
２４％

他の身体部位の
エネルギー
７６％

脳にブドウ糖は必要不可欠である。脳の成長には欠かせず、正常な働きをさせるには、常に補給しておく必要がある。

脳の活動に必要なもの

脳には1000億個以上の神経細胞が存在し、それらによってさまざまな部位が構成されています。それらの脳神経細胞の活動を根本から支えているのが、エネルギー源として重要な働きをもつ酸素とブドウ糖です。ブドウ糖を酸素と反応させてエネルギーを得ているのです。

脳はその活動内容に応じて、体のどの部分よりも新陳代謝が活発になり、常に大量にそれらの供給が必要になります。血液中にあるブドウ糖の約50％は脳によって消費されると言われています。その供給に欠かせない役割をもつのが、脳内の血管であり、血液の循環です。

脳と血液

体重と脳の重量を比較した場合、成人の脳の重量は体重の約2.5％にしかすぎません。しかし、脳を流れる血液量は体全体の血液量の20％にもなり、1分間におよそ800mlの大量の血液が流れています。そこから脳は必要な酸素とブドウ糖を摂取していきます。そして脳の消費するエネルギーは、体の全エネルギーの24％にもなります。

脳血管の特徴

脳には豊富に血管が通っていますが、他の部分の血管とは異なる特徴があります。

脳血管の最大の特徴は、血液中の物質の脳への浸透を選択的に制限している障壁があるということです。つまり、血管内を流れる物質の全てを取り込むことはなく、その物質によっては脳細胞の中に入り込まないようになっていることです。これは「血液脳関門（けつえきのうかんもん）」と呼ばれる機能です。このことに深い関係があるのが、脳の毛細血管の内面を覆う内皮細胞やグリア細胞だと言われています。このような脳への関所の存在は、脳細胞を保護する上で必要不可欠な機能となっています。

なお、出産前の胎児の脳では、まだこの関門機能はないとされています。

エネルギー源はブドウ糖

脳のエネルギー源としてはブドウ糖が欠かせません。唯一のエネルギー源となります。

しかし、脳はブドウ糖を蓄えることができません。ちなみに、脳に供給されずに余ったブドウ糖は、筋肉や肝臓においてグリコーゲンという物質に変換して蓄えられているのです。

脳細胞が活性化すれば、その分ブドウ糖も消費されます。そこで、血液中のブドウ糖が不足してきた場合には、肝臓に蓄えられているグリコーゲンを使うようになります。また、それでも不足してきたら、今度は体の他の組織がブドウ糖を取り込めないようにしてしまうことで優先的にブドウ糖が脳に回るようにします。

3 脳を構成するニューロンとグリア細胞

脳を構成する細胞はどのような構造をしているのか？

ニューロンとグリア細胞

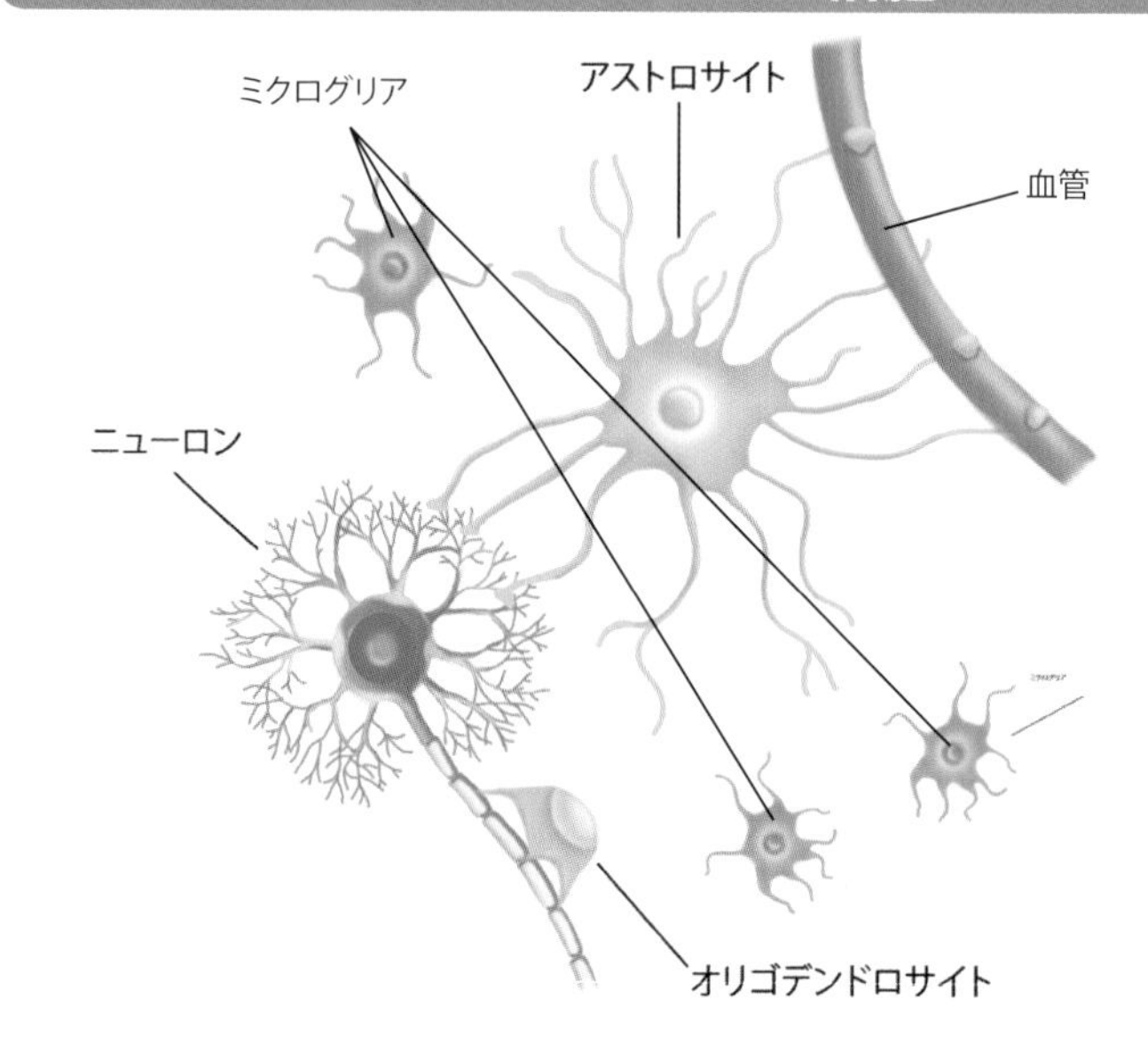

ニューロンのしくみ

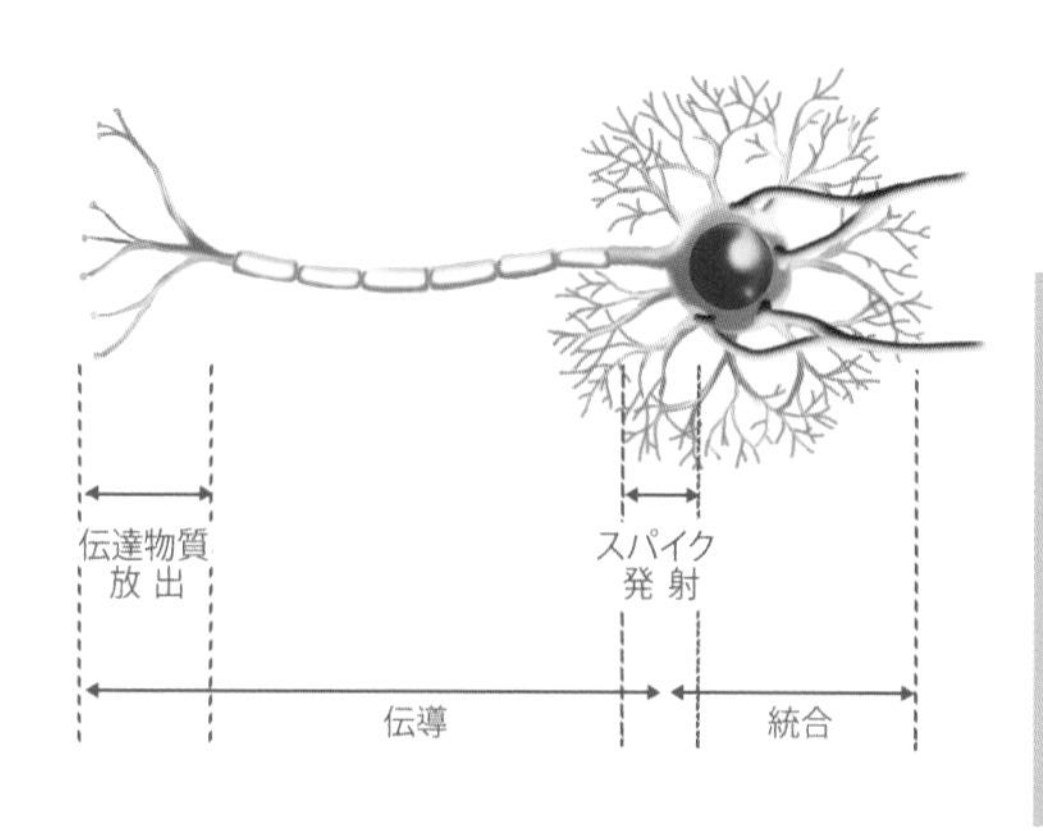

別のニューロンからシナプスを通して神経伝達物質を受け取る。刺激が強いと神経組織は興奮し、スパイクという電気を流す。

ニューロンの部位の名称と役割

ニューロンの部位

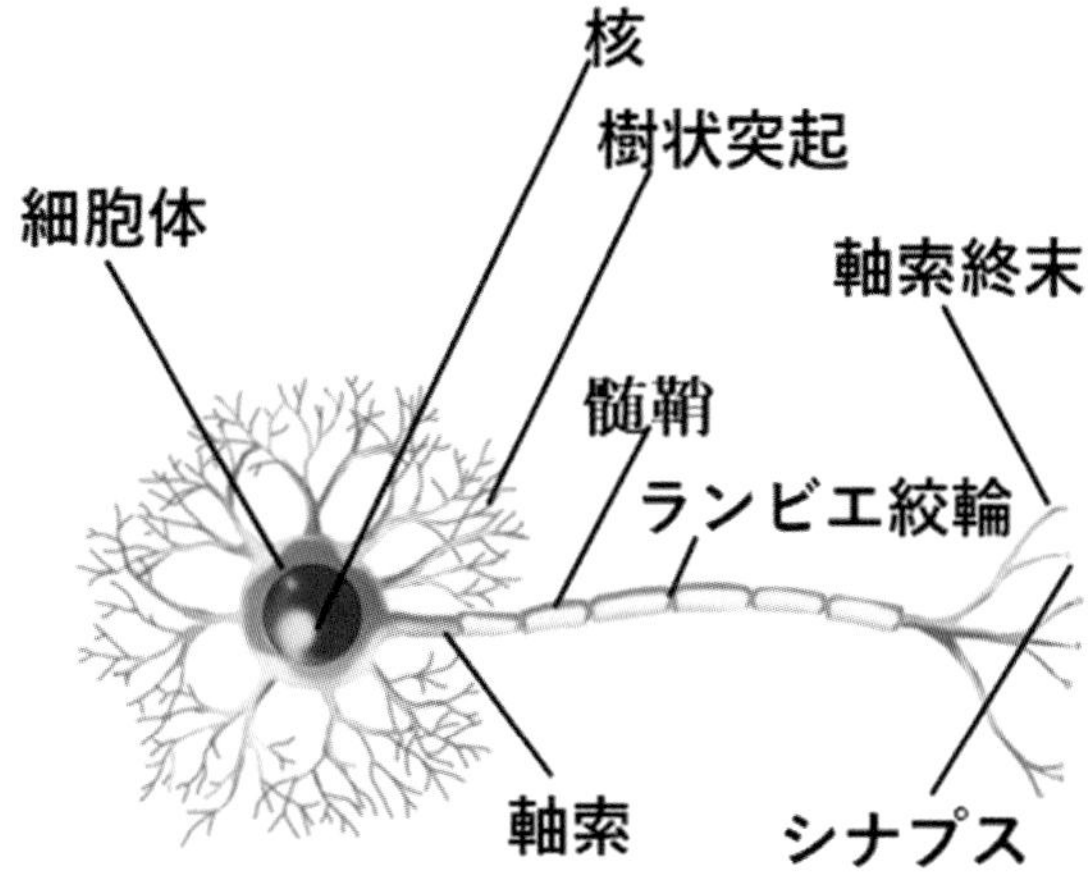

核
樹状突起
細胞体
軸索終末
髄鞘
ランビエ絞輪
軸索
シナプス

通常、ニューロン（神経細胞）の基本構造は、①細胞体、②樹状突起、③軸索からなります。

さらにニューロンを細かく見ますと、軸索には髄鞘、ランビエ絞輪、軸索終末、シナプスなどと呼ばれる部位があります。

それぞれを説明しますと、細胞体は、ニューロンから樹状突起と軸索を除いた部分で、核と生命維持活動に必要なさまざまな小器官をもつ受容体のことをいいます。

樹状突起は他のニューロンからの情報（信号）を受け取る役割を持ちます。

軸索は、細胞体より発する一番長い突起のことです。末端は分枝して、次のニューロンまたは筋肉や腺、線毛などの効果器にその情報（信号）を伝導する役割をもちます。

髄鞘はミエリン鞘ともいい、ニューロンの軸索を包む鞘状の被膜で、神経間の伝達速度を速くする働きをもちます。

ランビエ絞輪は、軸索が髄鞘で覆われていないむき出しの部分のことをいいます。

軸索終末は、軸索の終わりの部分で、他のニューロンに情報（信号）を送る役割を果たします。

シナプスとは、一つのニューロンから細胞や他のニューロンに情報（信号）を伝達するための軸索終末における接合部分のことです。

ニューロンの種類

ニューロンは、部位や機能によって形や大きさが違います。それらは、神経突起（樹状突起・軸索）の数によって3種類に分けられます。

それは、次の通りです。

❶軸索が1本で、樹状突起1本からなる「双極性ニューロン」（網膜や内耳に見られる）

❷軸索が1本で、複数の樹状突起からなる「多極性ニューロン」（脳や脊髄にみられる）

❸軸索が1本からなる「単極性ニューロン」（下図のように軸索が分枝したものは「偽単極性ニューロン」とも言う）（感覚ニューロンに多く見られる）

グリア細胞の種類と役割

グリア細胞とは、ニューロン以外の細胞を総称しての呼び名です。脳の中で働いているグリア細胞には「ミクログリア」、「アストロサイト」、「オリゴデンド

偽単極性ニューロン

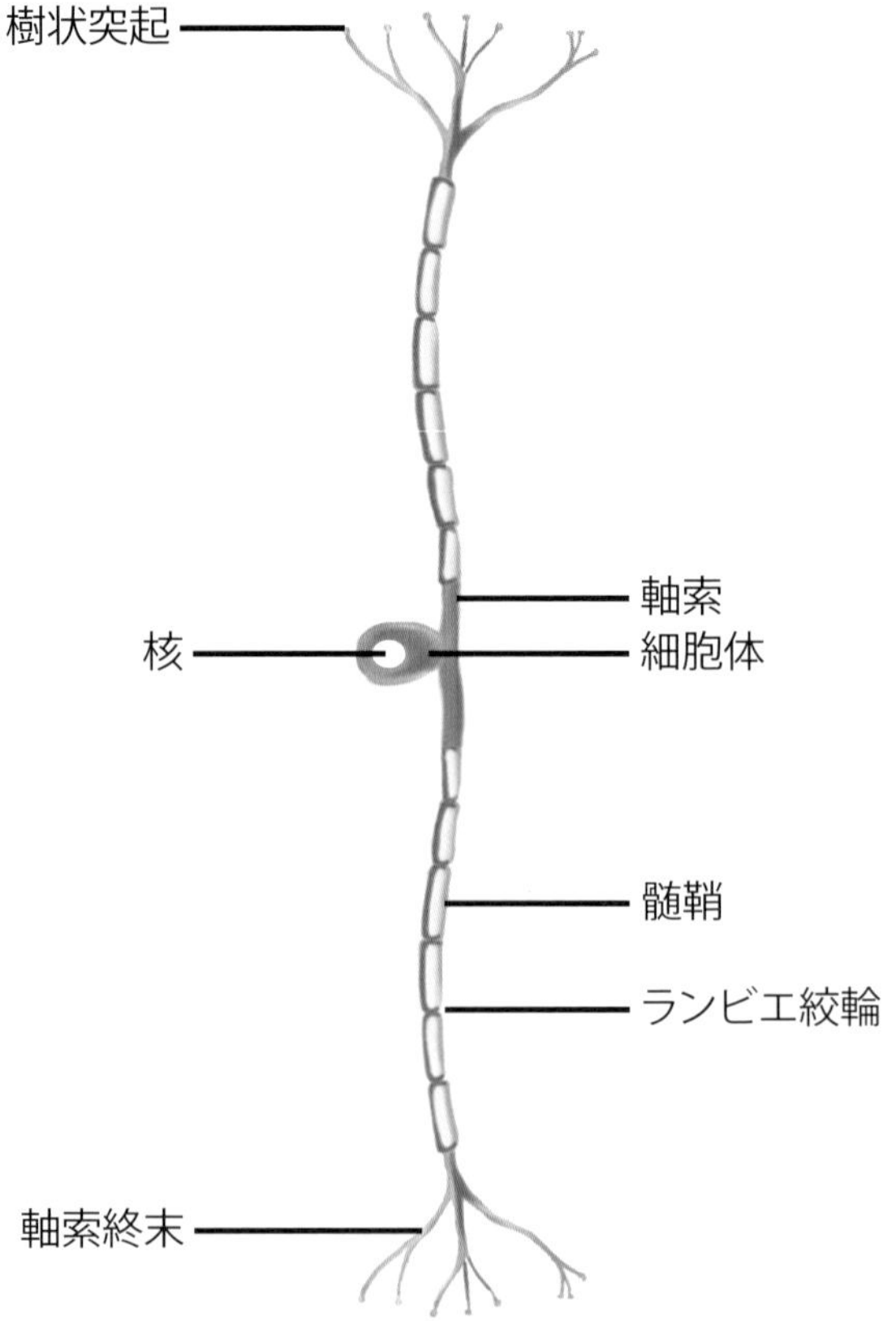

樹状突起
軸索
核
細胞体
髄鞘
ランビエ絞輪
軸索終末

ロサイト」の3種類があります。

ミクログリアは、ニューロンの修復を促進したり、細菌などの外部からの侵入者や腫瘍細胞を殺す働きもあります。アストロサイトは、ニューロンの活動を支え、その保護や栄養補給など安定した環境の提供を行っています。最後のオリゴデンドロサイトは、ニューロンの軸索の一部にミエリン（髄鞘）を形成することによって跳躍伝導といわれる、伝導速度を高める作用があります。

このように、グリア細胞の役割としては、ニューロンに栄養分を運んだりするほか、脳にとって不必要な物質や有害物質を遮断したり、情報がスムーズに流れるようにサポートしています。こういった働きから、支持細胞とも言われていました。なお、グリア細胞はそうした補助的な役割だとされていましたが、近年ではグリア細胞は情報処理にも深くかかわっていると考えられています。

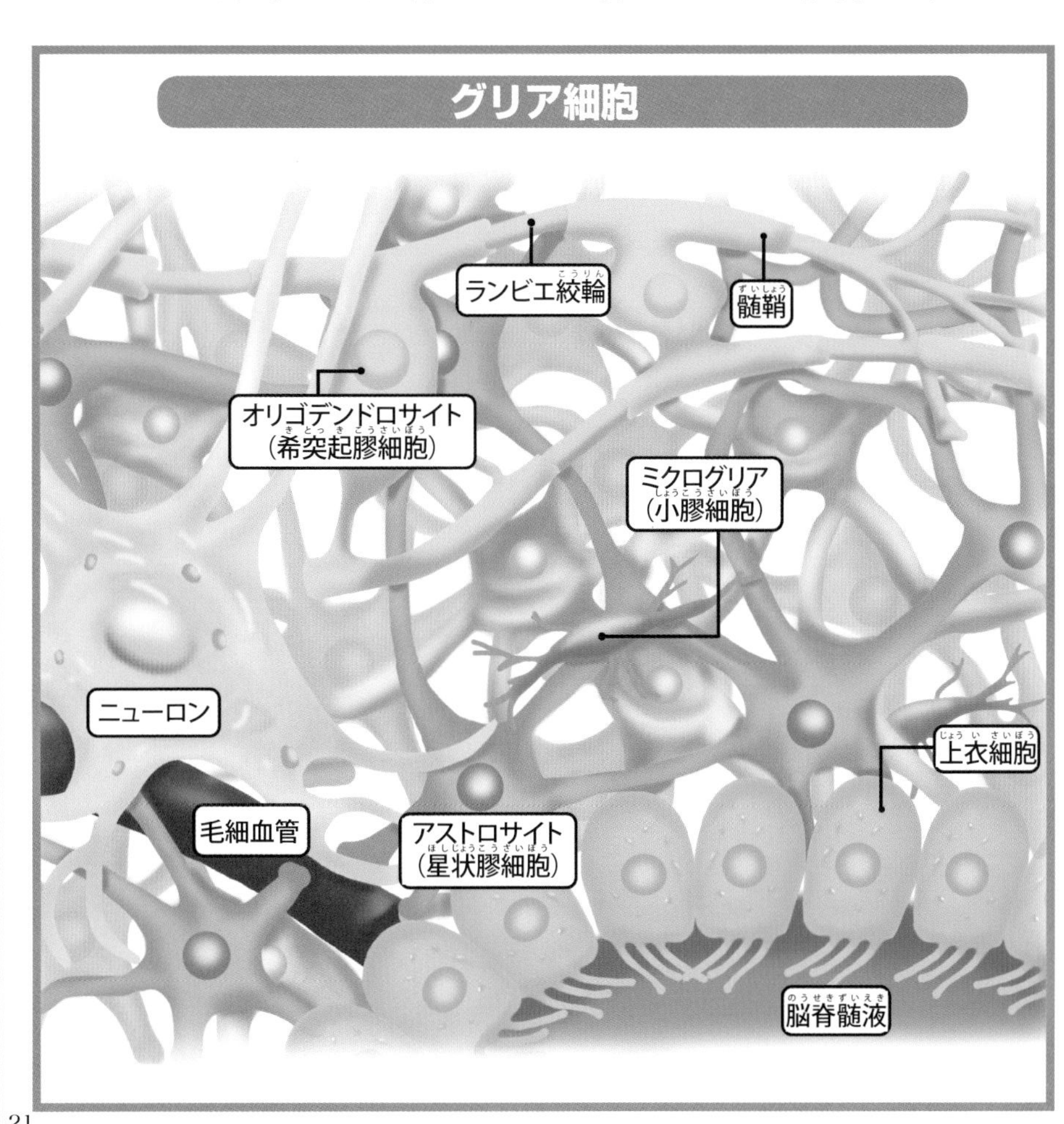

4 脳神経のしくみと機能

重要な12の役割をもつ

脳神経の役割表

	脳神経の呼び名	役割
I	嗅神経	嗅覚を伝達する神経
II	視神経	視覚を伝達する神経
III	動眼神経	目を動かす神経
IV	滑車神経	目を外方や下向きに動かす上斜筋の運動を支配
V	三叉神経	眼や下顎・上顎に関係する知覚と運動を支配
VI	外転神経	眼を外側に動かす外側直筋を支配する運動神経
VII	顔面神経	表情筋を支配、味覚に関与
VIII	内耳神経	平衡感覚や聴覚を伝達する神経
IX	舌咽神経	知覚・運動・味覚を伝える運動神経と知覚神経と副交感神経の混合神経
X	迷走神経	頭部、頸部、胸部、腹部など広範囲にわたる神経線維、副交感神経の主要要素
XI	副神経	僧帽筋と胸鎖乳突筋とを支配
XII	舌下神経	舌の動きを支配

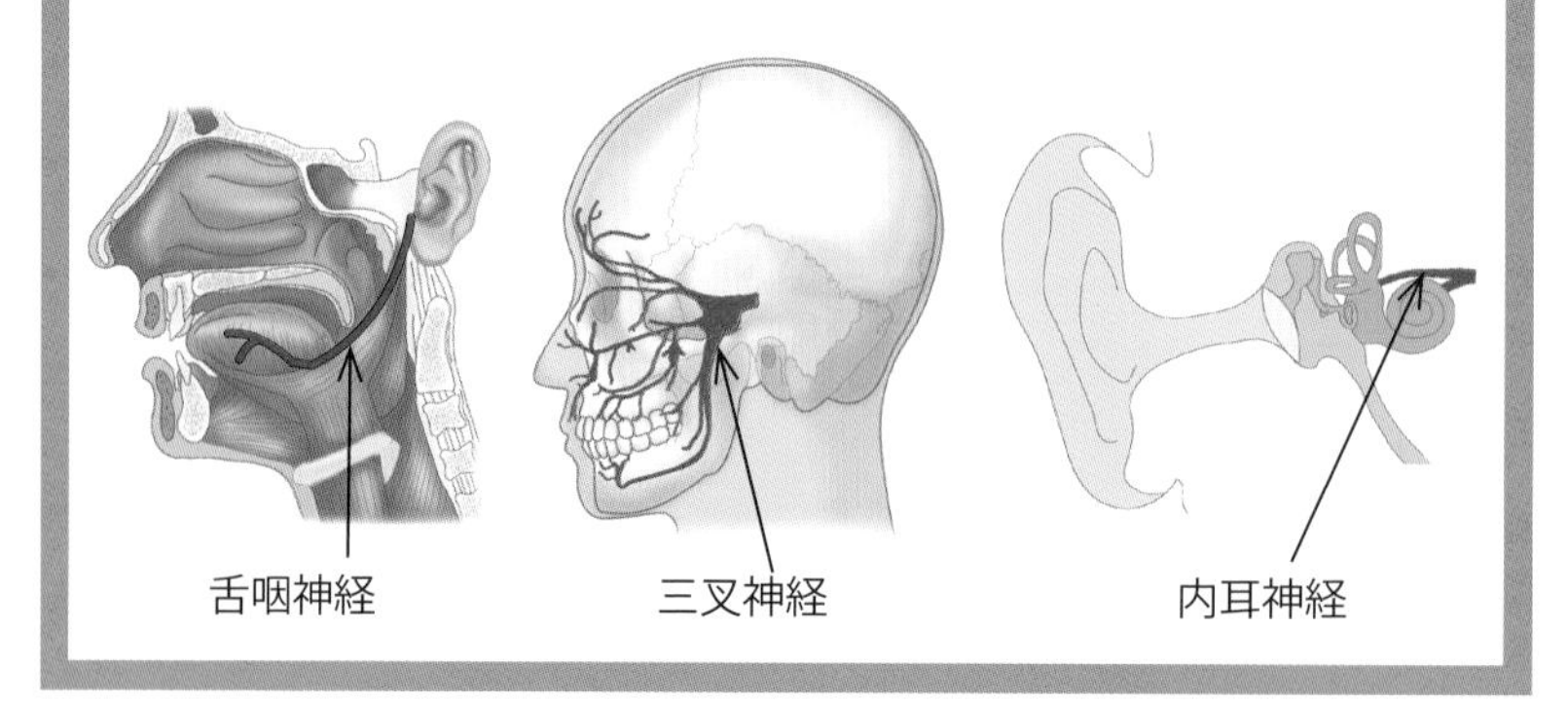

脳神経のしくみ

脳神経とは、脳から出入りする抹消神経のことをいいます。具体的には、大脳から延髄にかけて、その底部から出入りする神経で、前方から順に第Ⅰ脳神経から第Ⅻ脳神経まで左右12対で構成されます。

それぞれの脳神経の役割は次の通りです。

①嗅神経…臭いを感じ取る知覚神経です。鼻腔の粘膜内にある嗅細胞という感覚細胞から出る細い神経線維です。

②視神経…視覚を伝達する神経で、目の部位によって伝達先の脳が違います。すなわち、両目の網膜の左半分の感覚は左脳に、右半分の感覚は右の脳へと伝達されるのです。

③動眼神経…目を動かす神経で、中脳の動眼神経核の細胞から出る神経線維です。瞳孔の収縮をうながす副交感神経も動眼神経の中にあります。

④滑車神経…眼を動かす筋肉のうち上斜筋を支配します。中脳から出ます。

⑤三叉神経…脳神経の中ではもっとも太く、知覚神経と運動神経から構成される神経線維です。橋の外側中央部から出入りしています。眼や顔面に関係する知覚と運動を支配します。

⑥外転神経…眼を外側に動かす外側直筋を支配する運動神経で、橋背部の外転神経核から出入りしています。

⑦顔面神経…橋と延髄の境から出入りしている神経で、顔の表情をつくる表情筋を支配しています。また、涙や唾液の分泌にも関係しています。

⑧内耳神経…側頭骨内にある前庭神経と蝸牛神経とで構成される混合神経で、平衡感覚や聴覚を伝達する神経です。

⑨舌咽神経…知覚・運動・味覚を伝える運動神経と知覚神経と副交感神経の混合神経で、延髄の外側部から出入りしています。嚥下に必要な咽頭筋や舌の奥の1／3の味覚、唾液の分泌などを支配しています。

⑩迷走神経…延髄外側から出入りし、その支配範囲は頭部、頸部、胸部、腹部に及びます。副交感神経の主要素です。

⑪副神経…運動神経で、延髄（延髄根）や脊髄（脊髄根）から出て1本になり、僧帽筋と胸鎖乳突筋とを支配しています。

⑫舌下神経…延髄下端部にある舌下神経核から出入する、舌の動きを支配している神経です。

5 大脳のしくみと機能

大脳の表面は、その領域によって働きが違う

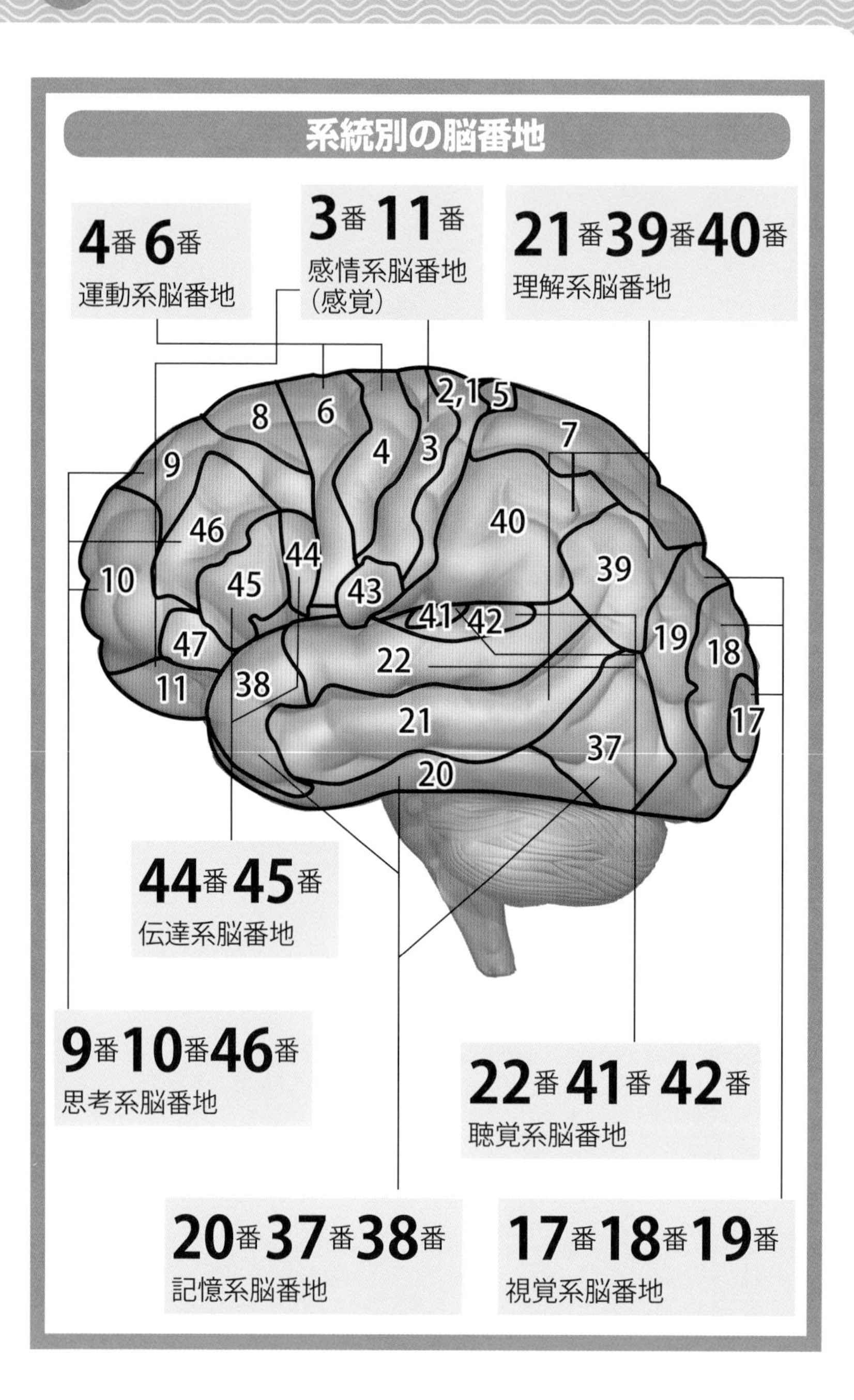

大脳のしくみ

前述したように、大脳で神経細胞が集まっているのは外側の皮質と、内側の大脳基底核です。ちなみに、大脳基底核（だいのうきていかく）とは、大脳皮質と視床、脳幹との連絡をになう神経細胞の集まりのことをいいます。認知や運動調節、感情や学習などさまざまな機能を担っています。

また、大脳は中央部を前後に走る「大脳縦裂」と呼ぶ深い溝によって左右の大脳半球に分けられています。この大脳縦裂の底部には、多量の神経線維束が左右の大脳半球を連絡する脳梁（のうりょう）と呼ばれる部位があります。

さらに、大脳の外側の皮質（新皮質）には領域によってさまざまに機能が分かれています。

大脳の領域は「前頭葉」「側頭葉」「頭頂葉」「後頭葉」という名称で呼ばれています。

大脳の各領域

前頭葉は、他の動物と比べて人間でもっともよく発達している部位で、大脳皮質全体の約3分の1（30％）を占めています。前頭葉を構成する領域には、前頭連合野、前頭眼野、運動連合野、運動野、ブローカ野があります。

中でも前頭連合野は、各種連合野や言語中枢などの他の中枢部位から送られて来る情報を元に判断・実行する総合中枢です。

そして、私たちが新たな知識や学びを得たり、ものごとを考えたり、将来に向かって計画を立てたりするような、高いレベルの精神機能を発揮する際には欠かせません。それと同時に喜怒哀楽や意欲、情操などの機能にも大切な役割を果たしています。つまり、認知力や思考力、注意力や集中力の源となっています。さらに、私たちが日常生活を営む上で、そのときだけ使う短時間の記憶をストックしている「ワーキングメモリ」という作業記憶領域もあります。

前頭眼野は目を横に向ける中枢です。

運動連合野は、運動神経の中枢で、ここで指定された運動、すなわち、手や足、顔、口を直接に動かす部位が運動野という領域になります。

ブローカ野は、運動性言語中枢といい、話す、書くといったアウトプットの言語中枢です。

その逆に、聞く、読むというインプットの言語中枢は側頭葉にあるウェルニッケ野です。

頭頂葉には、痛みなどの皮膚感覚や筋肉や腱（けん）などから生じる感覚（深部感覚）、味覚などの中枢があります。さらに知覚や認知、判断などに関連する連合野もあります。

前述のウェルニッケ野もこの領域にあります。

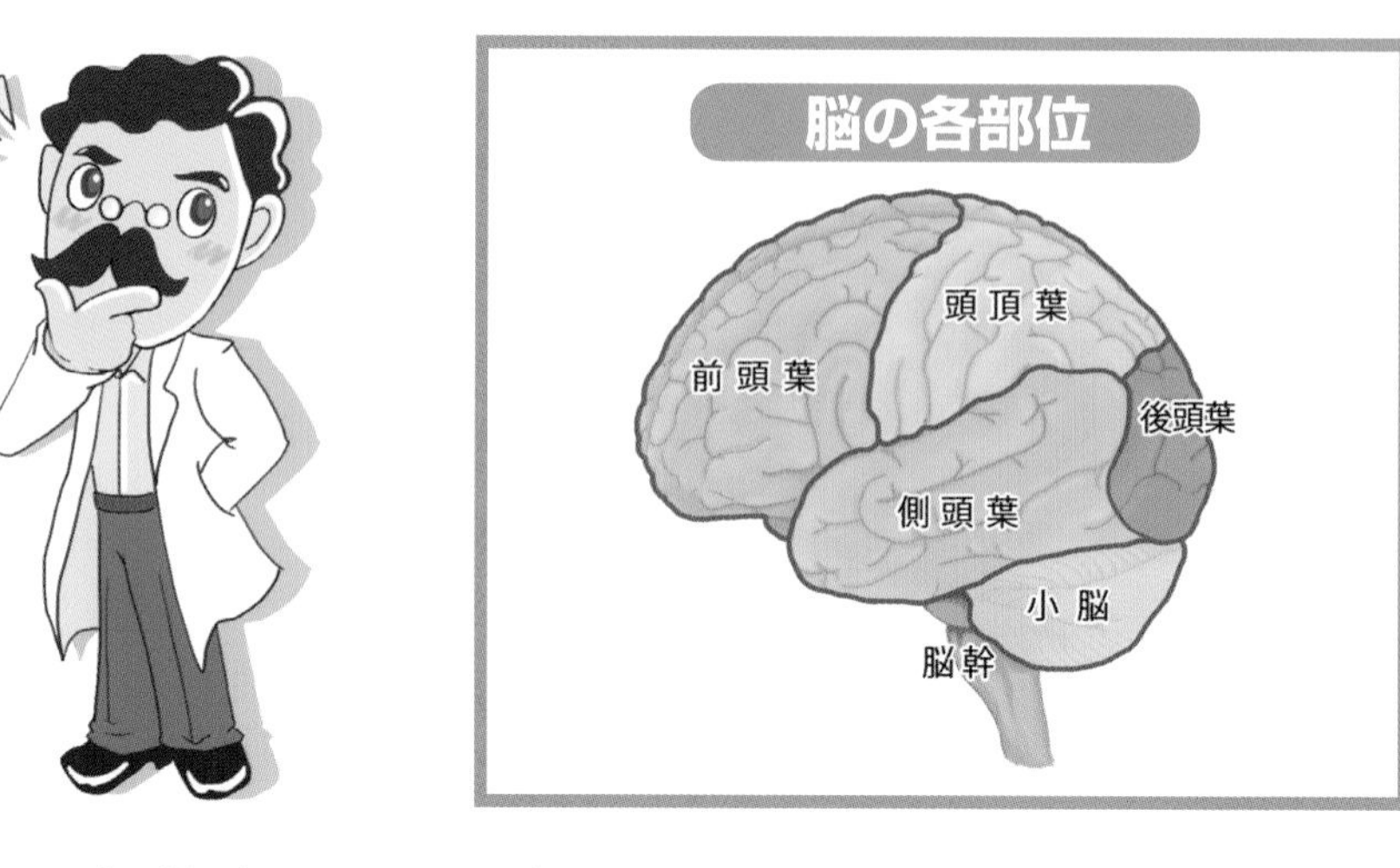

側頭葉は、脳の側面、外側溝の下にある言語、記憶、聴覚に関わる領域です。

後頭葉は、大脳半球の後部にあたり、視覚の中枢があります。

大脳新皮質を細かな機能別領域に分けた「脳番地」

大脳新皮質には、前述した各領域をさらに細かな機能別領域に分けることができます。

この機能別の分け方の考えとして「脳番地」と呼ぶ分け方があります。

そもそも、脳は個々の働きに応じた「基地」を持っています。私たちが何か行動を起こすときには、多くの場合、この脳細胞集団が複数で連携して働いていています。

「脳番地」とは、各働きに応じた脳細胞集団が存在している基地のことをいいます。場所によって働きが異なる脳を1枚の「地図」に見立て、働きごとに「住所（番地）」を割り振った考え方が「脳番地」なのです。

脳番地自体は本書の監修者である私が考案した考え方ですが、その原型は、今から約250年前に存在していたドイツ人医師フランツ・ガル博士が生み出した「骨相学」（頭骸骨の形から精神的な能力や性格を診断する考え方）で、脳が場所ごとに異なる役割をもつことを唱えたことに始まります。

その後、今から約100年前にさかのぼりますが、ドイツ人の解剖学者・ブロードマン博士が、脳の表面に幾つもの細胞集団が形成され、それごとに働きが違うということを発見しました。

それが現在でも知られる「ブロードマンの脳地図」として残されています。

脳番地はそのような歴史や基本を踏まえて考案したものなのです。

	系統	脳番地
1	思考系	9、10、46
2	感情系	3、11
3	伝達系	44、45
4	理解系	21、39、40
5	運動系	4、6
6	聴覚系	22、41、42
7	視覚系	17、18、19
8	記憶系	20、37、38

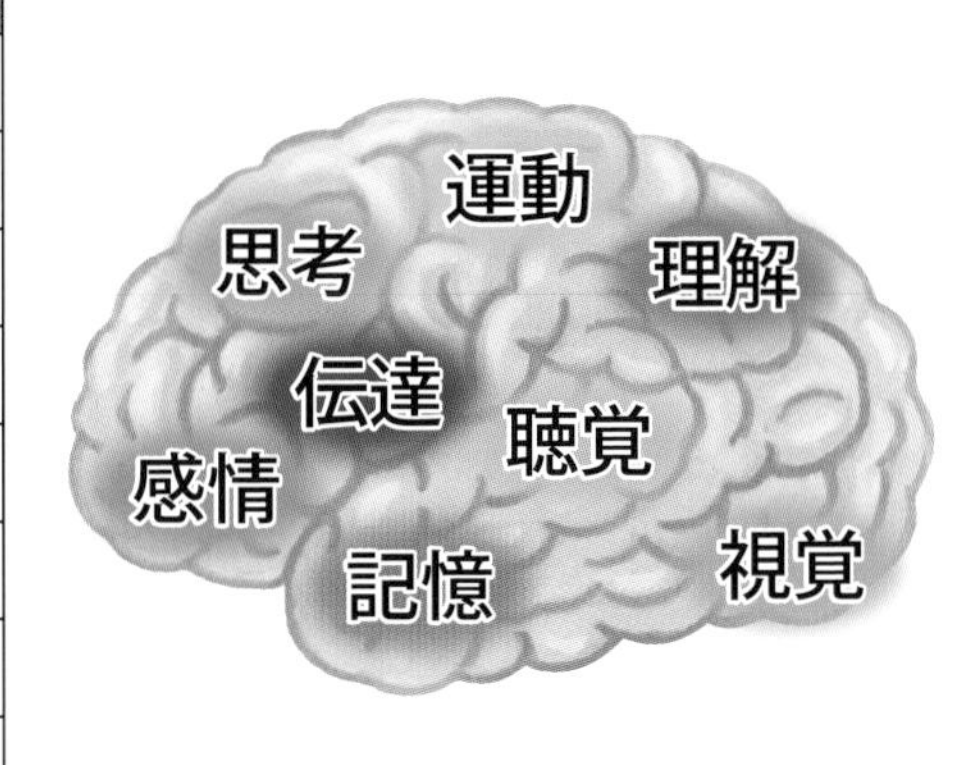

8つの系統に分けられる脳番地

脳番地は、8つの系統に分けられます。これらはいずれも左右の脳にまたがっています。また、脳番地は左右の脳で60ずつ、全部で120ほど存在します。

120の脳番地は、その多くが「大脳」にありますが、脊髄や小脳、脳幹なども脳番地を形成しています。それらの部分には、アルファベットを配置しています。

では、それぞれを簡単に説明します。

①「思考系脳番地」
人が何かを考えるときに深く関係する

②「感情系脳番地」
喜怒哀楽などの感情を表現するのに関与する

③「伝達系脳番地」
コミュニケーションを通じて意思疎通を行う

④「理解系脳番地」
与えられた情報を理解し、将来に役立てる

⑤「運動系脳番地」
体を動かすこと全般に関係する

⑥「聴覚系脳番地」
耳で聞いたことを脳に集積させる

⑦「視覚系脳番地」
目で見たことを脳に集積させる

⑧「記憶系脳番地」
情報を蓄積させ、その情報を使いこなす

6 間脳のしくみと機能

ホルモンの分泌には欠かせない部位

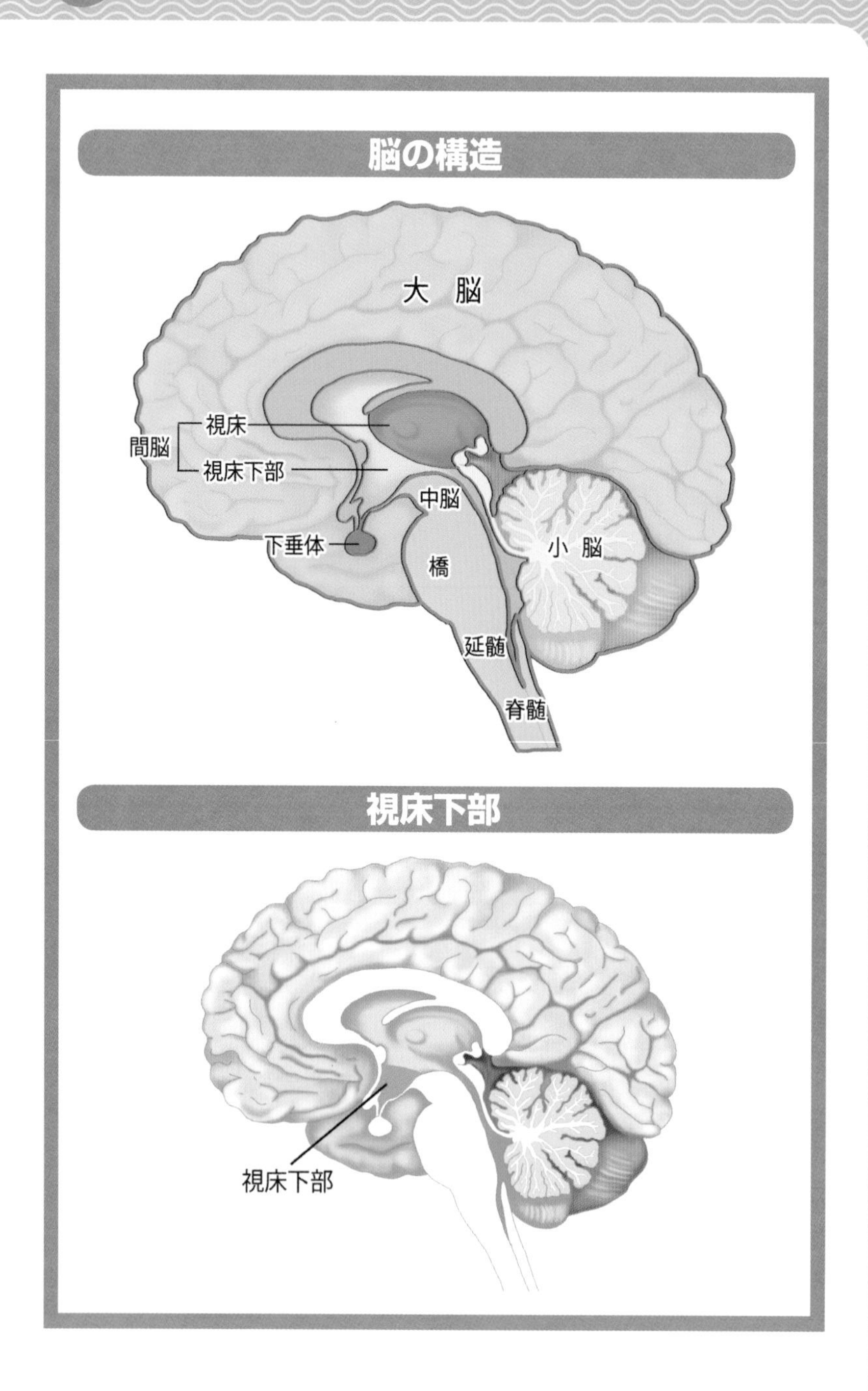

間脳の構造と役割

左右大脳半球を支えている柄（え）の部分に相当するのが間脳です。間脳は左右大脳半球と中脳の間に位置し、第三脳室（薄い板状になっている）によって左右対称的に分けられています。多数の神経細胞集団（神経核）から構成されており、左右大脳半球と密接な関係をもっています。

間脳の構造は、視床や視床上部、視床下部、視床後部に区分されています。

間脳の大半を占める視床

視床は、間脳の大半を占める部位で、嗅覚（きゅうかく）以外のあらゆる感覚器官からの神経線維を中継し、対応する大脳皮質の感覚野に伝達する役割を持ちます。痛覚の知覚や運動機能の調節のほか、感情の働きに関係しています。

また、感覚性以外の伝達をうけて大脳皮質に連絡している核もいくつかあります。

中でも前腹側核（ぜんふくそくかく）と外腹側核（がいふくそくかく）は、小脳や大脳基底核からの伝達をうけて大脳皮質の運動野に連絡し、姿勢や運動の制御を行うなどの重要な役割を果たしています。

松果体を中心とした視床上部

視床の後上部で中心にある松果体を中心とした部位のことをいいます。ちなみに、松果体は、小さな内分泌腺で、睡眠の導入をしやすくするメラトニンというホルモンが合成されます。メラトニンの分泌量は、人が感じる光の量によって変わり、明るい日中は少なく、夜間に増加します。

下垂体という内分泌腺をぶら下げる視床下部

視床下部は、視床の下方に位置する核群で、第三脳室の底および腹側の壁をつくっています。重さは4グラムほどしかありません。漏斗状に飛び出た（前下端部分）その先端には下垂体という内分泌腺をぶら下げています。

下垂体は前葉、中葉、後葉の3部に分けられホルモンを分泌しています。そのホルモン分泌は、自律神経の中枢である視床下部と密接な関係があります。

さらに、視床下部には摂食行動を調節する空腹中枢と満腹中枢があり、さらに飲水行動を調節する飲水中枢、性行動を調節する性中枢や体温を調節する中枢もあります。

2つの中継中枢で構成される視床後部

視床後部は、外側膝状体（がいそくしつじょうたい）（視覚中継中枢）と内側膝状体（ないそくしつじょうたい）（聴覚中継中枢）で構成されています。

外側膝状体は、腹外側にある楕円形の隆起部分にあり、網膜から送られてくる視覚情報を中継して大脳皮質の視覚野に送っています。内側膝状体は、外側膝状体の内側の隆起部分にあり、中脳の下丘から送られてくる聴覚情報を中継して、大脳皮質の聴覚野に送っています。

7 脳幹のしくみと機能

多数の脳神経とつながり自律神経機能の中枢を担う

脳幹の構造

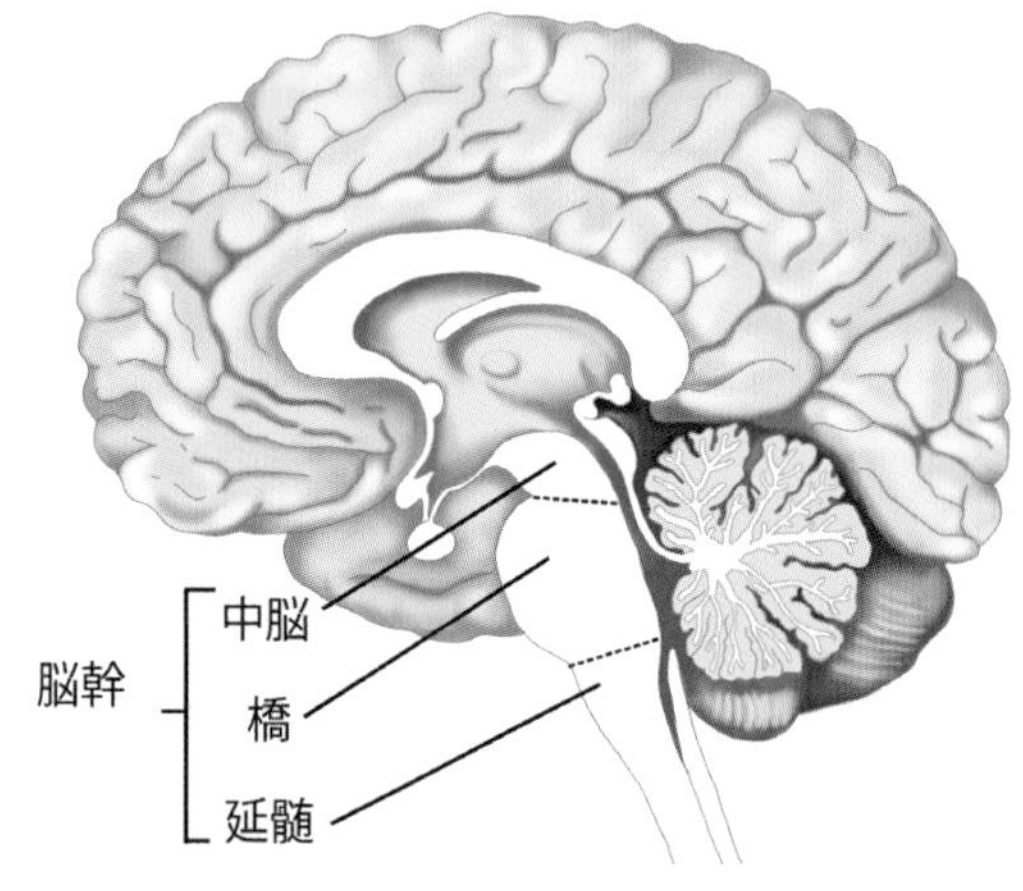

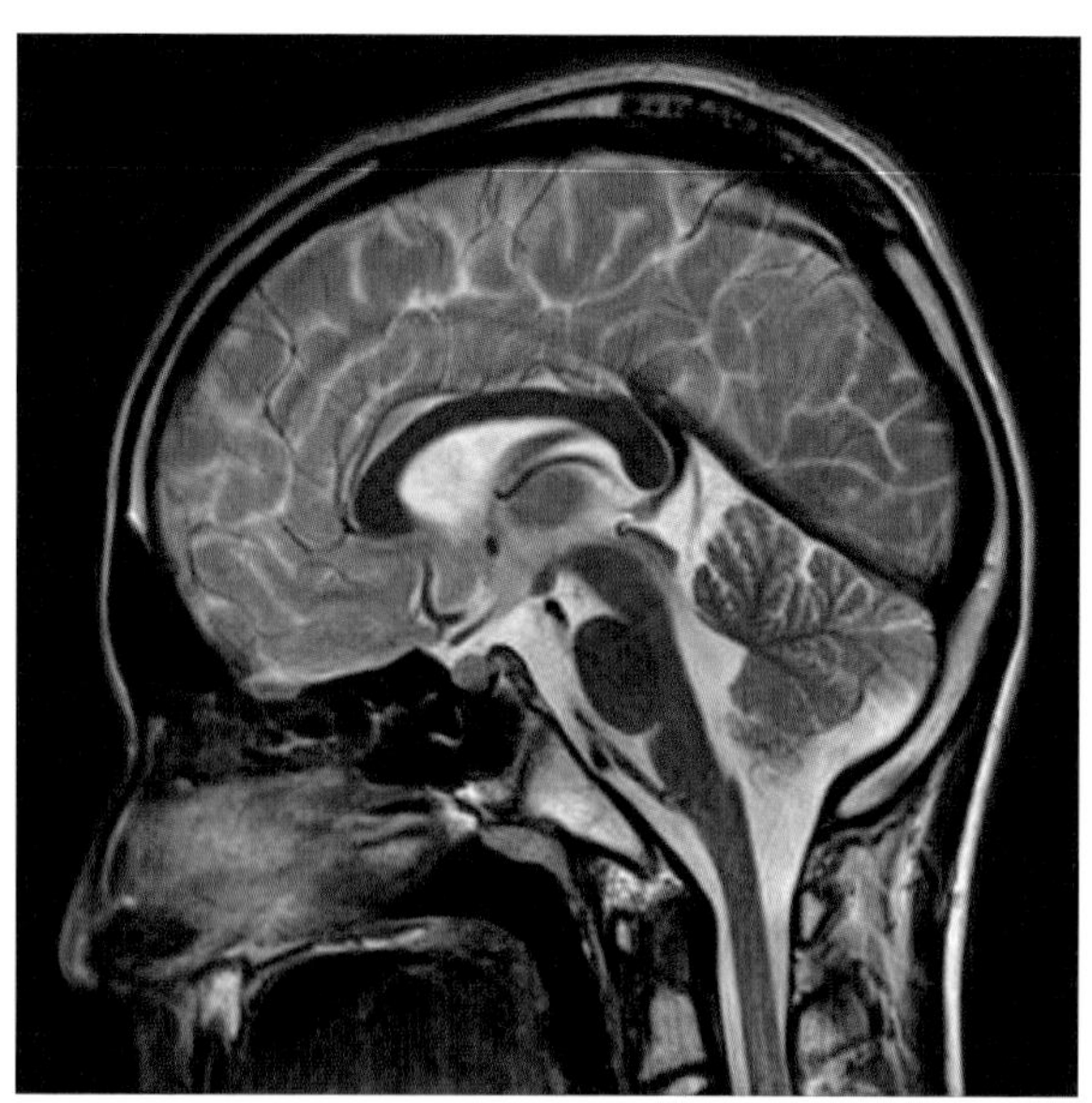

脳の縦の断面図（MRI画像）

脳幹の構造と役割

前述したように、脳幹は中脳、橋、延髄で構成されています。多数の脳神経が出ていて、自律神経機能の中枢を担っています。広義には間脳を含むこともあります。

脳幹は、脊髄から大脳の視床へと上る知覚神経路と、大脳基底核から脊髄に下降する運動神経路となっており、12対ある脳神経の10対が、脳幹に出入りしています。

大脳との中継部位としての役割をもつ中脳

中脳は間脳の内側にあり、大脳皮質と小脳、脊髄などを結び付けている中継部位としての役割をもっています。

中脳の主な役割としては、体の高度な運動や眼球運動などの制御、聴覚の中継を行っています。

小脳との連絡路である橋

橋は、脳橋ともいいます。小脳と大脳・脊髄との連絡を担っています。言わば、左右の小脳半球を結ぶ橋の役割です。

腹側には運動にかかわる錐体路（すいたいろ）が通り、また、第Ⅴ~Ⅷ、すなわち、顔面の知覚に関係する三叉神経、眼を外側に動かす外側直筋を支配する外転神経、顔の表情筋を支配している顔面神経、平衡感覚や聴覚を伝達する内耳神経などの脳神経の起始細胞群や神経伝達路が複雑に出入りしています。

呼吸と心臓の制御を担う延髄

延髄は、髄脳（ずいのう）ともいいます。延髄は、呼吸と心臓（循環器）の制御を行っています。

延髄の形状は、表面には脊髄と同じ溝と索状の隆起があります。前面では中央に前正中裂という縦（たて）の溝があり、脊髄の前正中裂から続いています。この溝の左右には、その外観の形から内側は錐体（すいたい）およびオリーブとよばれる膨らみがあります。

系統発生的に哺乳動物に特有な仕組みが錐体の内部にあります。それは、もっとも重要な運動支配路である、横紋筋の随意運動を支配する神経線維束（皮質脊髄路または錐体路）が走っていることです。また、オリーブ内部にはオリーブ核があり、体の平衡や直立前行などに関係して、不随意運動の調節に重要な役割を担う神経細胞群となっています。

延髄下半部の背側部には、頭部を除く全身の皮膚感覚（特に触覚）や筋肉や腱（けん）からの深部感覚を伝える知覚線維があります。

延髄内部の構造は、上半部は神経核の配置が複雑ですが、下半部では脊髄とほとんど同じです。

脳神経に関しては、内耳神経の中の前庭神経が関係する前庭神経核の一部や三叉神経脊髄路核、舌下神経核、迷走神経背側核、疑核、孤束核、下唾液核などがあります。

8 小脳のしくみと機能

筋肉の緊張を保ち、筋肉運動の調節を司る

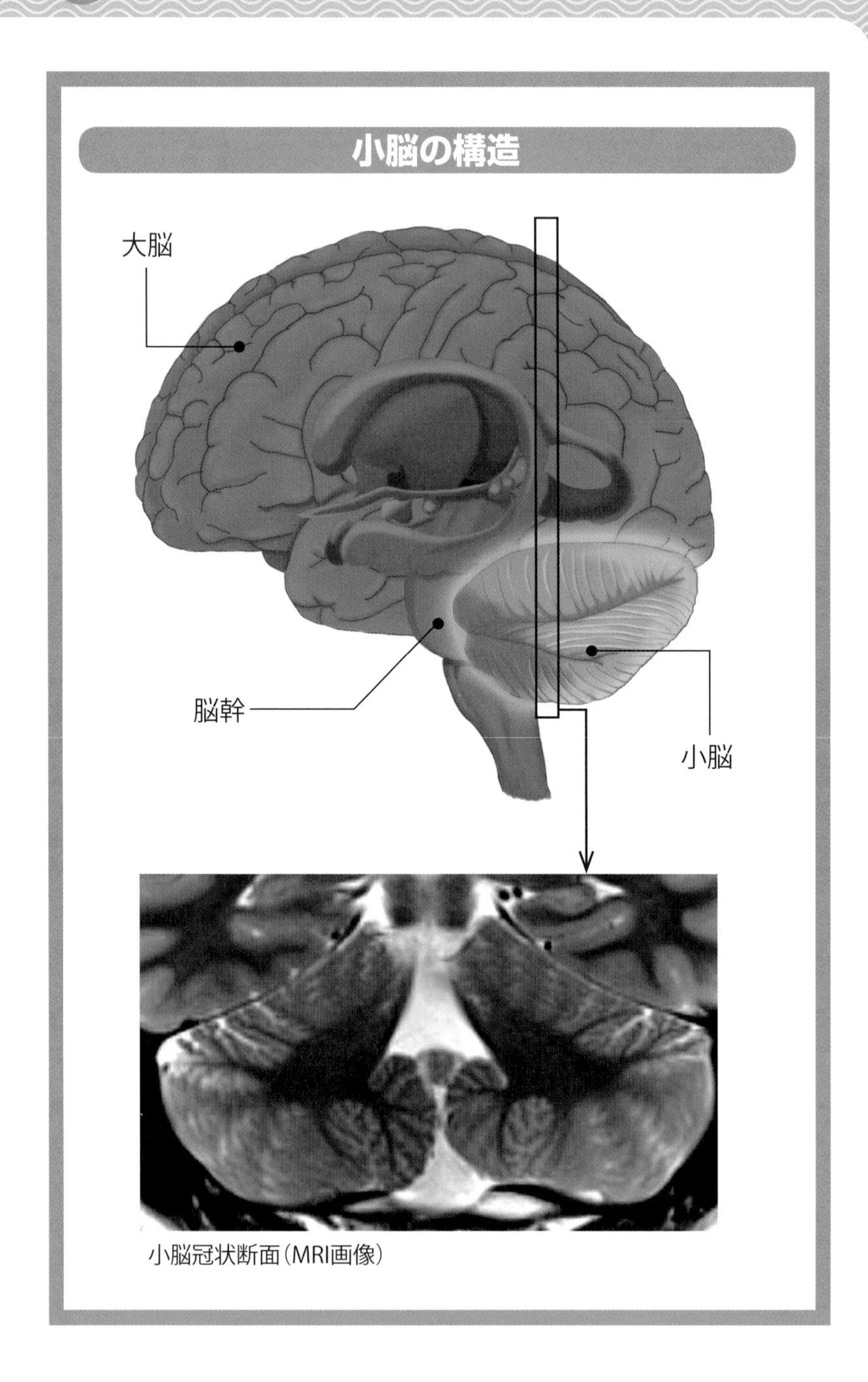

小脳冠状断面（MRI画像）

小脳の構造

小脳は、大脳の下面、脳幹の背側に位置しています。人間の小脳の重さは、大脳の10分の1、約１３０～１５０グラムとされています。

小脳の左右に膨れた部分が小脳半球で、中央部の細い部分が虫(ちゅう)部です。

小脳の中心部は神経線維が多数存在する髄質で、中でも第四脳室に近い部位には4種類の神経細胞の集合部位、すなわち小脳核が左右の小脳半球に存在しています。これらの核は、中脳、間脳へ神経線維を出しています。

小脳の表面としわ

小脳の表面（小脳皮質）にはほぼ平行に走る多数の溝があり、溝に挟まれた膨らみ（いわば、脳のしわ）を小脳回といいます。この溝（小脳溝）は、大脳のものよりかなり細くなっています。

小脳皮質は、厚さ1ミリメートルほどの灰白質で、神経細胞が配列されています。小脳皮質はしわ（小脳回）をつくることによって表面積を拡大しています。ちなみに、しわを伸ばした場合の面積は、大脳のそれの約75％におよぶとされています。皮質には3層の神経細胞層があります。

小脳の機能と役割

機能面では、筋肉の緊張を保ち、筋肉運動の調節を司ります。こうした機能は、内耳から平衡感覚の伝達をうけたり、また全身の筋、腱、関節などに存在する感覚受容器からの刺激をうけたりすることで発揮されます。

さらに具体的には、小脳は機能別に3つの部位に分かれています。

最も原始的な小脳である片葉は、体の平衡を保つための部位で、頭の位置と眼球を制御しています。前葉（左右の小脳半球に挟まれた虫部とそこにつながり左右に広がっている部位）は、中脳からの視聴覚情報と脊髄からの手足の感覚や位置情報を受け取って、筋肉の緊張を調整しています。

最後の後葉は、橋を介して、大脳皮質の運動野から伝達された情報を元に、滑らかな運動を司る部位です。大脳が最も発達した人間は、同時にこの部位も発達しています。

3対の小脳脚

小脳は下面にある上中下の3対の小脳脚により脳幹とつながっています。上中下の3対の小脳脚の役割はそれぞれ異なっています。上小脳脚はおもに小脳から中脳、間脳へと出ていく伝達路が通る部分です。中小脳脚は小脳と橋とを連絡しています。人間などの高等な哺乳動物の橋は発達がよいため、中小脳脚も太くて外観的にもはっきりとしています。

下小脳脚は脊髄、延髄からの伝導路が通っています。

9 脳の成長

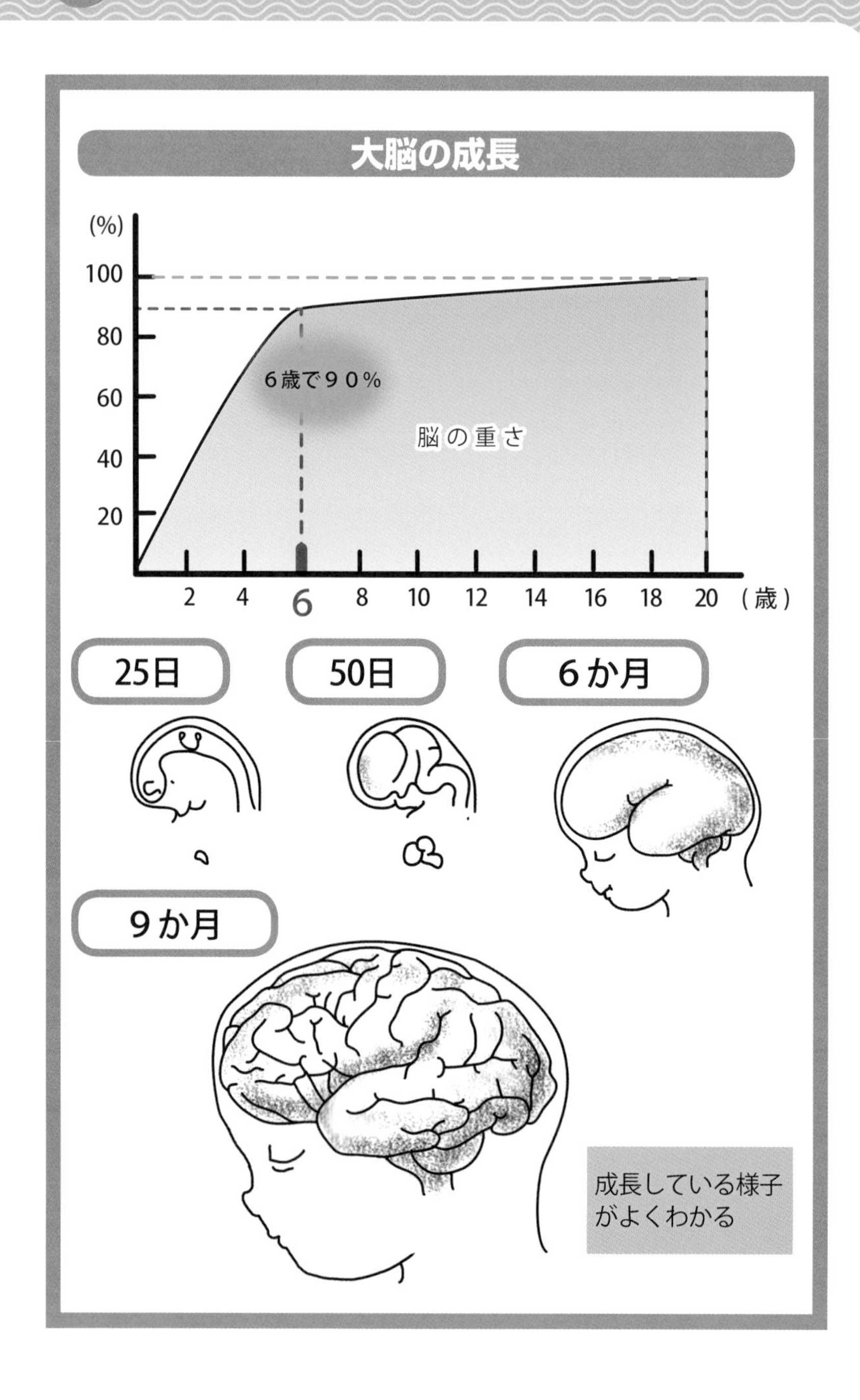
大脳の成長
(%)
100
80
60
40
20
6歳で９０％
脳の重さ
2
4
6
8
10
12
14
16
18
20
(歳)
25日
50日
6か月
9か月
成長している様子
がよくわかる

年齢とともに脳は衰えるのか?

人間の脳は、新生児で約400グラム、成人で1・2~1・6キログラムの重さがあります。

脳の成長では、6歳で成人の約9割の重さにまで達します。

年齢とともに脳は衰えるものだと思いがちです。

その根拠の一つに、「大脳の神経細胞は生まれてから増えることはなく、減っていく一方だ」ということがあります。ただ、これは脳の一面を捉えた見方でしかありません。

どんなに年を重ねても、脳細胞に刺激を与え続けて行けば脳は成長していきます。しかし、全ての脳が同時に成長していくわけではありません。脳は何度も繰り返して刺激を与えることによって、その特定領域が成長していくのです。

例えば、思考や判断力を常に求められるような立場や環境にいれば「思考系脳番地」が成長し、体を動かす機会が増えてくれば「運動系脳番地」、また、人前で話をしたりする機会が増えてくれば「伝達系脳番地」が成長するというように、脳の中の役割領域が成長していきます。

大脳の成長には、外側からの物理的な刺激ではなく、内側からの増大・伸長が重要です。

それは、例えば私たちの脳の中に成長する樹木を持っていることをイメージしてみるとよく分かります(図36ページ)。

大脳の成長

大脳の成長とは、ひとつひとつの神経細胞が発達して大きくなり、その結果、それぞれの脳番地が膨らんで充実していくことを指します。

では、それぞれの脳番地は、どのように成長しているのでしょうか。

右図(大脳の成長)のように、未熟であった神経細胞がだんだんと大きくなり、神経線維が伸びていきます。実際に、大脳の脳番地は、その基本の構造は、神経細胞の集まる「皮質」と神経線維の集まる「白質」から成り立っています。そうした、ひとかたまりの皮質と白質で成り立っている脳番地もあれば、複数のかたまりから成る脳番地もあります。

いずれにせよ、何らかの刺激によって神経細胞が成長して神経線維が伸びていくと、白質部分がだんだん太くなっていき、脳は扇形に広がっていきます。それに伴って、皮質部分の表面積が大きくなって、その結果、脳番地が膨らんでいくということになるわけです。

脳番地は約120個ほどですが、枝ぶりは脳が発達すればするほど枝先を分岐していくことになるため、その枝の数や太さ、成長具合を組み合わせると、何百万、何千万、何億という数になってきます。

このような事実から言えることは、人類の人口が78億人いて78億個の脳がある

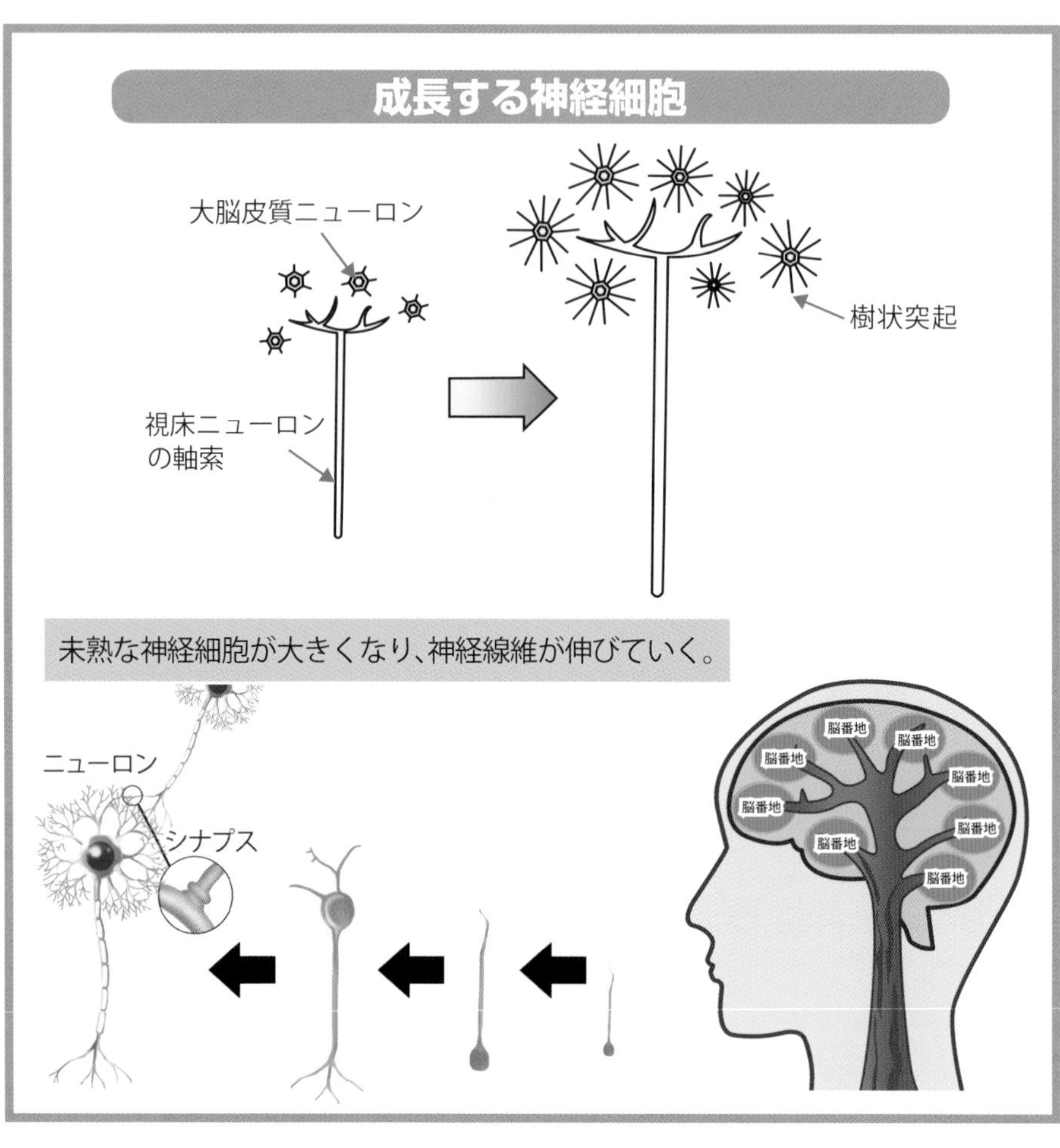

ならば、まさに枝ぶりも78億種類あるということです。

脳の成長には脳内ネットワークの充実が必要

これまでの研究の結果、脳の枝ぶりは環境や経験、学習によって、また脳番地ごとに、成長の度合いが変わることがわかっています。

未熟な脳番地は、そうした刺激をきっかけに脳の枝ぶりが成長していくことで、ようやく一人前の機能単位として活動します。したがって、脳細胞による脳内ネットワークが密になればなるほど、枝ぶりは太く成長していくことになります。脳の枝ぶりは、脳番地同士をつなぐ上で欠かせない情報通信網なのです。

また、未熟な神経細胞はどの脳番地にもあります。大脳には脳番地に関係なく、いろいろな成長段階の神経細胞が混在していることがわかっています。こうした神経細胞は、いつかその細胞が成長するにふさわしい「情報」が訪れるときを待っています。私は、この未熟な神経細胞を「潜在能力細胞」と呼んでいます。潜在能力細胞が多い脳番地は、当然脳の枝ぶりが弱くて弱々しい脳番地です。

実の年齢とは関係なく、その脳番地が関与する思考や行動は、未熟で幼稚な面が出てしまうでしょう？例えば、大人になっても感情系脳番地の成長が未熟な人は幼い感情や行動に走ってしまうことになります。

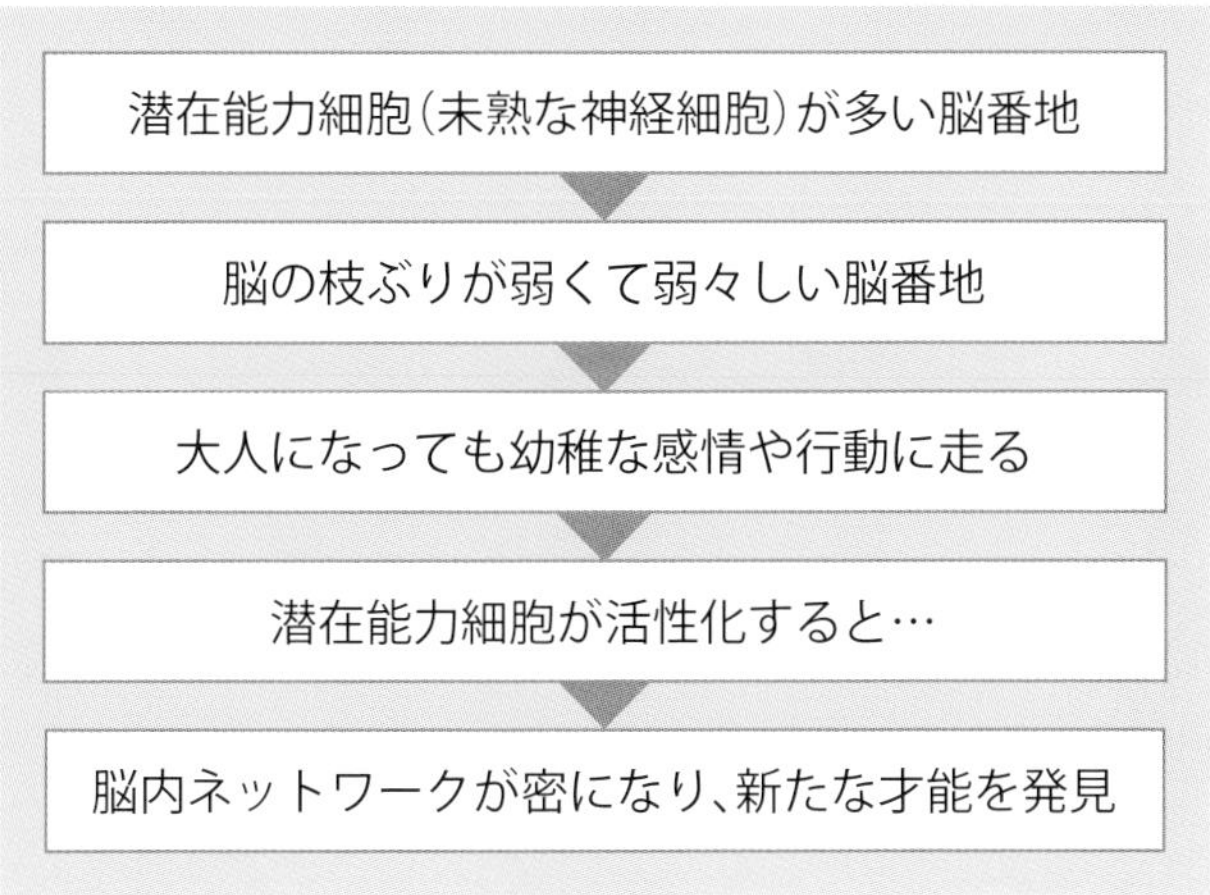

潜在能力細胞（未熟な神経細胞）が多い脳番地

▼

脳の枝ぶりが弱くて弱々しい脳番地

▼

大人になっても幼稚な感情や行動に走る

▼

潜在能力細胞が活性化すると…

▼

脳内ネットワークが密になり、新たな才能を発見

しかし、潜在能力細胞がより多く活動を始め、どんどん成長すれば、その脳番地は実年齢とは関係なく、成熟した能力を持つと考えられます。

そのようなことから、自分の脳の中の潜在能力細胞を目覚めさせ、成長させることができれば、脳内のネットワークもより密になり、自身でも気づかなかった才能に出会うことができるのです。

脳の成長に不可欠な要素

前述したように、脳は置かれた環境や本人の努力や経験によって、その特定領域が成長していきます。そこで、ここでは、「脳番地を刺激する3つのポイント」をご紹介します。

一つは、「日常の習慣を見直す」ということです。

日頃自分でも知らない間についていた「習慣」を見直すことで、今まで特に意識することなく無意識でやってきたことを意識化し、脳に「揺さぶり」をかけることが大切です。

例えばビジネスパーソンであれば、常日頃から長時間同じ作業を繰り返しているような人は、その業務を漫然とこなすのではなく、生活習慣はもとより仕事の方法に工夫を加えて使っていない脳番地に刺激を与えることができます。

二つ目は、「脳の「癖」を知る」ということです。人間には行為・行動の「癖」は誰にでもあるものですが、脳自体にも「癖」は存在します。

それは万人に共通する癖と、それぞれの人が持っている固有の癖に分けられるようです。

例えば、万人に共通する癖は4つあり、それは次のとおりです。

■ほめられると喜ぶ：ほめられることで、脳番地の成長は促進する。

■数字でくると認識しやすい：はじめに数字を提示することで、脳は全体像を認識しやすくなる。

■デッド・ライン（締切り）を設けることで、オン・オフが明確になる：デッド・ラインを設けると、脳の思考にメリハリがつく。

■睡眠によってパフォーマンスが高まる：脳には睡眠が大事。たとえ短い時間でもきちんと睡眠をとれば、脳細胞が活発になり、高い成果が上がる。

また、「固有の癖」とは、その人がとりやすい「思考のパターン」で、これがその人の癖、もしくは個性と捉えられるところです。

たとえば「本を読むのは好きだけど、外を出歩くのは嫌い」という人は、歩くという運動回路や外部の刺激に対応する回路が未発達なため、どうしてものときしか外出しないという引きこもり生活をしてしまうわけです。これも、その人特有の「癖」だというわけです。

三つ目は、『したい思考』で発想する」ということです。

脳にとって、「やりたいこと」と「やるべきこと」の間には、その成長度合いを測るとかなりの差が出ます。

もし、いつも「やるべきこと」を優先しなければならないとしたら、結果として「やらされている」という感覚に陥りがちになります。そうすると、全ては受身的な反応しかしなくなり、本来育つ脳番地が育たなくなるでしょう。だからこそ脳番地を育てるときは、「させられ思考」を「したい思考」に変えることが大事なのです。

脳を鍛えていけば脳番地の成長は一生続く

脳番地のあり方を見たり知ったりすることは、どの脳番地がよく育っているのかによって、その人の秀でた能力もわかります。また苦手な脳番地が、その人の苦手な分野ということもわかります。

また、現在得意や苦手な分野があったとしても、そうした得意な脳番地や苦手な脳番地は、日々の生活で変化してきます。

例えば、現役のスポーツ選手の得意な脳番地は運動系脳番地かもしれません。しかし引退後に解説者となれば、運動をする機会が減り、喋る機会が増えるので、運動系脳番地よりも、伝達系脳番地が得意になります。

このように、脳番地はその時々のその人の置かれた環境などによって、その成長は一生続くのです。

第2章

脳と五感のしくみ編

～前頭葉・頭頂葉・側頭葉・後頭葉の働き～

頭頂葉
前頭葉
後頭葉
側頭葉

1 脳と感覚器のしくみ

～何かを触って感じたり、ものが見えたり、音が聞こえたりするのはなぜ？～

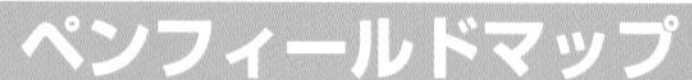

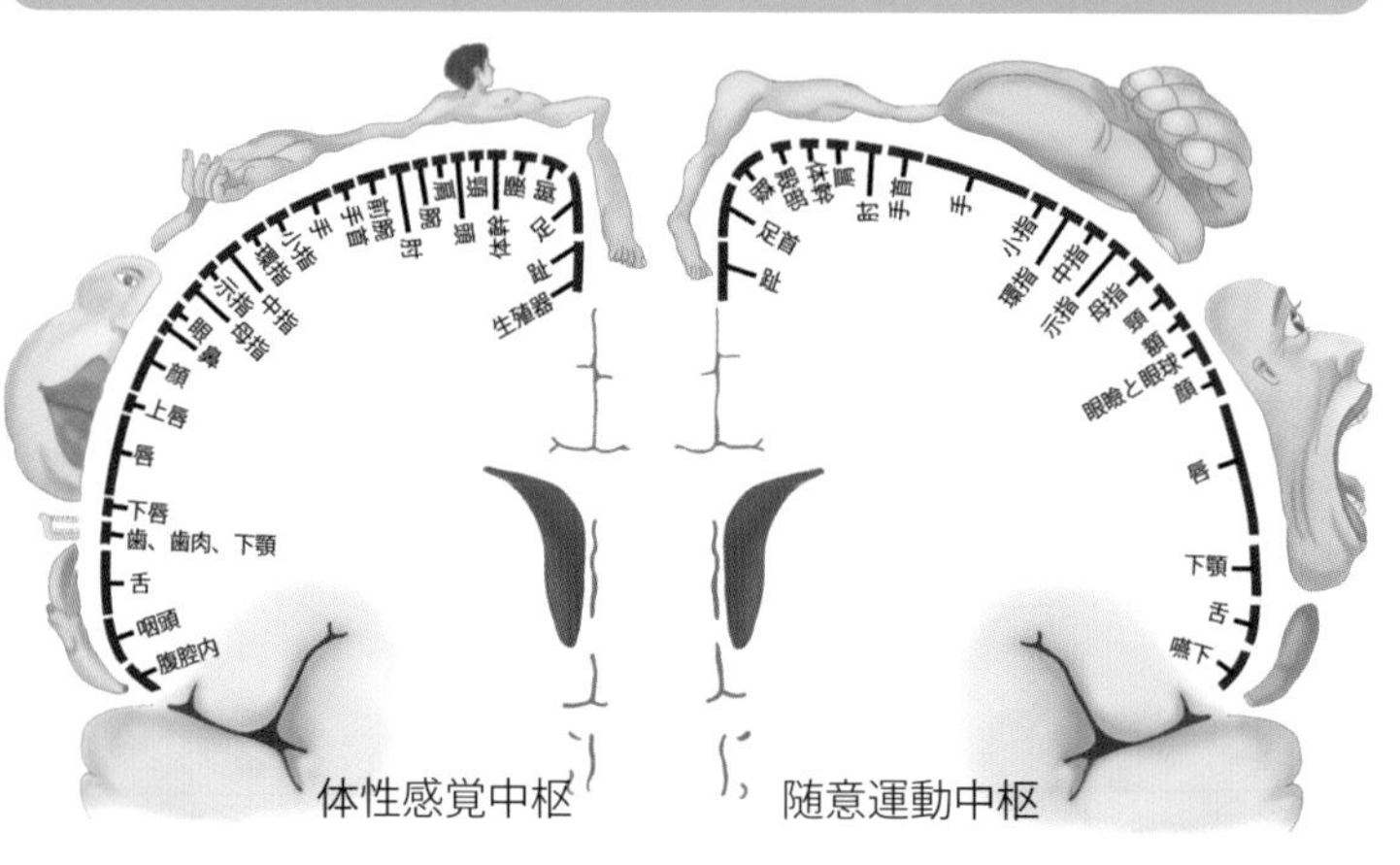

出典：「脳・神経疾患」（株式会社学習研究者 発行）

ホムンクルス

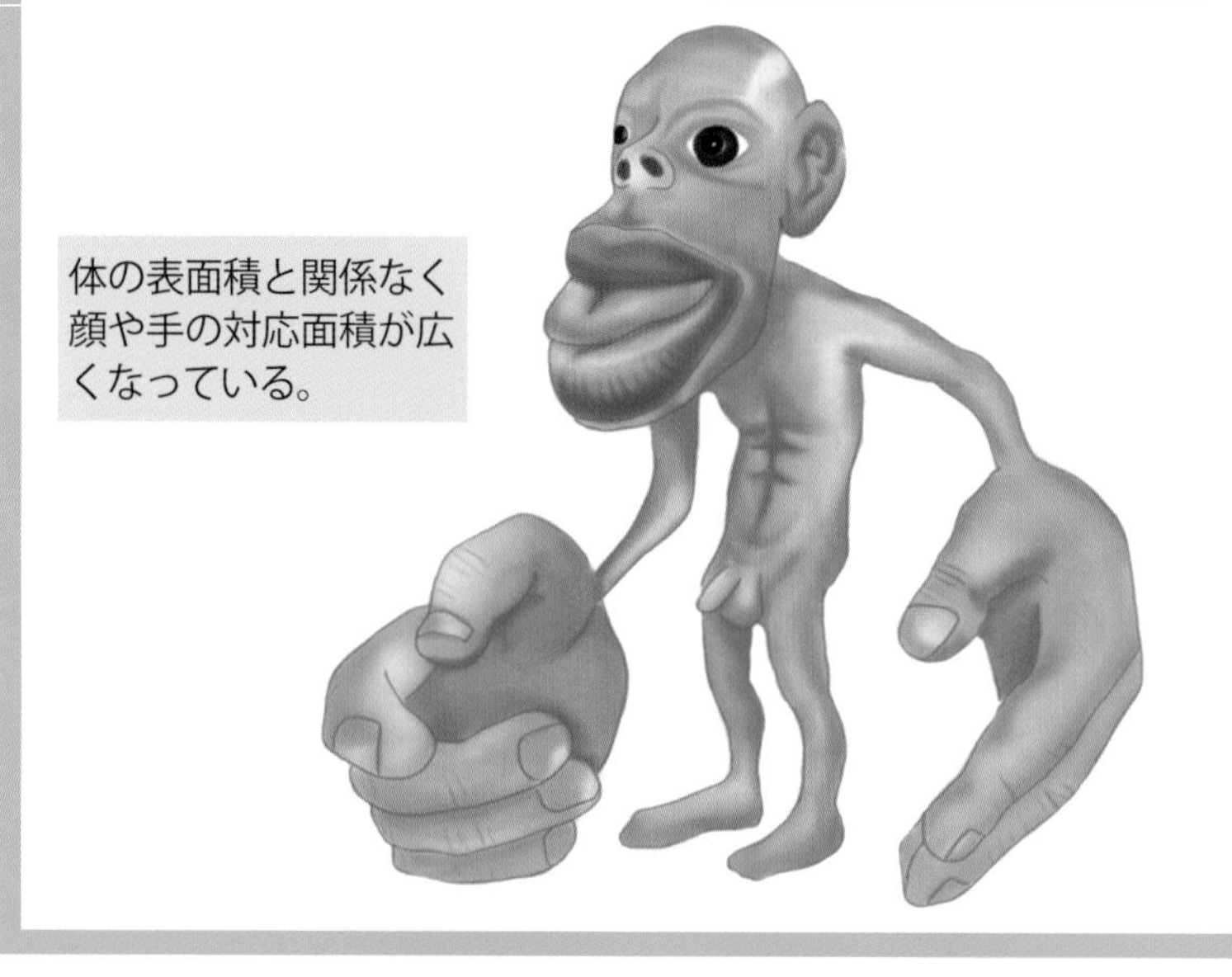

私たち人間は五感とよばれる視覚、聴覚、体性感覚、味覚、嗅覚を通じて手や脚に触れたものや、目を通して見えるもの、耳から入る音などを感じることができます。

これは、感覚器官が外界から刺激を得ると大脳にある視覚野、聴覚野、体性感覚野、味覚野、嗅覚野などの場所へ伝達され、大脳が五感として認識します。

こうした脳の特定の場所を感覚野といいます。

体性感覚野

体性感覚とは、皮膚からの情報を知らせる皮膚感覚と関節や筋肉からの情報を知らせる固有感覚の2つがあり、皮膚感覚は触覚や痛覚、圧覚、温度感覚を、固有感覚は、位置感覚、運動感覚など体の表面や内部で起きた情報を脳に伝える役割をもちます。

この情報を受け取っているのが体性感覚野と呼ばれる部分です。

ペンフィールドマップ

右図は、ワイルダー・ペンフィールドというカナダの脳外科医が、20世紀半ばに脳を切り開き、電気刺激を与えて確認していった脳部位と体部位との対応関係の図で、ペンフィールドマップと呼ばれています。大脳の中心溝（前頭葉と頭頂葉の境界）をはさみ運動野と体性感覚野にわかれ、右半身の情報は左側、左半身の情報を右側で処理を行っています。

ホムンクルス

このペンフィールドマップで手や顔が大きいのに対応するように描かれたのがホムンクルスです。

体の表面積と関係なく顔や手の対応面積が広くなっています。

脳の重さ

例えば平均的な脳で、全体でその重さが１１５０gあった場合を細かく見ていくと、その中で大脳が約８００g、小脳が約１３０g、脳幹が約２２０gとなります。小脳は大脳の下に位置していますが、前述の通り、実は表面積は脳全体の約75％もあります。しわが大脳皮質よりも細かいためです。大脳と連携して、動作をスムーズに行う調節という役割を果たしています。

脳幹も大脳の約25％程度ですが、脊髄につながる生命維持に関して大切な役割を担っています。

大脳は表面の皮質には深い溝があります。「しわが多いほど頭がよい」とよく言われますが、脳の発達がよければ当然溝は深くなります。しかも脳は何歳になっても「育てる」ことができます。

三半規管と前庭

三半規管(さんはんきかん)

半円形の管が3つリング状になっている器官である。体の動き前後左右と横の回転を認識している。

前庭(ぜんてい)

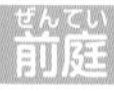

球形嚢は垂直の動きを、卵形嚢は水平方向の傾きをそれぞれ認識している。

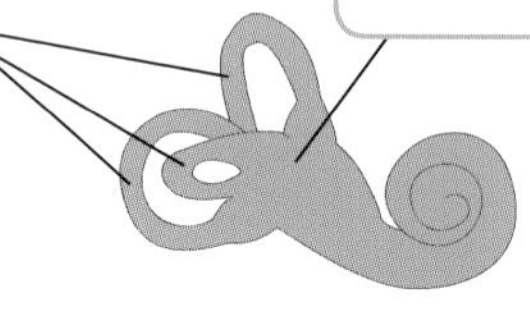

平衡感覚の認識

回転する動きのとき	頭を横に傾けるとき
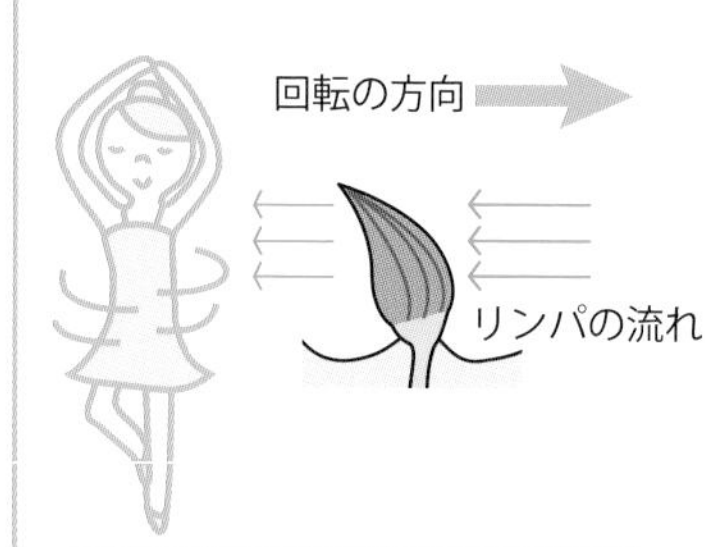	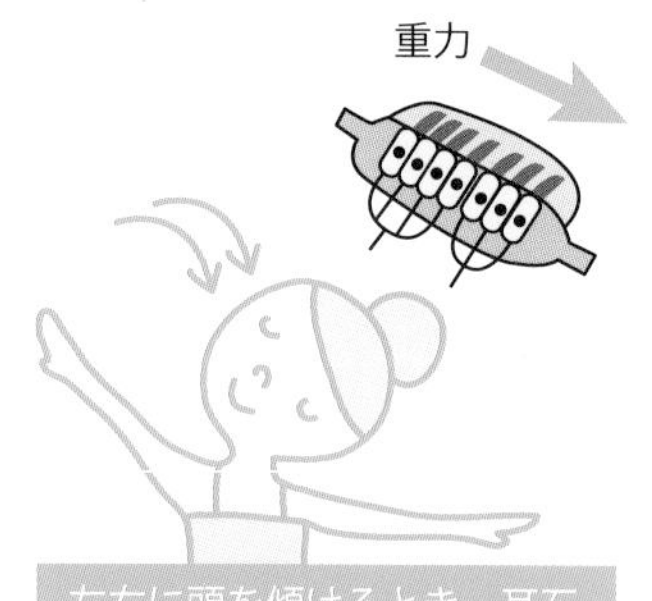
回転する動きをするときリンパ液が反対方向へ流れた刺激が脳に到達する。	左右に頭を傾けるとき、耳石が引力で引っ張られた刺激が脳に到達する。

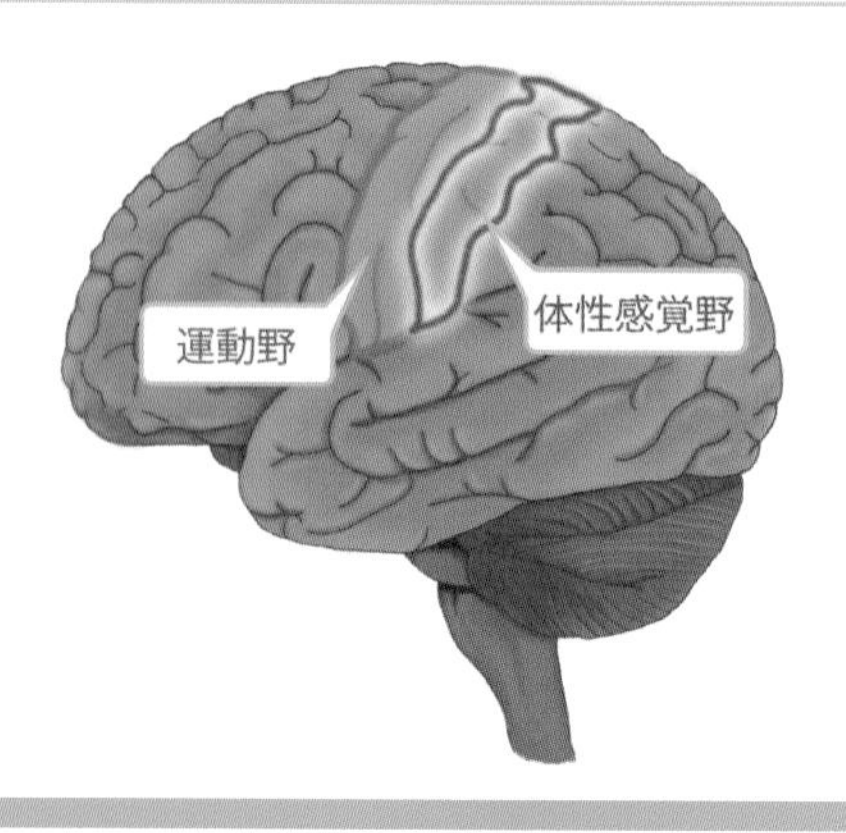

三半規管の役割

内耳と呼ばれる耳の奥には三半規管と前庭があり、重力に対して体のバランスや、姿勢を保つ平衡感覚を司っています。三半規管は3つの半円形の管（半規管）がリング状に組み合わさった器官で、内耳の前庭につながっています。

半規管は90度ずつの角度の違うものが3つのセットになっており、それぞれが前後・左右・上下という三次元の回転に対応しています。そして、体が回転すると管のなかに満たされたリンパ液が、体の向きに合わせて移動します。これによって、体の回転の速度や角度などの動きを感じて、前後の回転や左右の回転、横方向の回転を感知しているのです。

前庭の役割

前庭は体の傾きを感知する器官です。

そこには、水平方向の傾きを感じる卵形嚢と垂直方向の動きを感じる球形嚢という袋状の器官があります。

また、三半規管のつけ根には耳石器があり、有毛細胞の上方には炭酸カルシウムの結晶からなる耳石（平衡石）があります。この耳石が重力によって動くことで体の傾いている角度を感知します。

前庭神経の働きと体性感覚野、小脳の役割分担

平衡感覚を伝える前庭神経は、内耳の前庭から橋の前庭神経核まで伸びています。

このように、内耳の感覚器内で感知された情報は前庭神経を通じて大脳の体性感覚野と、小脳に送られます。その情報によって平衡感覚の認識は体性感覚野で行われ、小脳では無意識のうちに安定した姿勢や体位を作ったり、眼球の位置をコントロールする指令をだしています。

例えば、酩酊して足がもつれるというのは、飲酒によって小脳の働きが低下していて、十分な動きの補正が行われないことが一因といえます。

体のバランスを保つ

■内耳の感覚器内
（三半規管、前庭、耳石器）
前庭神経
・大脳の体性感覚野
・小脳

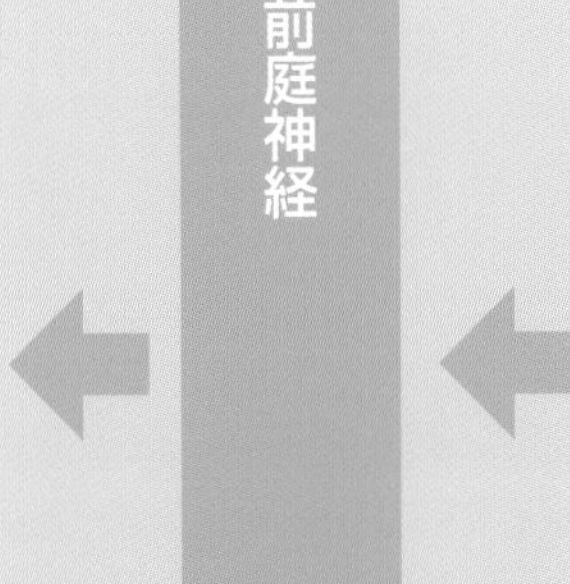

胃痛・心拍数増加・筋肉痛・関節痛などの深部感覚を感じる「体性感覚野」（頭頂葉）

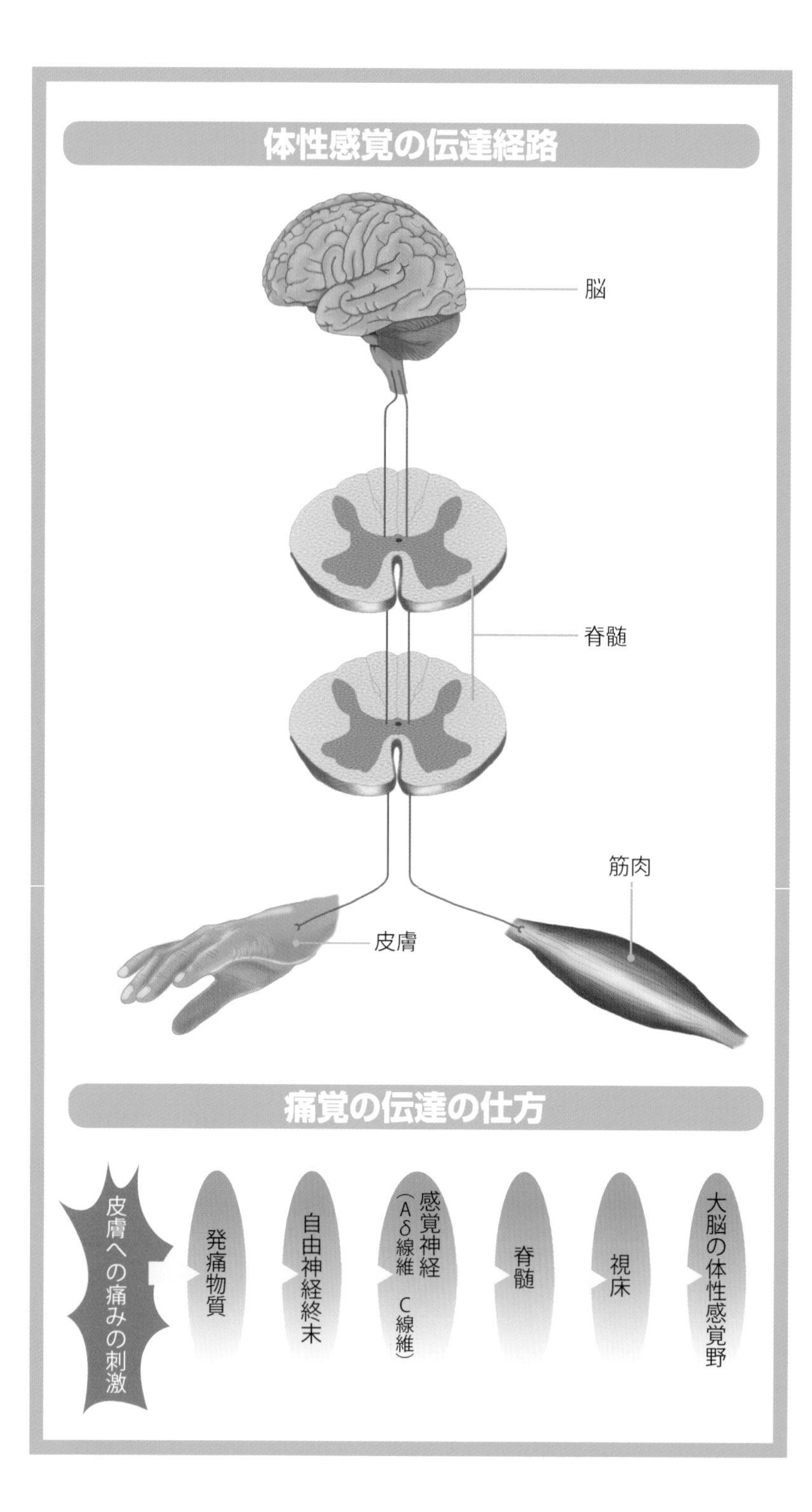

体性感覚の種類

体で感知する感覚のことを体性感覚といい、皮膚感覚と深部感覚の2つにわけられます。皮膚感覚とは皮膚や粘膜などに起きる痛覚（痛い）や温覚（冷たい・温かい）、触覚（ものを触った）、圧覚（押された感覚）などの感覚をいうのに対し、深部感覚は運動感覚である手足の動きや位置感覚と、皮膚より深い部分にある関節や筋肉、内蔵など体の深いところに痛みを感じる深部痛をいいます。これらは体のそれぞれの部分から視床を中継し、頭頂葉の体性感覚野まで伝達されます。

皮膚感覚	圧覚（あっかく）	パチニ小体、マイスナー小体で感知
	温覚（おんかく）	ルフィニ小体、自由神経終末で感知
	冷覚（れいかく）	クラウゼ小体、自由神経終末で感知
	触覚（しょっかく）	パチニ小体、マイスナー小体で感知
	痛覚（つうかく）	自由神経終末で感知
深部感覚	運動感覚（うんどうかんかく）	関節や手足の動きを感じる
	深部痛（しんぶつう）	筋肉や腱、関節、骨膜などの痛みの感覚

出典:『図解雑学 よくわかる脳のしくみ』（福永篤志監修、ナツメ社）より

体性感覚の伝達経路

体型感覚を脳の体性感覚野に伝える経路には2種類あります。

1つは脊髄視床路で、痛覚や温度感覚を伝達する神経経路で人間の進化の早期段階から備わっていたとされているため、別名で原始感覚系とも呼ばれています。恒常性を乱す危機を知らせたり、生存に関わる情報等を伝えている経路です。

もう1つは後索路といい、筋肉や腱の動きである運動覚や触覚などを伝える神経経路です。対象物の形状や肌触りなど繊細な触覚や圧覚を伝達するなど環境の識別を行う働きをするため、別名識別感覚系とも呼ばれます。

痛みの感覚の伝わり方

皮膚に傷がつくと、破損した細胞から発痛物質が分泌されて、痛みを感知する感覚器である自由神経終末を刺激し、脊髄～視床を経由して体性感覚野へ届くと痛みとして脳が認識します。

このとき、皮膚が感じる痛みは2段階あり、最初にズキンとくる鋭い痛みが起こり、次にずきずきとうずくような痛みや焼けるような痛みが起こります。これは、痛いという感覚の情報が伝導速度の違う2種類の神経によって伝わるためです。最初の鋭い痛みといった早く伝わる神経線維はAδ線維（えーでるたせんい）といい、伝導速度は1秒間に12～30mの早さです。それに対し、うずく痛みといった遅い神経線維はC線維といい、伝導速度は0.5～2.0mです。

眼の構造と見えるしくみ

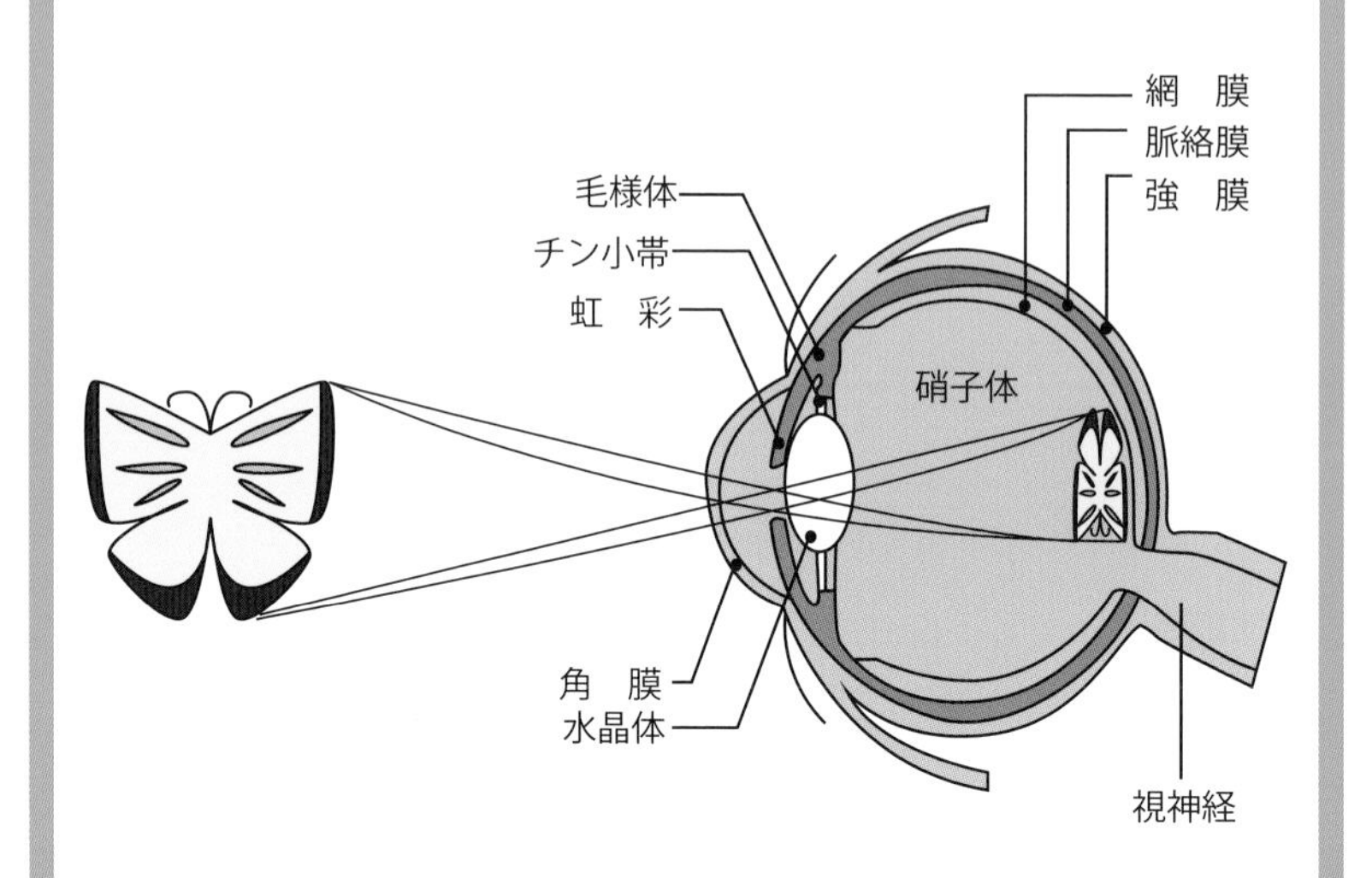

目とカメラのしくみを見ると
よく似ていることがわかる。

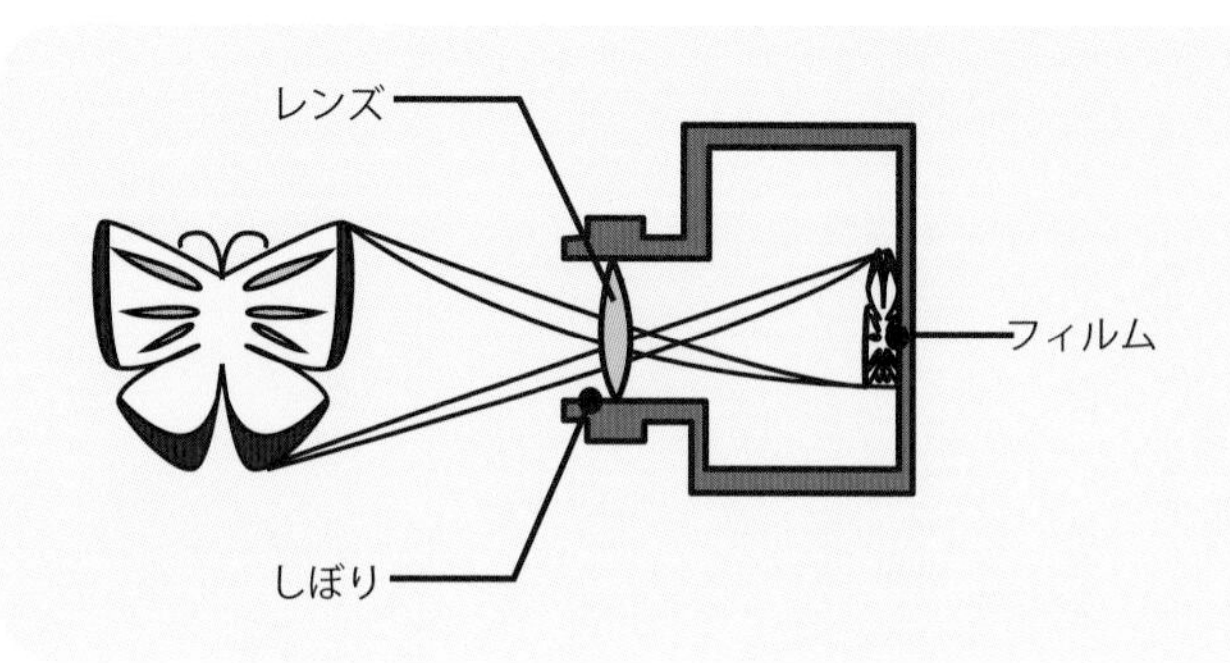

ものが見えるしくみ

「見る」という感覚は、物体に光が当たって反射光が眼底にある網膜に投影され、桿体細胞と錐体細胞と呼ばれる2つの視細胞で電気信号に変換され、120万本もの神経線維の集合体である視神経を通って大脳へと伝達されることで成立します。

こうして届いた情報は、大脳の後頭葉にある視覚野と視覚連合野で処理をされて、物体の色や形、大きさが認識されるのです。

視覚は感覚のなかでももっとも発達しているといわれており、人間が受け取る情報の80%は目から入るものだとされています。

脳における視覚の処理

視神経から視覚野に伝達された視覚情報は、色や形、動きなどの情報が個別に処理をされて視覚連合野へと送られます。

視覚野とは視覚情報を処理する部位で、後頭葉に分布します。視神経から最初に電気信号の情報が届くのが一次視覚野で、色や形、動きなどの要素に分けられ、それぞれ情報処理を行う場所へと伝達されます。

脳の錯覚

しかし、ときに本来ないものでも脳は手がかりから類推して認識することから、実際には縦線しかないのに波線が見えたり、水平に引かれた横線が斜めに見えたり、見えないはずのものが見えるということがあります。これは錯視と呼ばれ、認識を補おうとする脳の性質によるものです。

なにかを見落とすことを表現するとき、「盲点」という言葉を用いますが、視神経が眼球壁を貫くところには網膜（視細胞）がなく、視野欠損（盲点）が生じます。

普段生活するうえで、この盲点を意識することはありませんが、これは錯視と同じく脳が自動的に見えていない部分について情報を補完しているのが一因です。

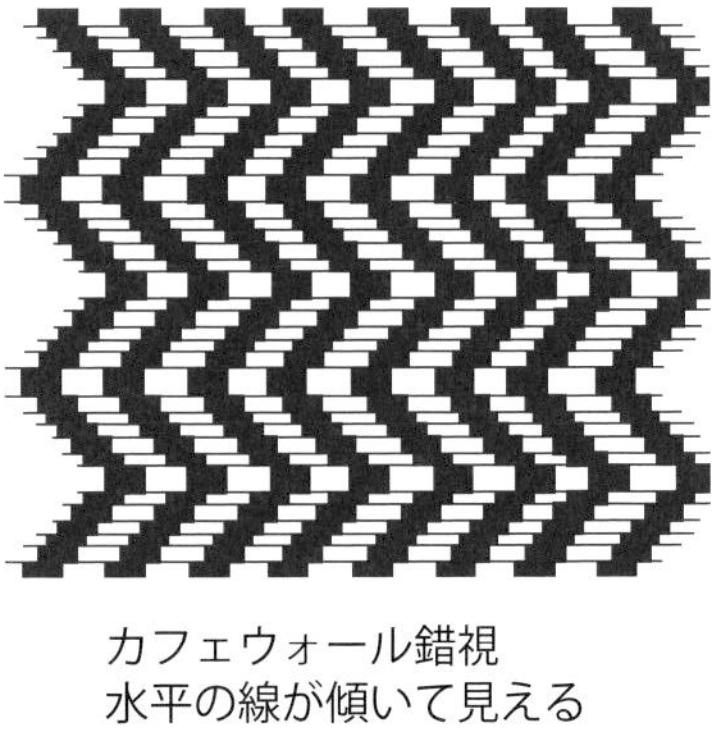

カフェウォール錯視
水平の線が傾いて見える

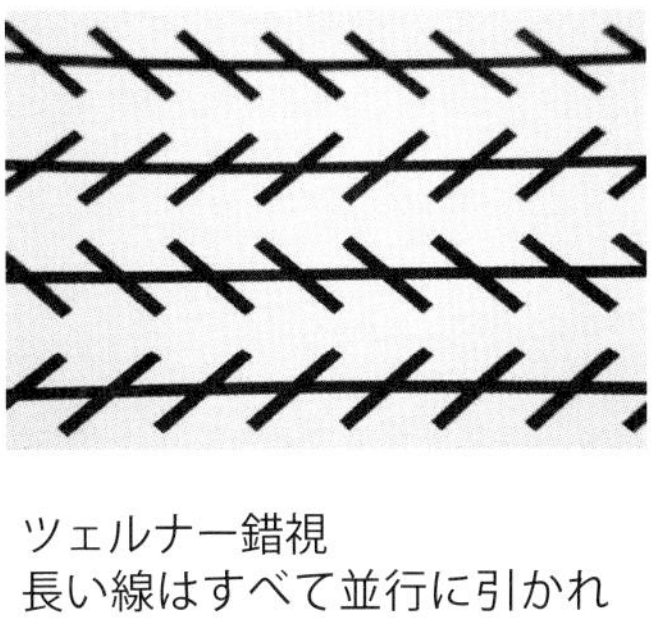

ツェルナー錯視
長い線はすべて並行に引かれている。だが、斜めに描かれた短い線によって、実際よりも傾いているように見える

音が聞こえるしくみ

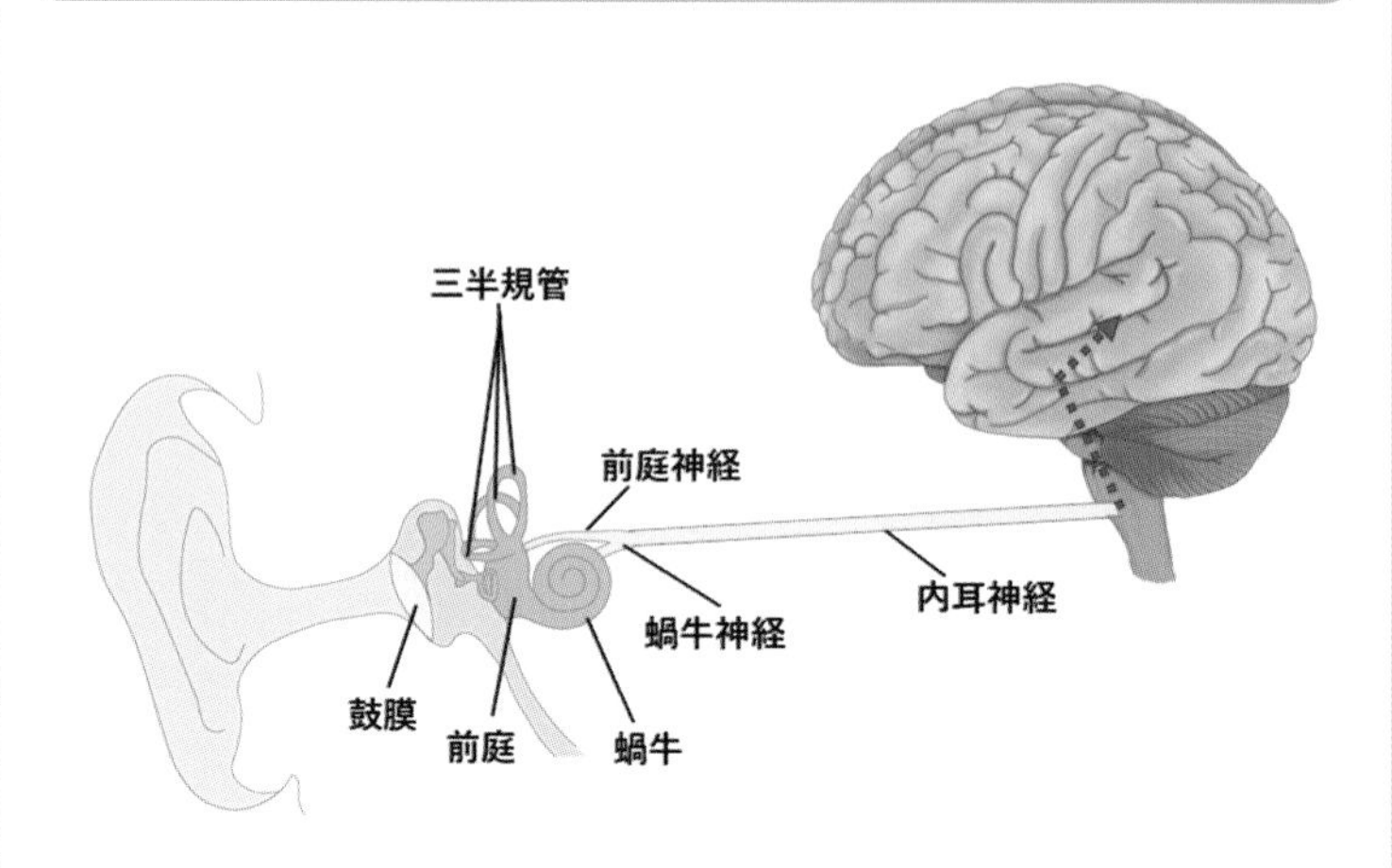

【音のする位置の手がかり】

両耳に到達する音の
・時間差・強度差・位相差

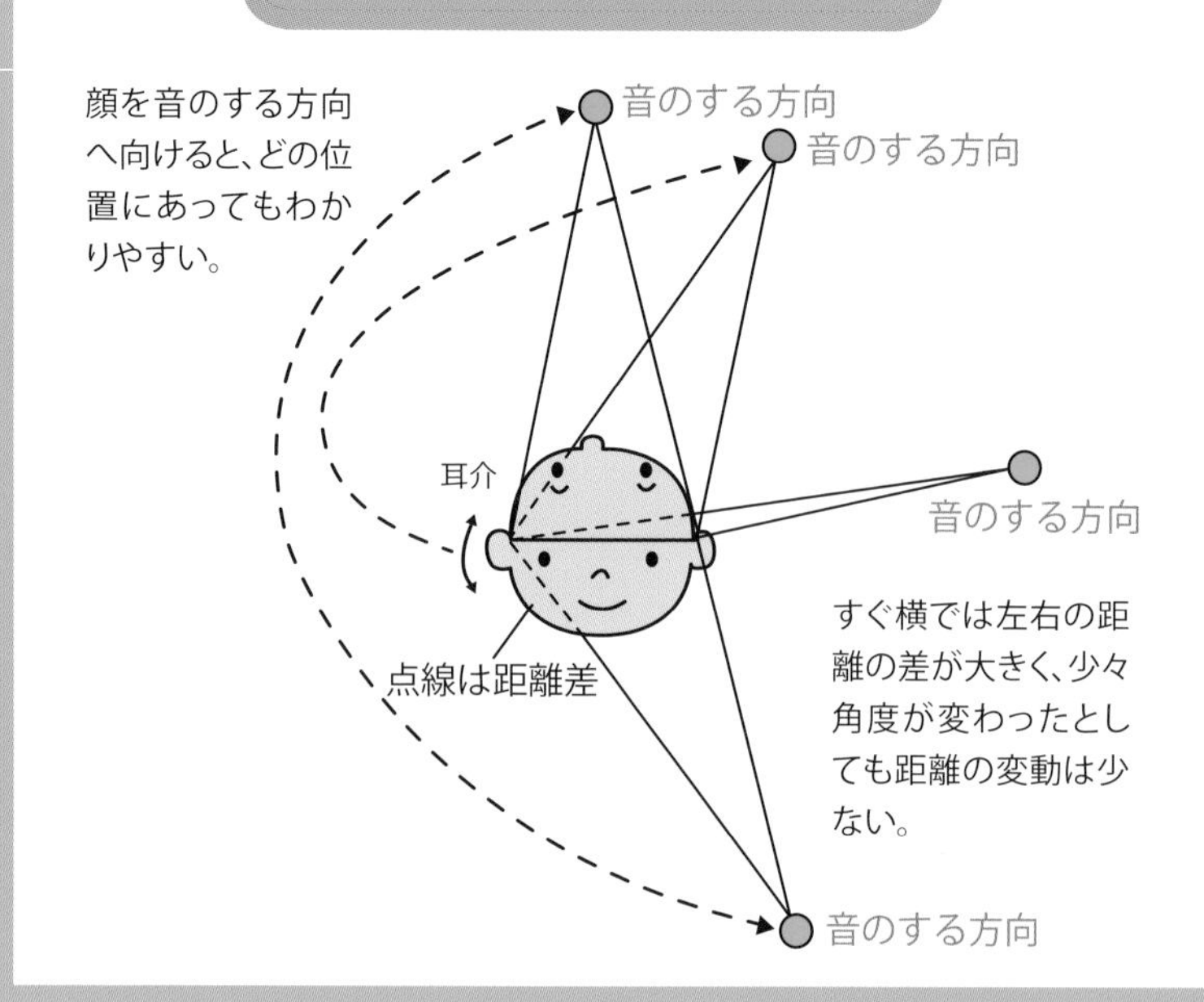

音が聞こえるしくみとは

私達の耳から聞こえる音は、空気が振動して生じる音波が耳の中の器官を通って音としてはじめて認識されます。物体から発せられた音は、空気中に振動として伝わると音波を生じます。この音波が耳介、いわゆる耳たぶで集積すると外耳道をとおり鼓膜へと到達、その奥にある3つの耳小骨に伝達すると増幅されて内耳の蝸牛（かぎゅう）へと届いています。

蝸牛はカタツムリのようなうず巻きの形をした器官で、そのうず巻き状の姿形から蝸牛と呼ばれています。蝸牛の内部は基底膜とよばれる膜で仕切られ、内部は内リンパ液で満たされ、液中で空気振動が液体振動に変換されコルチ器の有毛細胞で電気信号に再変換されて、聴覚として大脳へと伝わります。

聴覚が脳に届くまで

耳から入る音は、蝸牛で電気信号に変換されたあとは、延髄にある蝸牛神経核へと送られます。その後、蝸牛神経核から橋～中脳の神経核を経由、視床の内側膝状体から一次聴覚野へと複数の神経細胞を経由して伝達されるのです。

なぜ2つの耳が有る?

人間に耳が2つあるのは音をよく聴くためであることに加え、音のする方向を知るためでもあります。水平方向の音の位置の特定には、左右の耳に音源が届くタイミングの差である両耳間時間差、音の強さの差である両耳間レベル差が処理の手がかりとなって音のする位置を判断します。音源が複数ある場合でも、信号の時間差が30ミリ秒内であればひとつの音源として想定するのです。垂直方向の特定には頭部や耳介の形状によって変化する音が手がかりとなるように、人間の耳は垂直方向の位置の特定は弱いといえます。

聴覚と視覚の関係性

劇場で観る映画などの映像で、モニターでは口元の映像を流し、別のスピーカーから音声をながしていても、私達の目には投影されている人物が発した適切な動作であるかのように見えます。このように、空間的な位置が一致しない場合でも映像の方向から音が聞こえるように感じるのは、聴覚情報に対する視覚優位性から生じる効果によるものです。これは、腹話術効果とよばれ、腹話術人形の動きを操作しながら、唇を動かさずに話す人形を喋らせているかのように見せる技に利用されています。

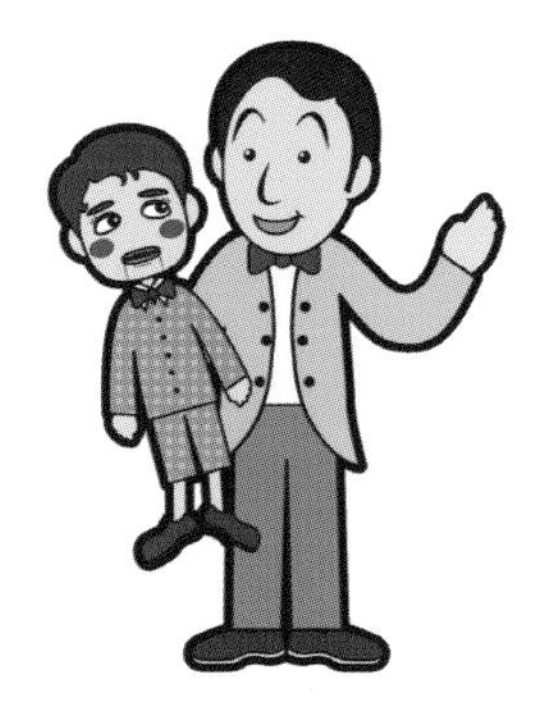

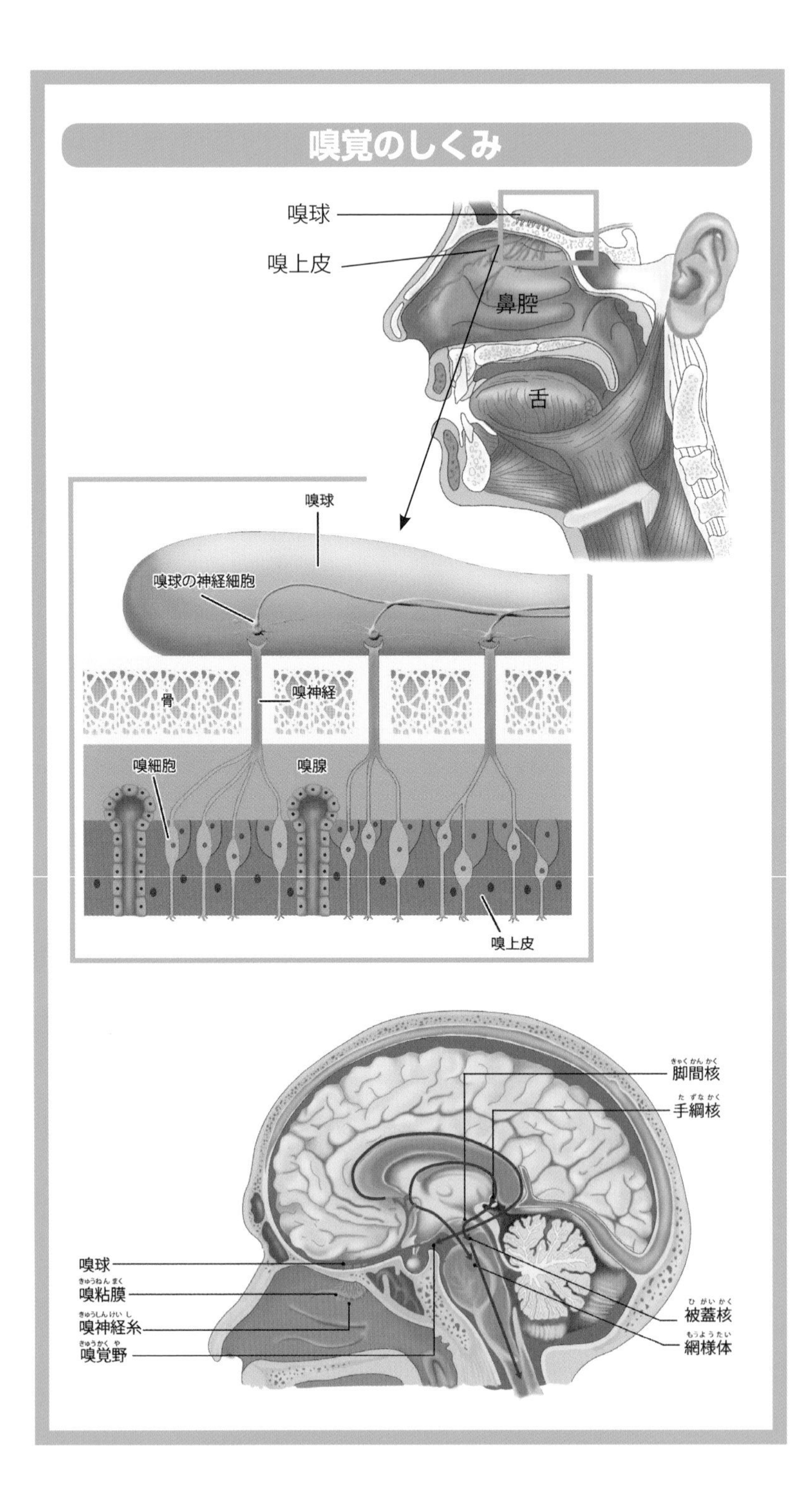
嗅覚のしくみ
嗅球
嗅上皮
鼻腔
舌
嗅球
嗅球の神経細胞
骨
嗅神経
嗅細胞
嗅腺
嗅上皮
脚間核
手綱核
嗅球
嗅粘膜
嗅神経糸
嗅覚野
被蓋核
網様体

においを感じるしくみ

においとは、空気中を漂う化学物質が原因だといわれ、鼻の中にある嗅細胞がこれを感知し、刺激となって大脳辺縁系の一部である嗅球に伝わります。

ちなみに、嗅球内には、丸い玉のような神経のかたまりである糸球体があり、糸球体はそれぞれ特定の匂い物質を扱っていると考えられています。

そして、これがさらに嗅球の神経細胞から直接、大脳の嗅覚野へと伝達されるとはじめて嗅覚として認識されるのです。このとき、同時に大脳辺縁系にある海馬、扁桃体、視床下部を経由する別ルートで前頭眼窩野へ伝わります。

人間の嗅細胞は、切手1枚ほどの大きさの嗅粘膜に二千～五千万個ほどの数が並び、特殊な粘液が流れていて運ばれてきた空気中の化学物質を溶かします。

においの情報が嗅細胞から伸びた嗅小毛によって情報を感知すると、嗅細胞が興奮して電気信号に変わると、嗅球へと伝わるしくみです。数種類の嗅細胞の組み合わせによって数千から数万のにおいを嗅ぎ分けます。嗅細胞の数は個人差があり、これが嗅覚に過敏か鈍感差が生じる理由です。

特殊なルート

嗅覚以外の感覚は、基本的には視床を経由して脳のそれぞれの場所へと伝達されるのに対し、嗅覚は視床を経由せずに直接、嗅覚野へと伝達されます。なぜ嗅覚だけがこのような伝達ルートなのか詳しいことはわかっていません。ほかにもアンモニアやアルコールなどの、酢、亜硫酸ガスなど刺激臭と呼ばれるにおいは嗅神経ではなく三叉神経を興奮させます。

三叉神経は脳神経のなかでも最大の神経で、鼻粘膜全体に広く分布しています。刺激のあるにおいの情報をキャッチすると、嗅神経と違うルートで大脳に伝達します。

においの嗅ぎ分け

嗅覚は、味覚の種類の1万倍ともいわれ、数千から数万種ものにおいの嗅ぎ分けができるといわれています。しかし、においの化学物質をキャッチする嗅細胞は５００～１０００種類しかなく、においの分子を特徴に応じて嗅細胞を組み合わせて対応しているのです。においはしばらく嗅ぎ続けていると感じなくなりますが、これは嗅細胞が疲労によってにおいの識別ができなくなり、そのにおいに慣れてしまう「においの順応」が起きたためです。また、強いにおいを常態的に嗅いでいると弱いにおいに反応できなくなることがあります。

なんらかの原因でにおいが感じなくなったり、嗅覚が失われることを嗅覚障害といいます。においを感じなくなる他、本来のにおいと違って感じたり、すべて同じにおいに感じてしまう場合もあります。

味覚受容のしくみ

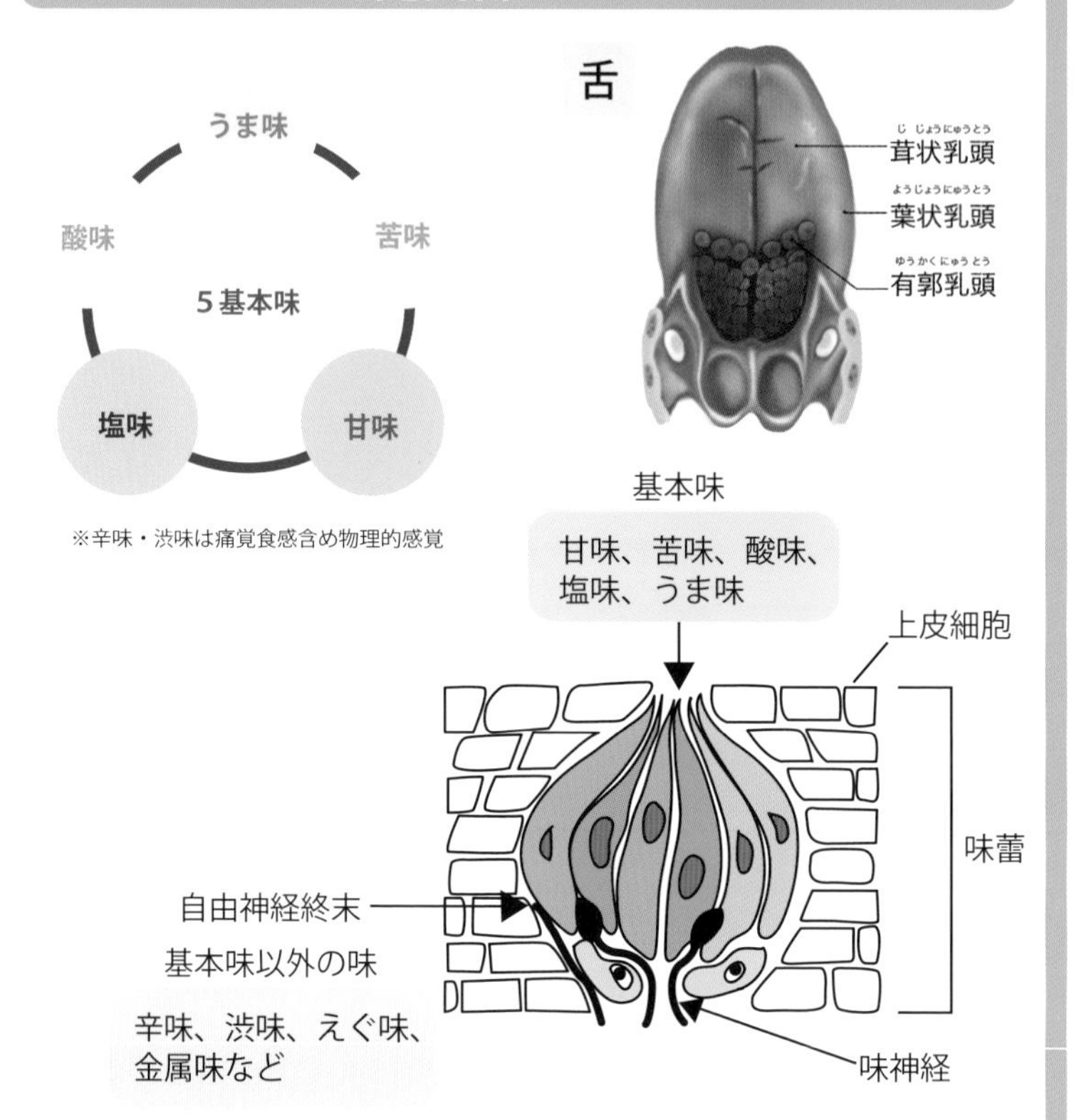

空腹や満腹感を覚えるしくみ

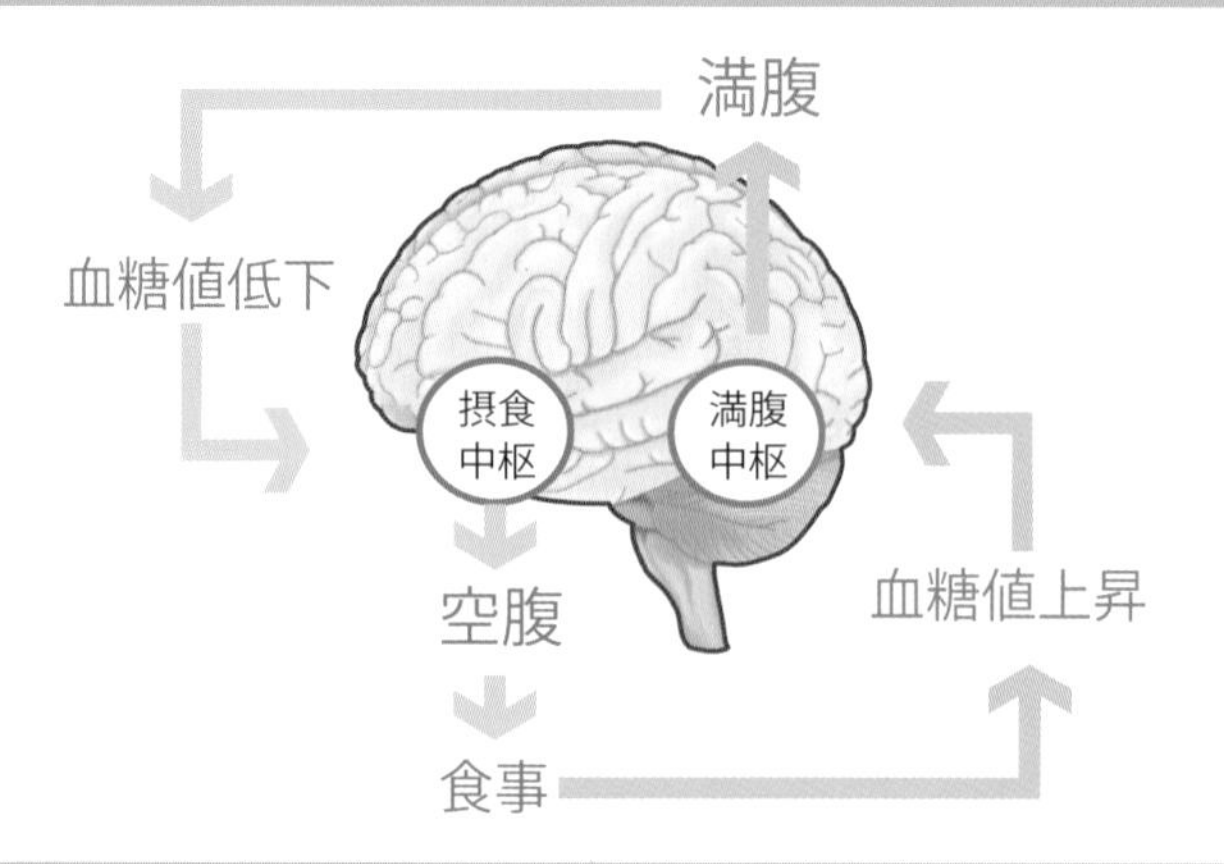

味蕾が味成分を受容する

食べ物を口に入れると、舌の表面にある味蕾(みらい)が味成分を受容します。味蕾は感覚器であり、舌乳頭という舌表面のザラザラとした突起に多く含まれますが、それ以外にも軟口蓋、咽頭部などの上皮に約8千個あります。

味蕾で感知した情報は、中にある味細胞で電気信号に変換され、味神経、延髄、橋、視床を経由して大脳皮質の味覚野へ届き、過去に食べたものの経験や記憶と照合され初めて味覚として判断されるのです。

味蕾が識別する味覚の種類

味蕾の味細胞が識別できるのは甘味、塩味、酸味、苦味、うま味の5つの味で、これらを基本味といいます。

また、基本味のうち苦味は情報が伝達されてから脳がキャッチしはじめる濃度が一番低いとされています。これは、自然界の毒＝苦いものだとの前提から、脳が有害と認識し、敏感になるように発達したためなのです。おなじく傷んだ食べ物から身を守るために酸味も敏感な味といえます。

このほかの辛味は口腔内の痛覚受容器が感知し、味覚には含めません。たとえば辛味の代表的な唐辛子のカプサイシンは、痛さとして脳に伝達されていきます。その結果辛さとして認識するのです。

食欲や満腹感

食欲を司るのは、視床下部といわれる脳の間脳にある部分。この視床下部には食中枢とよばれる2つの食欲をコントロールする部位があります。1つは視床下部外側の「摂食中枢」で、食欲を増進させる働きをもっています。もう1つは視床下部の内側の「満腹中枢」で、満腹感を伝えます。この2つの中枢が連携して動作することで食欲をコントロールし、体重の維持のほか栄養状態を保っているのです。(詳しくはP60参照)

食欲の調節要因としては血糖値があります。ブドウ糖は脳の栄養源であり、ブドウ糖が減少すると摂食中枢が反応し、多くなると満腹中枢が反応する、いわゆる血糖値の高低で食中枢のバランスを保っています。

人がおいしいものを食べたとき、食事をしたあとも幸せな満ち足りた気分にひたれるのは、脳内神経活性物質が作用したものと考えられています。こうした脳内物質の代表的なものがβ(ベータ)エンドルフィンです。これは脳内麻薬様物質ともいわれ、陶酔状態になるだけでなく、依存性も生じるので、いわゆる「やみつきになる」といったことが起きます。

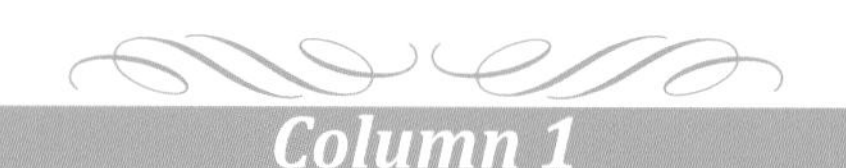

Column 1

ガルの大脳機能局在論

今でこそ脳科学や測定装置の発達により、脳の部位のそれぞれに、さまざまな機能が異なって存在していることがわかっています。しかし、そうした装置がなかった時代では、脳を解剖することによって見る手段以外はありませんでした。それも解剖できる脳は、生きているそのときのものではなく、死後のものでした。そうした状況の中、筆者の知る限りでは、18世紀のドイツの脳解剖学者、フランツ・ジョゼフ・ガル医師が「脳の形」の意義を論じた最初の人であったと思います。

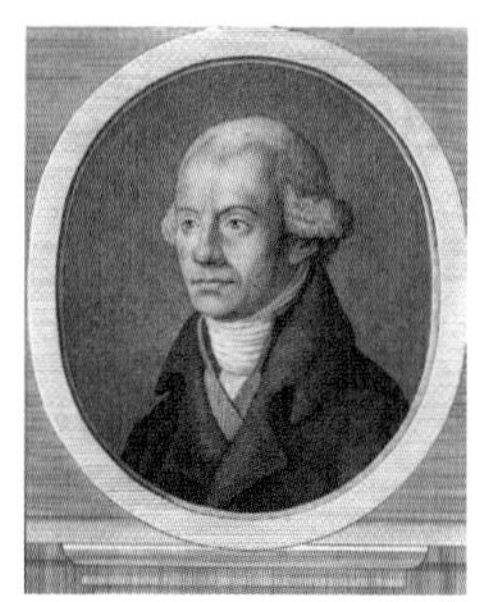
フランツ・ジョゼフ・ガル医師

彼は、脳が神経細胞の集まる「皮質」と、神経線維の集まる「白質」に分かれていて、この二つの役割が違っていることを発見しました。皮質は思考の中心ですが、その皮質を結んで情報を運ぶ、いわばブロードバンドの役割を担っているのが白質です。この発見によって、脳白質にまったく新しい意味が与えられたのです。

また彼は、言葉の話せない病気である失語症の患者は、特定の脳部位に原因があることを、多くの症例体験から見抜きました。そして、脳部位のそれぞれに精神活動の様々な機能が異なって存在するという「大脳機能局在論」を提唱しました。

彼は大脳皮質の各部位の役割を探り、精神活動を27に分類して、その機能区分を頭蓋骨に描き入れました。頭蓋骨は、正確な幾何学図形で区分されています。ガルは、この大脳区分における精神活動の違いを表現する手法として骨相学（こっそうがく）を選びました。

ちなみに、骨相学とは、頭骨の形状から、その人の性格その他の心的特性を推定できるという考えのことをいいます。この骨相学によって、大脳に分担されている能力が人それぞれ異なっていることを表現しようとしたわけです。

ガル医師の理論は当時の学会からは排斥されましたが、死後33年経った1860年、フランスのポール・ブローカ博士は、頭部に傷を負った場合の左前頭葉の損傷と、発話が困難になる症状との間に関連性を見つけ出しました。いわゆる「ブローカ失語」と呼ばれるものです。この点で彼は、ガルの言語に関する脳機能の理論を支持しました。

骨相学は、19世紀から20世紀初頭にかけてブームとなり、ヨーロッパから米国へ普及しましたが、後世まで残るものとはなりませんでした。骨によって性格や個性を判定する骨相学は科学的に限界がありました。

第3章

脳と欲求・記憶のしくみ

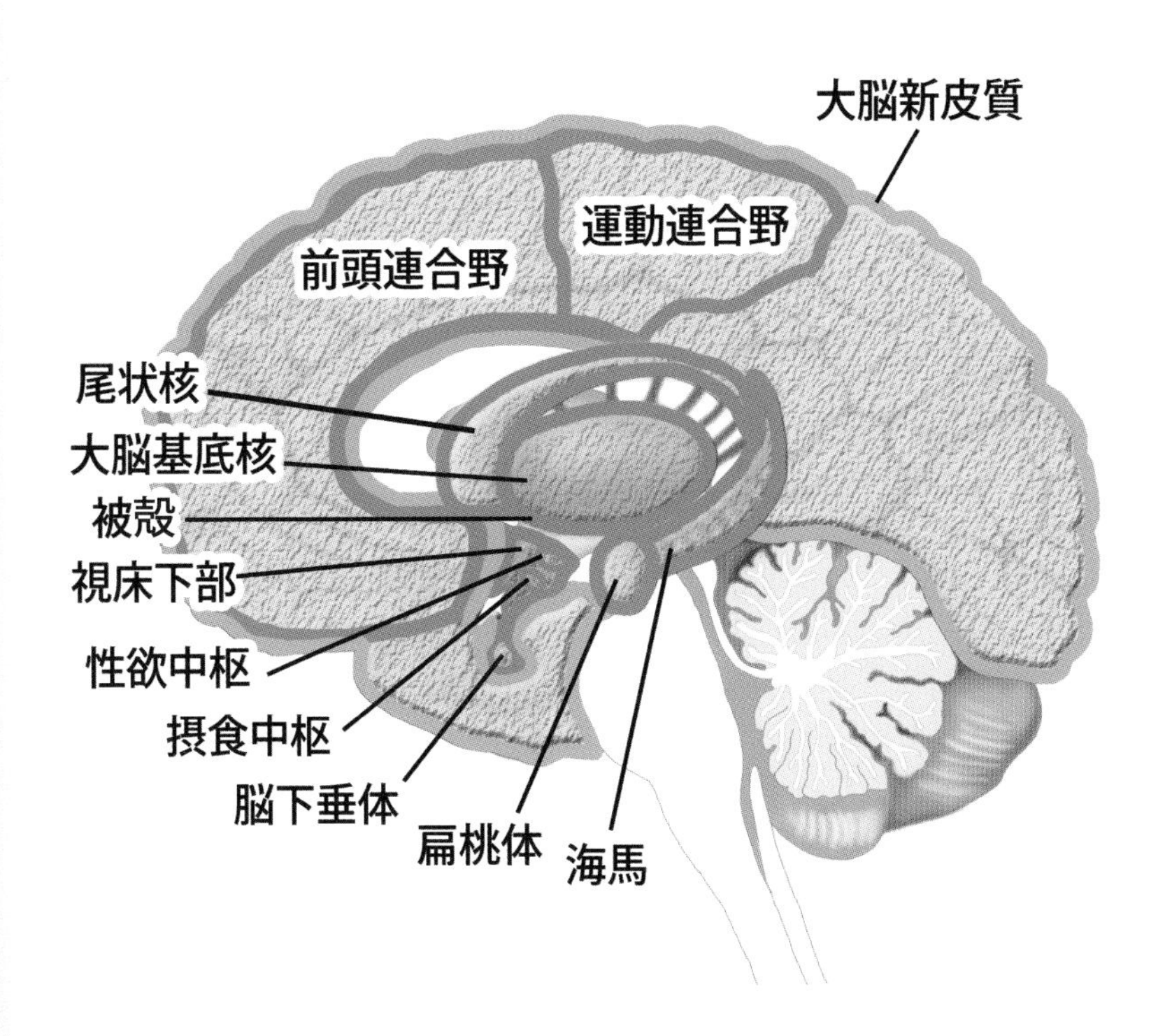

無髄神経系で分泌されるホルモン

B1~B9 神経

A 神経系、C 神経系のホルモンの分泌を抑制する働きをもっている。

A8~A16 神経

幸福感や快楽のホルモンであるドーパミンを分泌している。特にA10神経は、他の動物には無い人間だけにある神経で、ドーパミンを最も大量に分泌している。

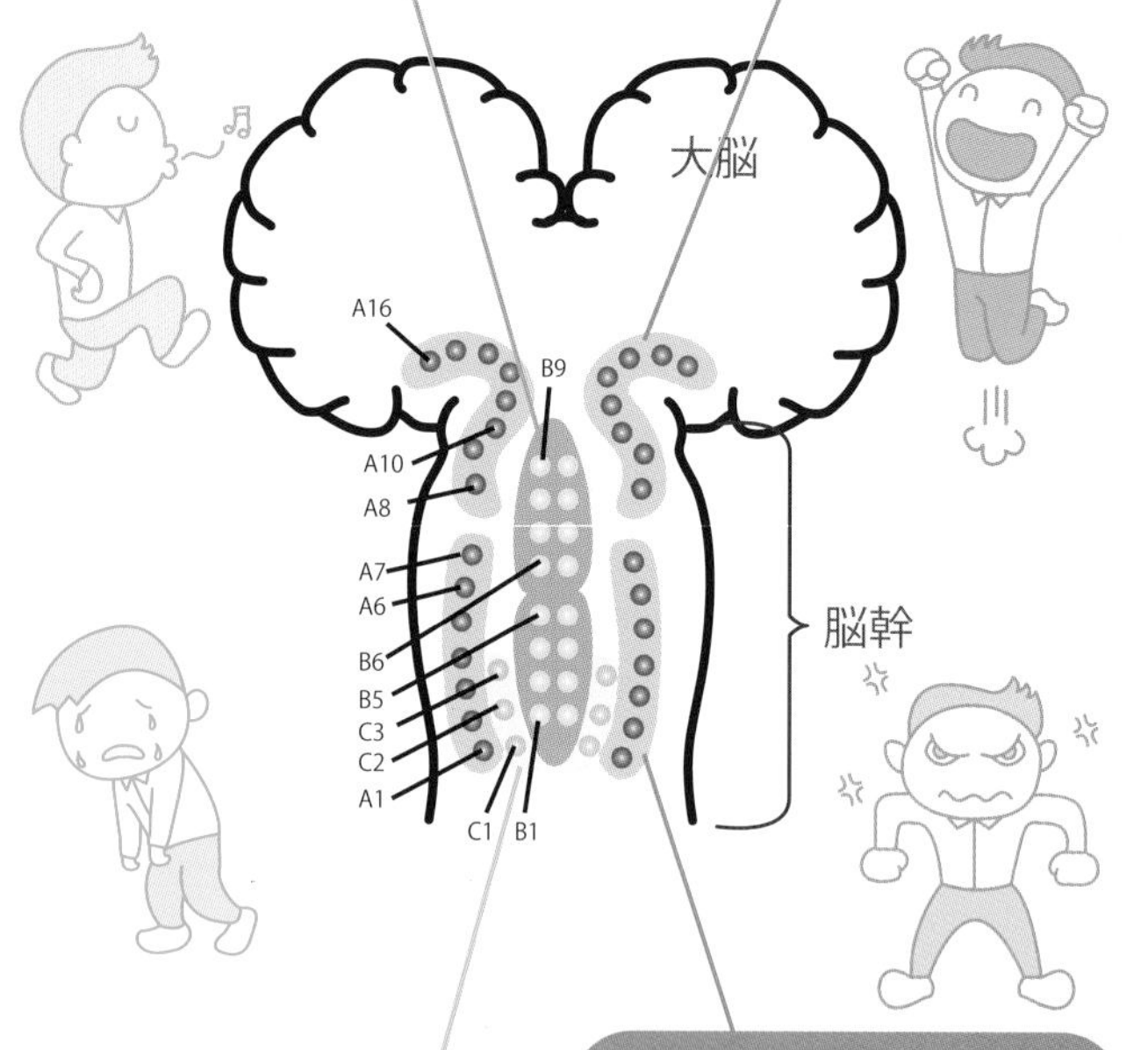

C1~C3 神経

恐怖のホルモンで、ノルアドレナリンの一部が変化してできたアドレナリンを分泌している。恐怖の感情を引き起こす。

A1~A7 神経

怒りや覚醒を促すホルモンであるノルアドレナリンを分泌する。特にA６神経はノルアドレナリンを最も大量に分泌している。その点で脳内最大の覚醒作用をもたらす神経系。ここは青色をしているところから青斑核とも呼ばれる。

喜怒哀楽の感情発露のしくみ

人間の持つ喜怒哀楽の感情も、好き・嫌いの感情のしくみと同じ視床下部と大脳辺縁系の扁桃体が深くかかわっています。また、下部側頭葉と神経線維でつながっている海馬なども関与し、相互に連絡し合っています。その感情は最後に前頭葉の前頭連合野で理性によってコントロールされます。また、ここでも脳内ホルモンの働きが重要です。

脳ホルモンの分泌をコントロールする無髄神経系

脳内ホルモンを詳しく説明しますと、無髄神経系はA、B、Cの3つの系列に分かれており、それぞれの役割が違います。

A1〜A7神経までは怒りや覚醒をうながすホルモンであるノルアドレナリンを分泌します。特にA6神経はノルアドレナリンを最も大量に分泌しています。その点で脳内最大の覚醒作用をもたらす神経系です。ここは青色をしているところから青斑核とも呼ばれます。

A8〜A16神経までは幸福感や快楽のホルモンであるドーパミンを分泌しています。特にA10神経は、他の動物には無い人間だけにある神経で、ドーパミンを最も大量に分泌しています。

C系は恐怖のホルモンで、ノルアドレナリンの一部が変化してできたアドレナリンを分泌しています。恐怖の感情を引き起こします。

B系はA神経系、C神経系のホルモンの分泌を抑制する働きをもっています。

ちなみに、脳内ホルモンのドーパミンはベンゼン環という化学物質の一種からなる有機化合物です。それが哺乳動物において神経伝達物質として作用しています。

A系やC系で分泌されるノルアドレナリンやアドレナリンなどの神経伝達物質は、ドーパミンが少し変形してできたものです。

脳内ホルモンの経路

ドーパミンの分泌を一例に、その経路を説明します。

A9神経、A10神経の出発点となる中脳。二つの神経系は途中で分かれてA9は大脳基底核へ、A10は前頭連合野に至ります。

具体的には、A9神経から分泌されたドーパミンは、その途中で、視床下部を通り大脳基底核に至ります。そこでは運動機能と結びついて、快楽の表情や態度をつくります。

A10神経から分泌されたドーパミンは、その途中で、視床下部、側坐核（ここでやる気と快楽が結びつく）、大脳辺縁系の扁桃体や海馬（快感が記憶される）、前部帯状回皮質や前頭連合野に至ります。前頭連合野にはドーパミンレセプターが多数あり、あらゆる知的快楽を生み出しています。

性欲中枢の働き

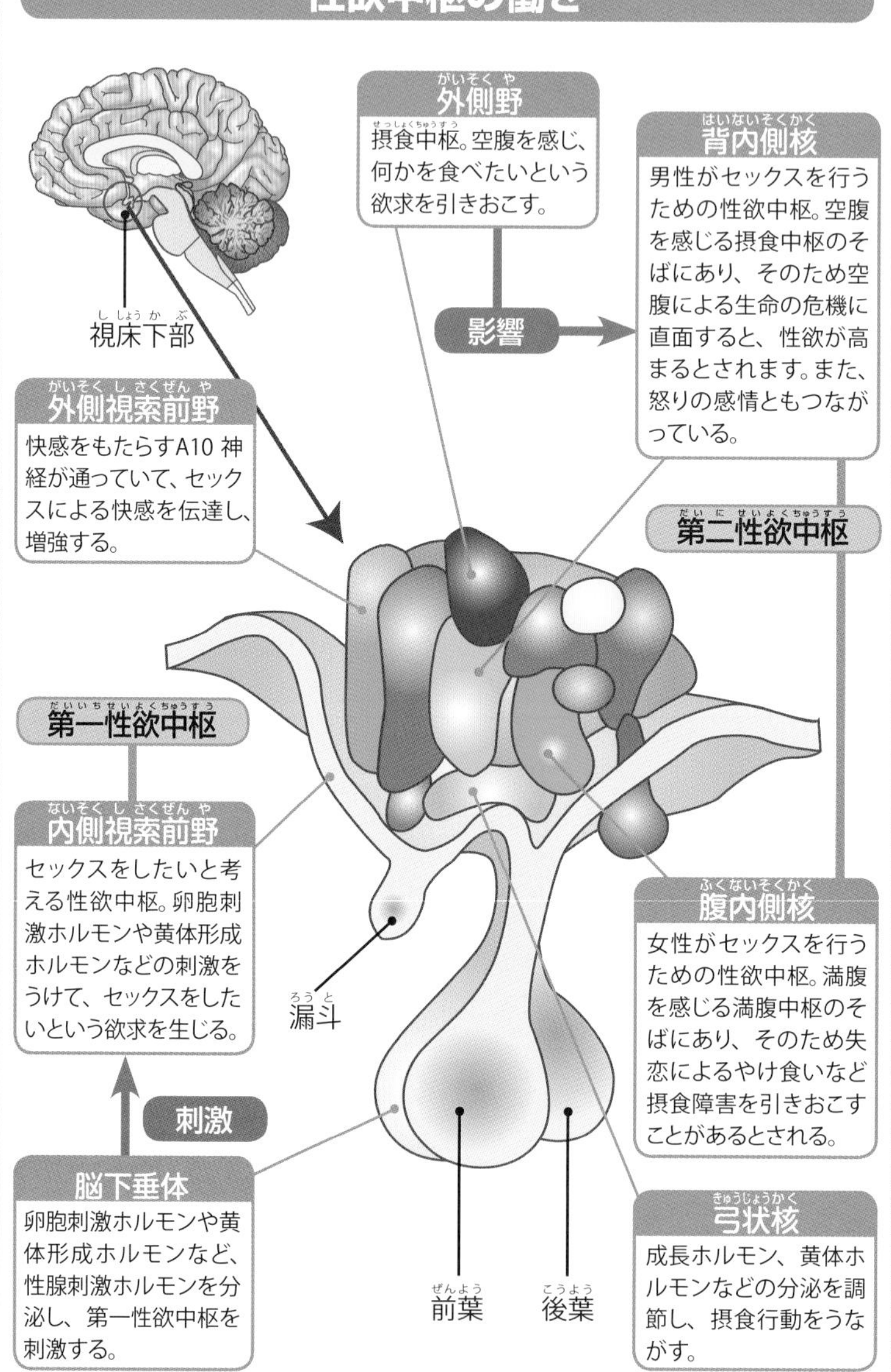

人間の性欲を司っているのが視床下部にある神経核。生殖行為を求めるときに作動するのが男女ともに内側視索前野で、第一性欲中枢とされている。

人間に発情期はない

ヒトには動物のように子育てしやすい季節に妊娠・出産する発情期がなく、一年を通じて恋をする生き物です。これは、前頭連合野の発達によって理性が働き、発情のタイミングそのものをコントロールしているからであり、その結果生殖以外の快楽を伴う行為として楽しむことができるようになりました。

性欲中枢

視床下部にある神経核は、人間の性欲を司っています。生殖行為を求めるときに作動するのが男女ともに内側視索前野で、第一性欲中枢とされています。男性はこの第一性欲中枢が女性に比べて約2倍の大きさがあり、女性よりセックスに対する欲求が強いことがうかがえます。

一方、生殖行為を行うための第二性欲中枢は男女で存在する場所が異なります。男性の場合は空腹を感じる摂食中枢のそばにあり、女性は満腹を感じる満腹中枢と同じ場所にあります。一般的に空腹時に性欲が増したり、満腹時には求めなくなるなど食欲と性欲が影響しあうといわれているのはこのためなのです。また、失恋で食欲がなくなったり、やけ食いに走るのも性欲中枢と食欲中枢の位置に関係しています。

飲酒や自分がおいしいと感じる食事をすると、快感物質のドーパミンが大量に分泌されて気分が高揚します。すると性欲を司る視床下部も刺激され、性欲が活性化します。男性が女性を口説くために食事に誘うという行為は理にかなっているといえるでしょう。

■飲酒をしたりおいしい食事をする
↓
■快感物質のドーパミンが大量に分泌
↓
■気分が高揚
↓
■性欲を司る視床下部も刺激される
↓
■性欲が活性化

浮気をする理由

男性は女性とくらべて浮気をしやすいとされています。2004年にアメリカの大学で行われた研究でハタネズミを対象とした研究で、バソプレッシンというホルモンに、興味深い作用が見つかったのです。

バソプレッシンの働きが活発なネズミでは、オス・メスともに「つがい」として安定しやすかったのに対し、バソプレッシンの働きが不活発だと、次々と相手を替えて交尾をする傾向が強かったのです。

そして、このバソプレッシンの活動が低いオスのハタネズミにバソプレッシンを投与すると、他のメスを拒絶し、特定の相手を「つがい」として長時間過ごすようになりました。

この研究は2008年になって人間にも当てはまるという報告がなされました。

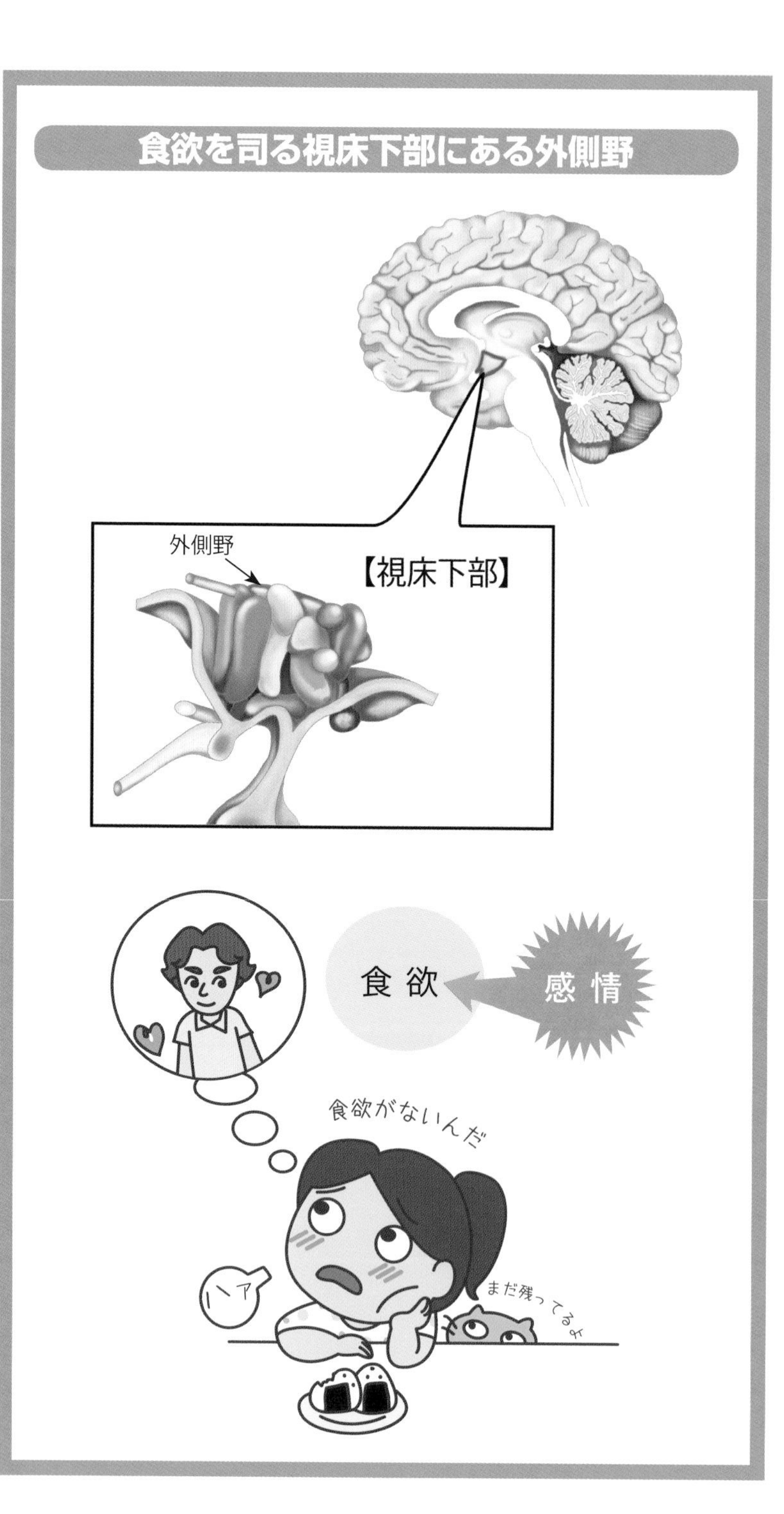

食欲を司る「摂食中枢」（外側野／間脳）は性欲中枢と隣り合わせ

摂食は主に視床下部にある外側野

摂食は、生命に必要な栄養分を摂取する行為で、すべての動物に共通しています。本来はそうした行為にもかかわらず、人間の場合は感情が食欲にまで影響を与えます。昔からよく言われるように、恋わずらいで食欲をなくしたり、何か悩み事や心配事があったときに食欲が減少したりします。逆に何らかの感情が起因して、やけ食いに走ることもあります。

食欲を司っているのは、主に間脳の視床下部にある外側野という場所にあります。

男性の場合、生殖行為を行う第二性欲中枢の近くにあり、女性の場合は第二性欲中枢と満腹を感じる満腹中枢は同じ場所にあります。

摂食調節のしくみ

摂食に関する中枢は、視床下部の腹内側核（満腹中枢又は飽食中枢）と外側野（摂食中枢又は空腹中枢）にあります。

摂食抑制にはホルモンの働きが不可欠です。摂食抑制作用を持つホルモンとしてはレプチンの存在が認められています。

レプチンの生成・分泌には、脂肪細胞が関与しています。脂肪細胞については、従来は単にエネルギーの貯蔵庫として考えられてきましたが、この発見は摂食調節のしくみを考える上で重要な情報を与えてくれる出来事でした。

レプチンがホルモンとして血中に分泌されると、脳、特に視床下部に作用し、摂食中枢を抑制するとともに満腹中枢も刺激して摂食を抑制します。

摂食に関連する脳の領域

人間の摂食行為に関しては、その他にも様々な領域が関係しています。まず食欲（空腹感）の発現には大脳辺縁系の扁桃体（好き嫌いの情動）や前頭前野（意欲の発現）が関係すると言われています。

また、食欲には間脳の視床や大脳新皮質の味覚野、視覚野、聴覚野などが関わります。その他には、摂食の際の咀嚼・嚥下では下位脳幹の運動ニューロンが関係しており、また、胃腸での消化にあたっては、延髄から伸びる迷走神経の働きによって調整が行われています。

食欲（空腹感）の発現には

■大脳辺縁系の扁桃体（好き嫌いの情動）・前頭前野（意欲の発現）

■食欲には間脳の視床や大脳新皮質の味覚野、視覚野、聴覚野

■摂食の際
・咀嚼・嚥下は下位脳幹の運動ニューロン
・摂食の際胃腸での消化
・迷走神経による調整

快感・幸福感・恐怖感・怒りなどのさまざまな感情を生み出す脳内ホルモンを分泌する脳幹

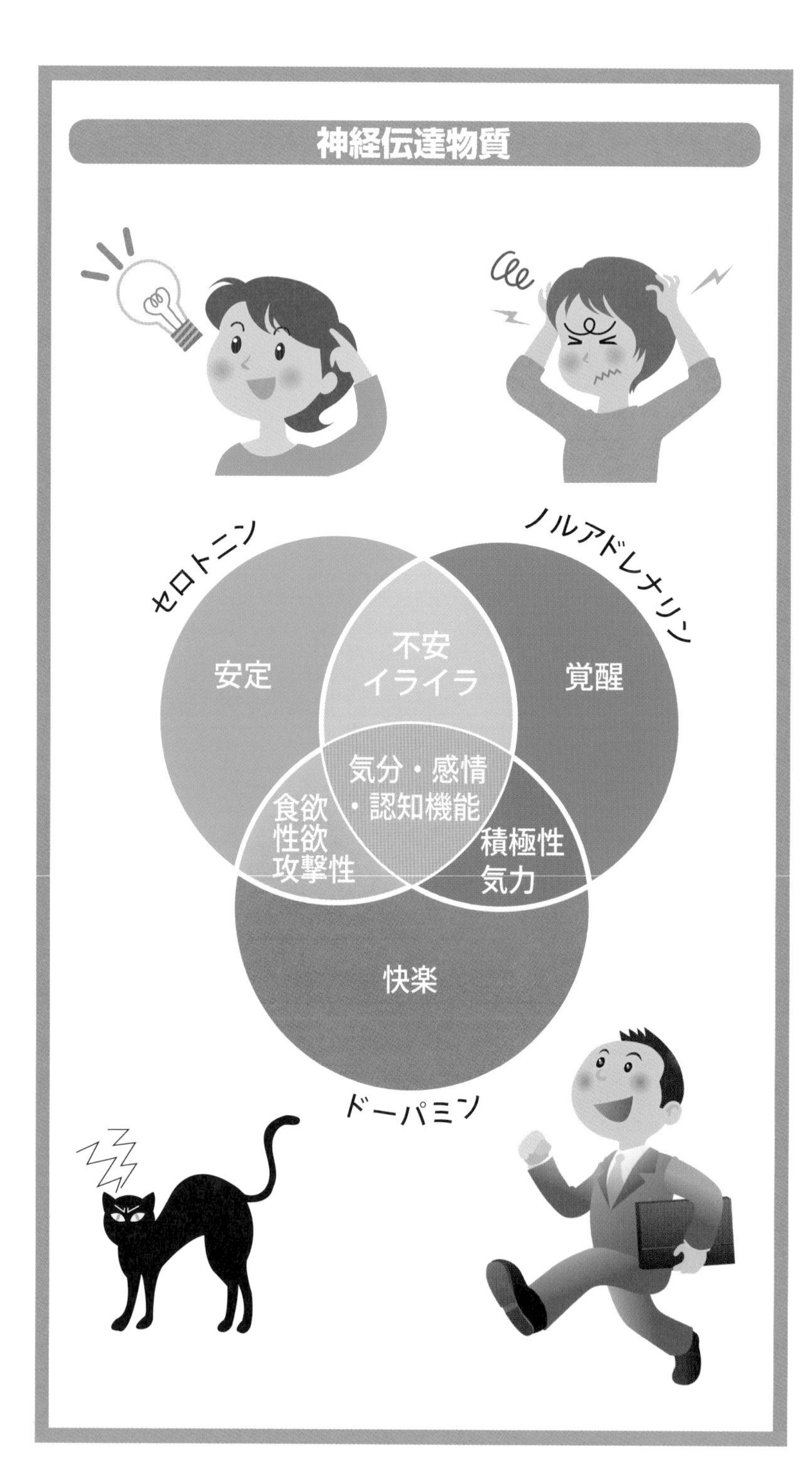

感情に深く係る神経伝達物質

人間も動物にも共通する現象として、とある行動に快感を感じるとそれを繰り返します。一方で不快だと感じた行動は避けるようになります。「快・不快」の情動は、過去に起きた経験からくるものであり、未来の行動に役立てられます。こうした「快・不快」の反応には、脳の回路が関係しています。

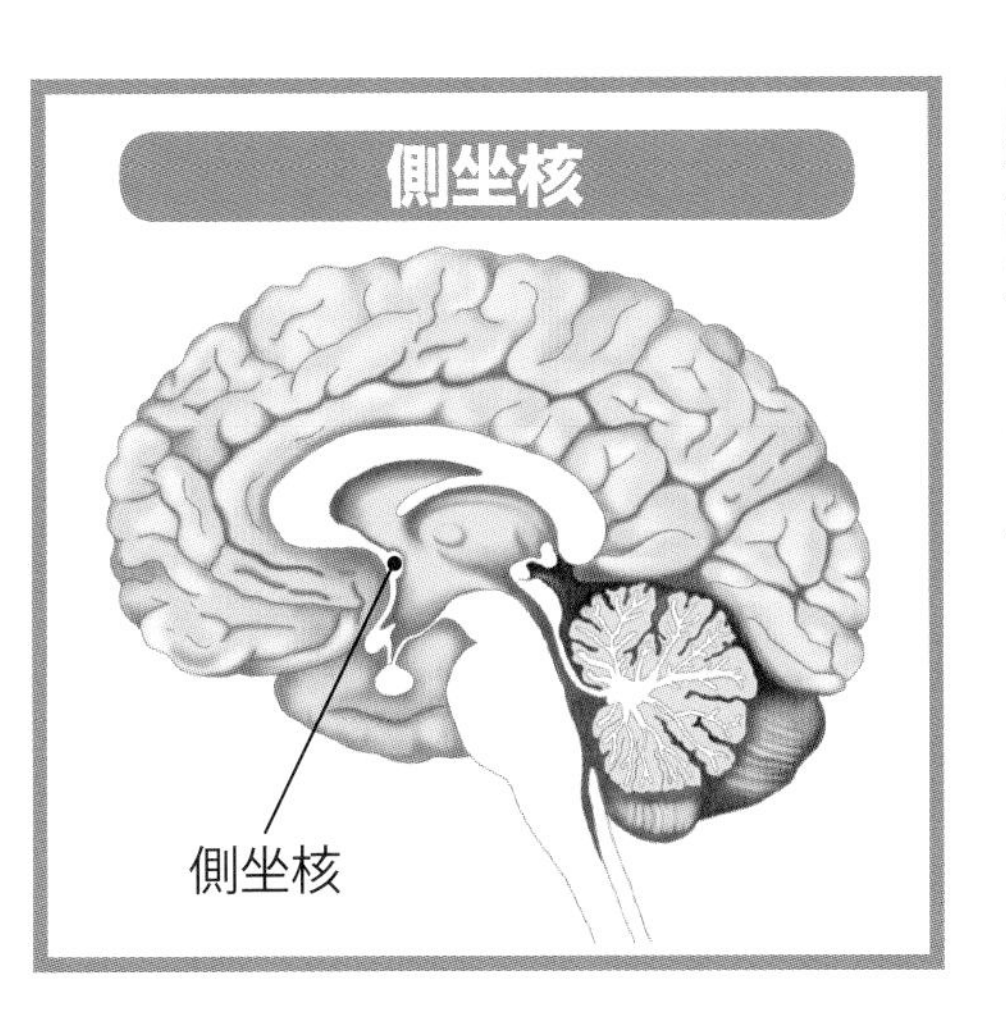

喜びや幸福感などの快情動反応には、側坐核（そくざかく）と呼ばれる大脳基底核の尾状核の腹側部に位置する部分が関与しています。この側坐核はドーパミン放出を促進する部位ですが、シナプス結合を強化し、記憶や学習に関わる作用をもちます。これが情動と結びつき、脳に記憶することで行動は強化されます。

報酬系と呼ばれる自己刺激行動の回路は1953年に発見されました。回路で、中脳の腹側被蓋野（ふくそくひがいや）に電極を刺したラットに、電気刺激を与えるとこれを好んだラットは、みずからレバーを押して自己刺激を行うようになりました。そして、それは寝食や性欲といった本能的な行動を上まって行うようになったのです。

これは、ギャンブルの興奮や薬物依存など活動的な快の情動のメカニズムと同じであり、ドーパミンの作用によるものと考えられています。腹側被蓋野にある神経細胞は側坐核へと軸索が伸び、ドーパミンを放出しています。

不快情動の神経伝達物質

怒りや不満、恐怖など不快情動のあとには、攻撃的な反応が起きます。動物が天敵に遭遇したとき、逆毛をたて体を弓なりにする威嚇行動ののち、攻撃行動にでるのがその例です。

こうした攻撃行動をコントロールしているのがセロトニンという物質です。狭いゲージに4週間閉じ込めたマウスは、隔離された環境でもセロトニンのレベルに変化はありませんが、代謝速度は低下し異常な攻撃性をみせました。

これにより、セロトニンの代謝低下が攻撃的にさせ、セロトニンの活性化が攻撃性を抑制していることがわかったのです。

こうしたセロトニンの分泌による行動の変化は、人間にも当てはまります。

5

相手の気持ちがわかる、共感を司る「運動連合野の一部・ミラーニューロン」(前頭葉)

リゾラッティの実験

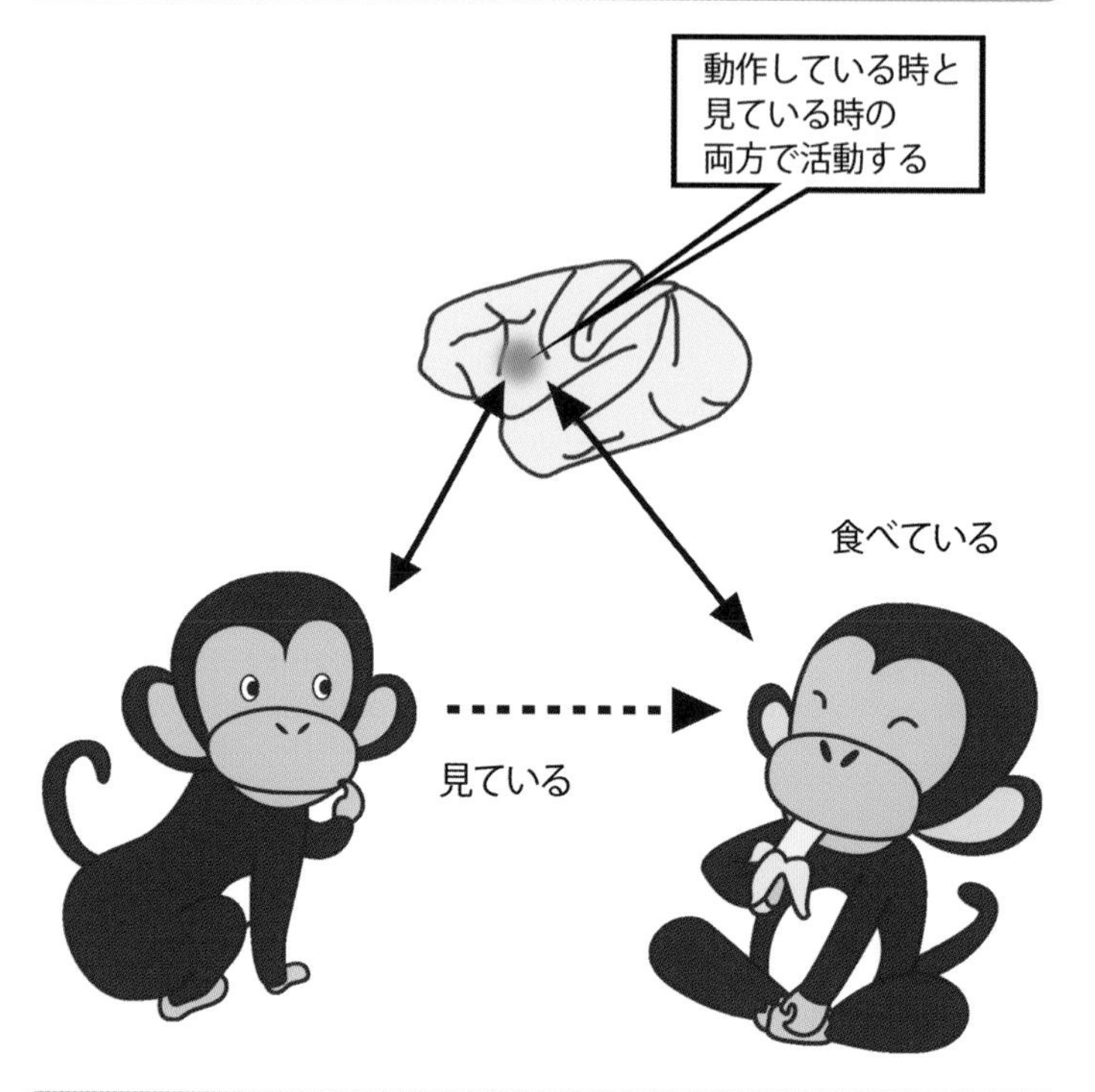

感情の共感

相手が悲しそうにしていると、自分まで悲しい気持ちになる。このような感情移入は、脳内にある脳神経細胞「ミラーニューロン」の影響によるものといわれている。

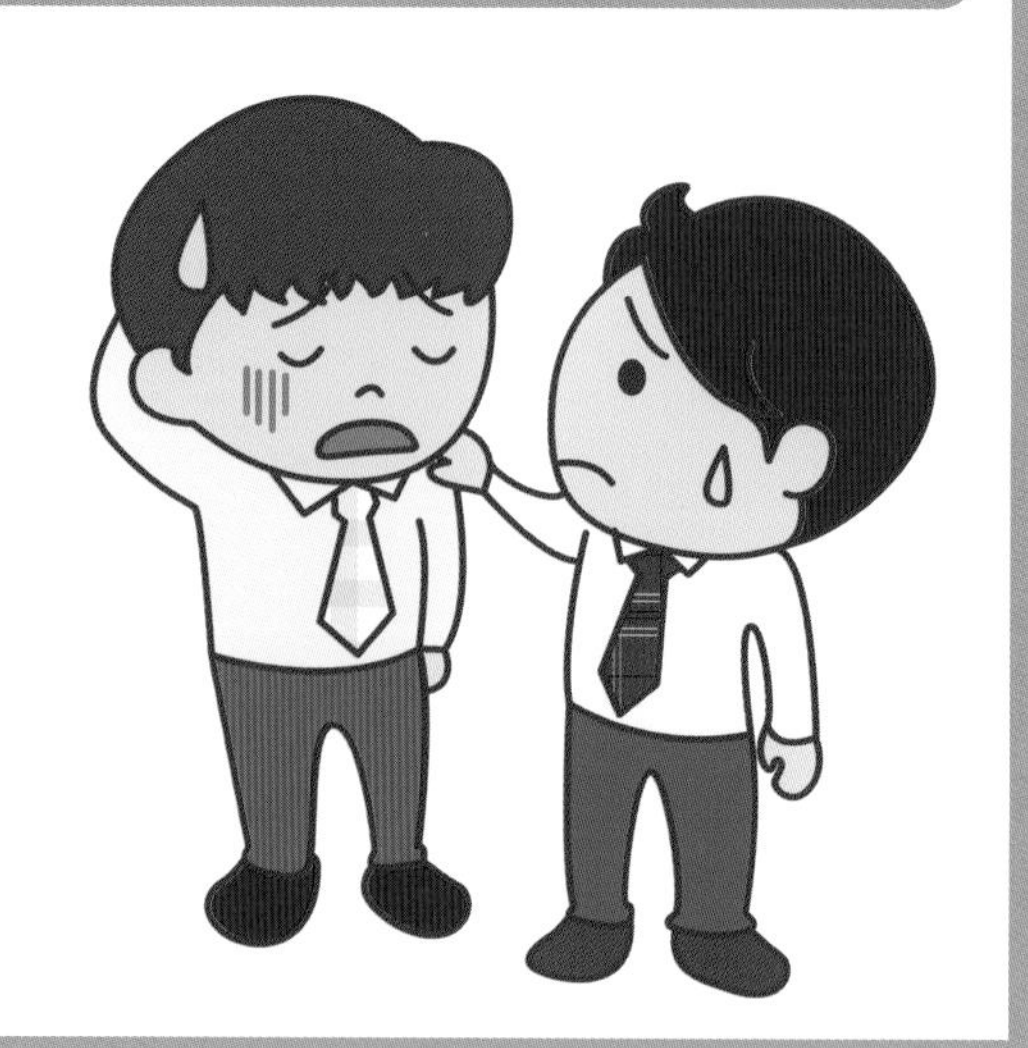

人の心がわかる

「心が通じ合う」「相手の気持ちがわかる」など、人間が共感するという行為には脳内の細胞「ミラーニューロン」が深く関係しているといわれています。

人間の場合、4歳ごろになると相手の言葉や行動から相手の考えを推察することが徐々にできるようになります。こうした社会的認知に関与するのが、イタリアの神経生物学者リゾラッティによって発見されたミラーニューロンと呼ばれる神経細胞の働きです。ミラーニューロンは言語野の近くにある細胞で、サルが相手の動作を無意識に真似する行動から発見されました。

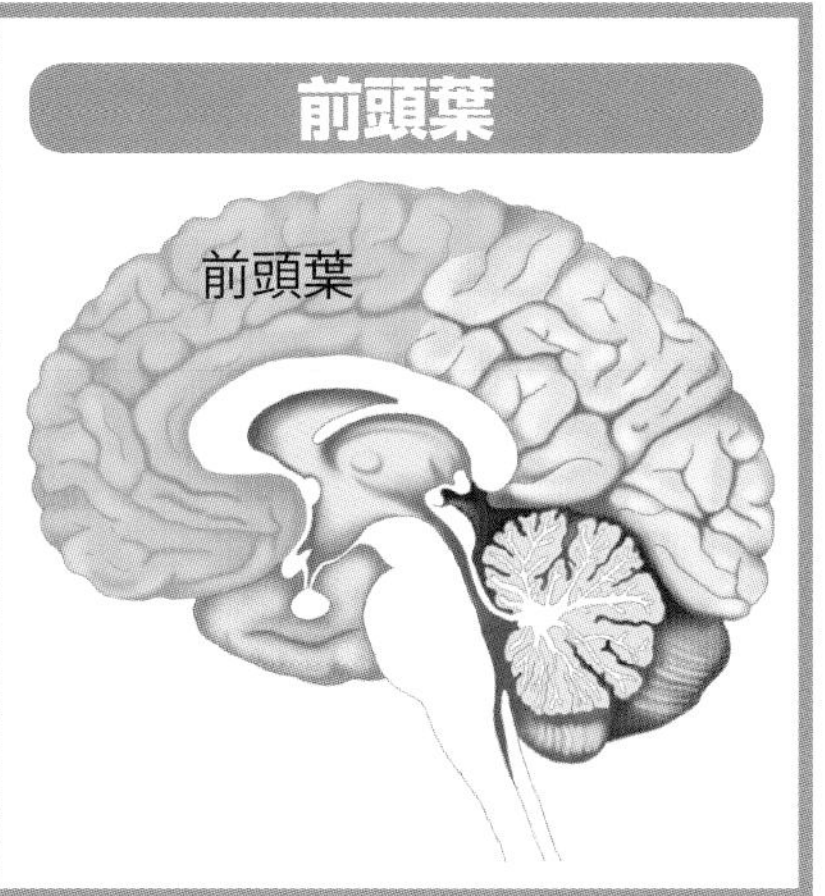

人間の場合、相手の動作や表情などを自分のなかで無意識のうちに脳で行為を繰り返すことによって相手の心を理解したり、汲みとったりするといわれています。一例をあげると会話の相手に同情するときには、同じように悲しい表情をしたり、モデルが不快な表情をした写真をみると嫌な気分になるといったことがあげられます。

リゾラッティの実験

サルにエサをつかむ動作をさせて、脳のどの部分が活発化するか確認する実験を行っていたところ、活発化したのは運動機能を司る運動連合野の一部でした。

そして、実験の合間に研究員がおやつにアイスクリームを食べようとしたところ、被験者であるサルが同じ動作をしなくても同じ運動連合野が活発化しました。この実験がもとで、ミラーニューロンは、他人への共感性の基礎だとする説が広く知られるようになりました。

ミラーニューロンと運動連合野

ミラーニューロンがある腹側運動前野は、手足の動きの出力に関係していて対象をつかんだり、他者の手の動作や口の動きの様子を観察しているときにもニューロンは反応します。そして自分で同じ動作をするときに活動をするのです。このときミラーニューロンは他者の動作を、脳内でシミュレートしています。これは上手なお手本を見て、脳が活性化し、運動スキルなどの上達速度があがることにも応用が期待できます。ミラーニューロンの働きは、今も完全には解明できておらず、心の理論、言語、共感などに対する関与に、不明な点も多いのです。

笑いや怒りなどの表情をつくりだすのは「大脳辺縁系」の働き

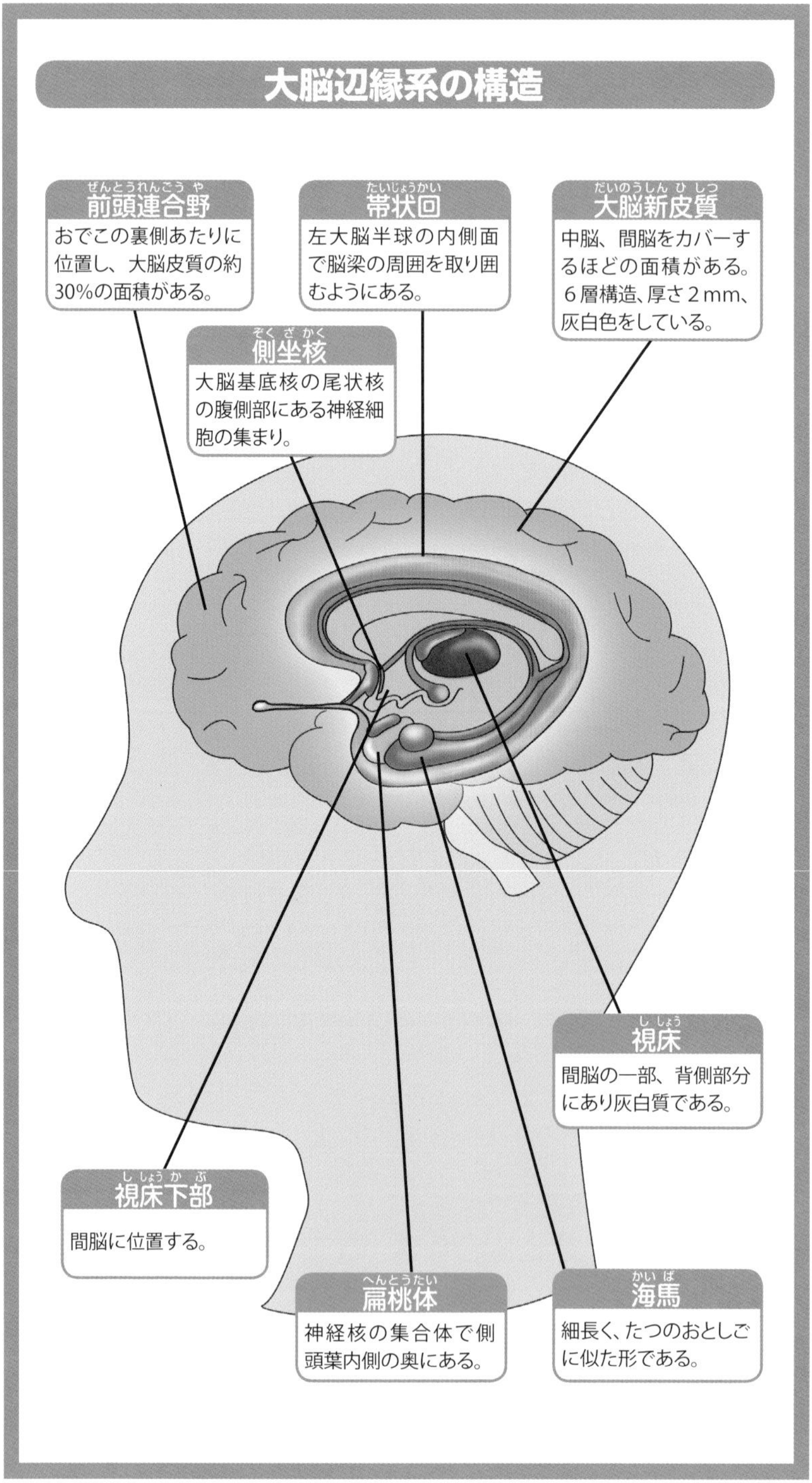

大脳辺縁系の構造

前頭連合野
おでこの裏側あたりに位置し、大脳皮質の約30%の面積がある。

帯状回
左大脳半球の内側面で脳梁の周囲を取り囲むようにある。

大脳新皮質
中脳、間脳をカバーするほどの面積がある。６層構造、厚さ２mm、灰白色をしている。

側坐核
大脳基底核の尾状核の腹側部にある神経細胞の集まり。

視床
間脳の一部、背側部分にあり灰白質である。

視床下部
間脳に位置する。

扁桃体
神経核の集合体で側頭葉内側の奥にある。

海馬
細長く、たつのおとしごに似た形である。

大脳辺縁系（古い脳）

人間の高度な精神活動は、大脳新皮質の内側にある大脳辺縁系が支えています。本能的な活動や、恐怖など原始的な情動を司り、帯状回（たいじょうかい）、脳弓（のうきゅう）、扁桃体、海馬、大脳基底核などで構成され、互いに連携しています。

ちなみに、帯状回とは、帯状溝の下で脳梁の上に前後に伸びている脳回のことで、情動や記憶、血圧の調節など自律系の機能に関わる部位です。

また、脳弓とは、海馬の尾側から弧を描いて視床下部に向かう線維束のことをいいます。大脳辺縁系は、大脳皮質のなかでも発生が古く、「古い脳」と呼ばれることがあります。

海馬は爬虫類、側坐核は旧哺乳類の脳から進化の過程で、いまも存続していて、生存に不可欠な機能をもっているからと考えられています。

大脳基底核の働き

大脳の奥には大脳皮質、視床、脳幹を結ぶ神経細胞の集まりがあり、これらを大脳基底核と総称しています。この大脳基底核は運動との関わりが強い器官で、運動の開始や停止、表情の動きなどをコントロールしているといわれています。

笑ったり、怒ったりという顔の表情は、表情筋がつくりだしますが、これに関与するのが、この大脳基底核です。この大脳基底核の尾状核の腹側部にある側坐核から表情筋の運動を司る顔面神経核に強い信号を送ると、喜怒哀楽の感情が強く表現されます。

ちなみに、顔面神経は、表情筋に分布する、顔面の表情筋を支配している運動神経線維のことで、表情をつくる上では欠かせない存在です。この神経線維の中には、涙腺、顎下腺、舌下腺に関わる副交感神経や、味覚を伝える味覚線維なども含まれています。

側坐核は、依存症にも深く係る部分で、興奮しやすい性質があります。よくお酒を飲むと笑い上戸になったり、おかしくないことでも笑い転げたりする行為は、この側坐核の興奮が強まっているか、大脳皮質から側坐核へのコントロールが弱くなっているときに起こります。大脳皮質から筋肉へと送られる運動伝達経路の中継部位になっていて、おおよそ10歳で完成されるといわれています。

表情筋と脳の関係

表情筋は、脳が発達すればするほど複雑な表情ができるようになりますが、脳の発達が不十分な場合、表情が乏しく大人になってもその状態が続きます。

また、成長過程で問題がなかったとしても大人になったときの生活環境によって、人とのコミュニケーションが不足していると、自然と表情が乏しく、脳が活性化されなくなってしまいます。

表情・態度に関係する尾状核

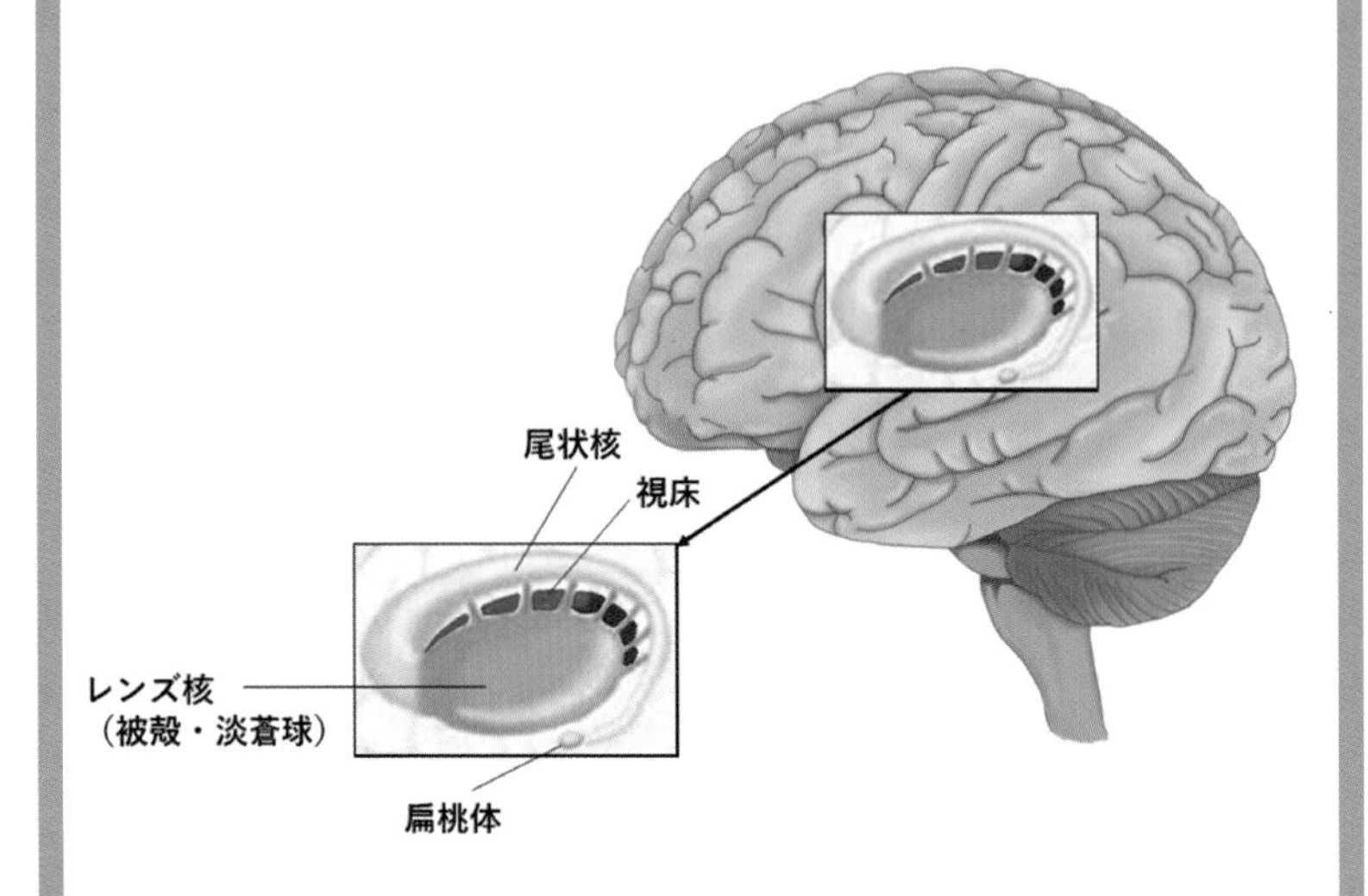

A10 神経群

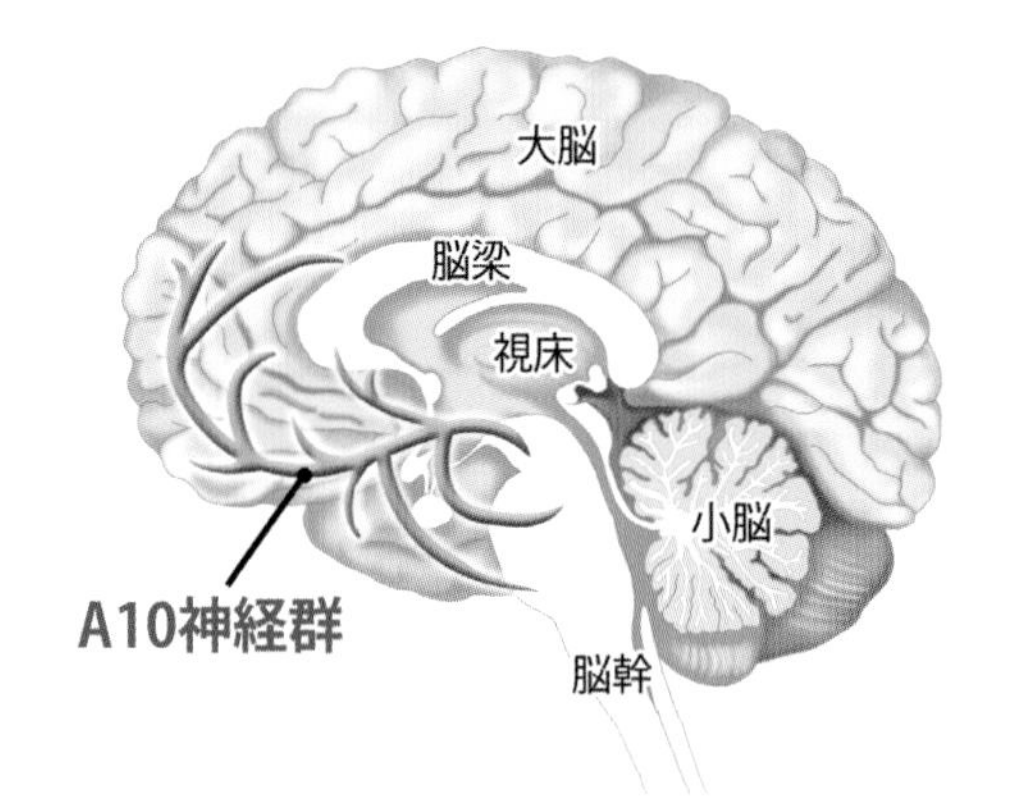

A10神経群は、ポジティブ思考になれる、
気力を引き出してくれる。

尾状核とは

尾状核（びじょうかく）は、大脳基底核のひとつです。他の基底核である被殻や淡蒼球の内側上方にあります。

被殻と尾状核は2つを合わせて線条体と呼ばれています。これは胎児期にはもともと1つの構造物だったものが、進化の過程によって2つに分断されたと考えられているからです。淡蒼球と被殻とを合わせてレンズ核と呼びますが、この部位を損傷すると歩行に支障をきたします。

これまで、尾状核を含む大脳基底核は自発運動のコントロールに関わっていると考えられていましたが、最近の研究では、尾状核が脳の学習や記憶、フィードバック処理にも大きく関係していると判明しました。

左の尾状核は、複数の言語間で単語を理解するときに、視床と関係して活性化するため言語の理解にも働いていると考えられています。

これは、2006年に京都大学とロンドン大学の共同研究チームによって発表された結果で、2種類の言語で生活するバイリンガルに、それぞれの言語で質問を投げかけfMRIで脳の活動状況を調べたところ、左の尾状核が活性化していることを確認し、言語を使い分けるスイッチの役目を果たしていると推測されるようになったのです。

A10神経群

A10神経群は感情をつくる中枢で、大脳辺縁系を中心とし、無意識の世界と情動の世界を司っているので、ここが壊れてしまうと気持ちを生むことができなくなります。好みを司る尾状核や意欲、自律神経を司る視床下部などがA10神経群を構成しています。このA10神経群で生まれるのが、楽しい、面白いなどの感情です。

A10神経群は脳の疲労を取り除く中枢ともつながっており、楽しい生活を送ると脳に疲労が蓄積しないのに対し、つまらない、たいくつな生活を送ると脳が疲れていくのです。

好みの選択

尾状核はAとBのどちらを選ぶべきか？といった、好みの選択時にも作用していることは知られています。この選択に際し、脳の活動と行動に隔たりが起きる心変わりのメカニズムを、2013年に玉川大学が解明しました。実験では、被験者に2枚1組の顔をみせてどちらが好みかを質問しました。その後、もう一度顔をみせ、同じ質問をします。このとき、1回めの選択時に尾状核の活動が強い方の顔を選ぶと心変わりが起きないものの、1回めに活動が低い方の顔を選ぶと、2回めの選択で心変わりが起きる確率が高いということがわかりました。

能力テストの方法（ロンドン塔課題）

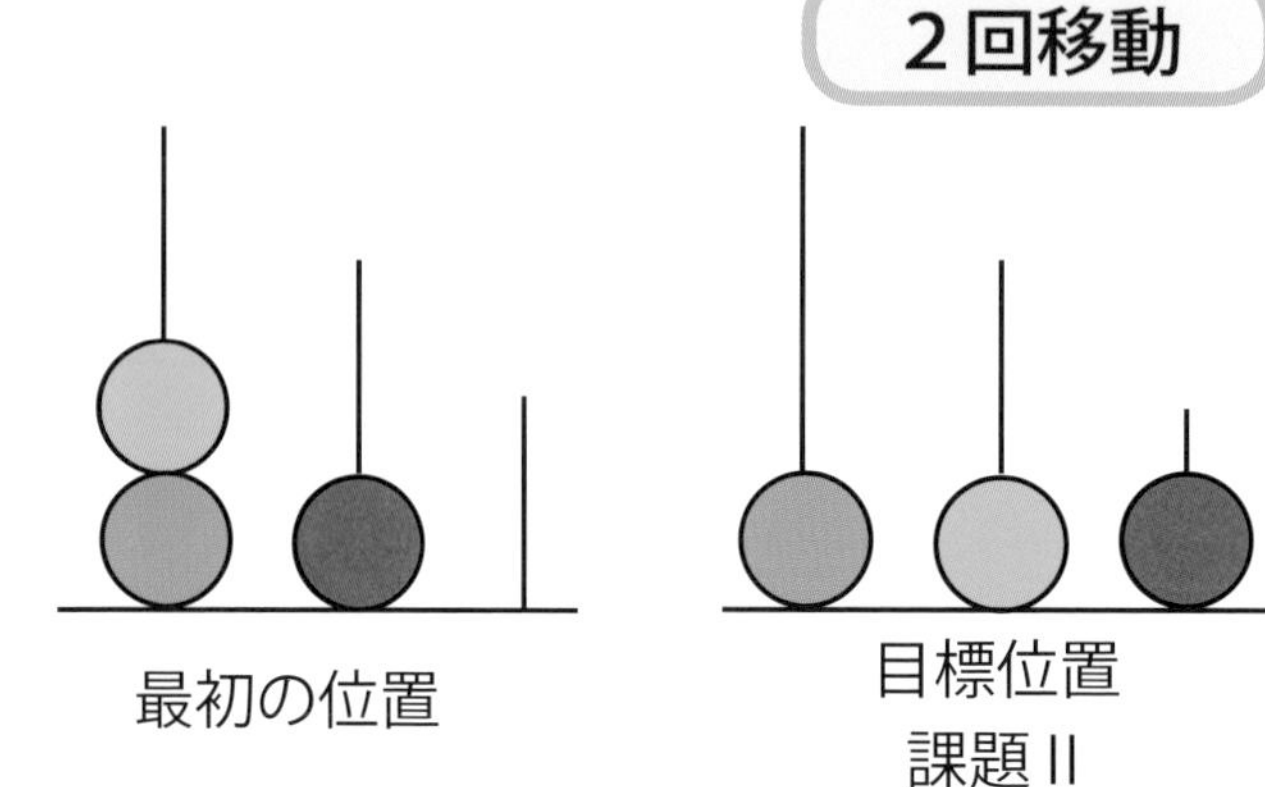

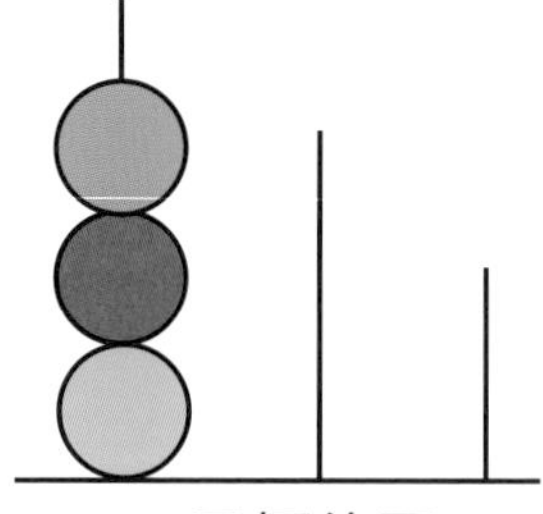

ロンドン塔課題では前頭葉の障害を負っている人は、
正答率がよくないことがわかっている。
段取りをうまく進められないという傾向がある。

出典：Shallis, T. Philosophical Transactions of the Royal Society of London. B, 298, 199-209.1982より改変。

活性化する脳

大脳の前頭連合野は人間らしさを司る部位であり、経験や現状を通して次の行動を決める「目標の設定」機能や、暗算や会話などのための一時的な情報を記憶として保存する「ワーキングメモリ」機能、よりよい選択をしたり目標に対して達成のための行動を検討する「判断・計画」機能などを担っています。

人間では3歳頃からの体験や学習によって鍛えられますが、大人になっても鍛錬を怠ると衰えていきます。前頭連合野が衰えると、集中力の低下や、判断力の低下、自制心の低下、怒りっぽくなったり注意力が散漫になったりします。こうした衰えは、声を出して本を読んだり、人とのコミュニケーションなどによって刺激を与え、鍛えることができます。

ロンドン塔課題でわかったこと

計画の立案から、それに基づいた一連の反応をする能力を調べる「ロンドン塔課題」というテストがあります。赤、青、緑のビーズ玉をひとつずつ動かして、最小の移動回数でロンドン塔の正しい色の順序にかえるという内容です。

このテストでは前頭葉を損傷した患者は、解答するまでの時間だけでなく、正答率においても大きな障害を示します。実生活では食事を作るにあたり、買い物から炊事までの段取りがうまくいかなかったりする傾向がみられます。

脳の活性部位

意思の決定や判断をするとき、脳は後頭葉の上側頭溝（じょうそくとうこう）付近にあり、判断のための情報処理を行うMT野（第五次視覚野）やMST野（後頭・頭頂連合野の一部）が活性化しています。

非常に強い道徳的なジレンマをともなうシーンでfMRI（機能的磁気共鳴断層撮影装置）を行うと、前頭連合野のなかで内側部前部、前帯状皮質、角回が活性化していることがわかりました。つまり、これらの部位は道徳的な葛藤に関与をしていることになります。

前頭連合野の領域間の機能の違い

前頭連合野は、状況の変化に合わせて柔軟に行動を変えるなどの高次な行動において、重要な役割を果たすと考えられてきました。しかし、近年の研究により前頭連合野の中でも部位により機能の違いがあることが解明されてきました。例えば、何かの課題に対して、外側部は状況に最も適合した行動規則を作業記憶（ワーキングメモリ）に保持し、腹側部では報酬経験に基づいてその課題解決への意義を見出し、内側部は、その作業記憶を、その後の解決行動のために能動的に参照するなど、課題解決への遂行を助けていることがわかってきました。

心身の強いストレスは「視床下部」や「脳下垂体」（間脳）に悪影響を与える

ストレスが肩こりを引き起こす

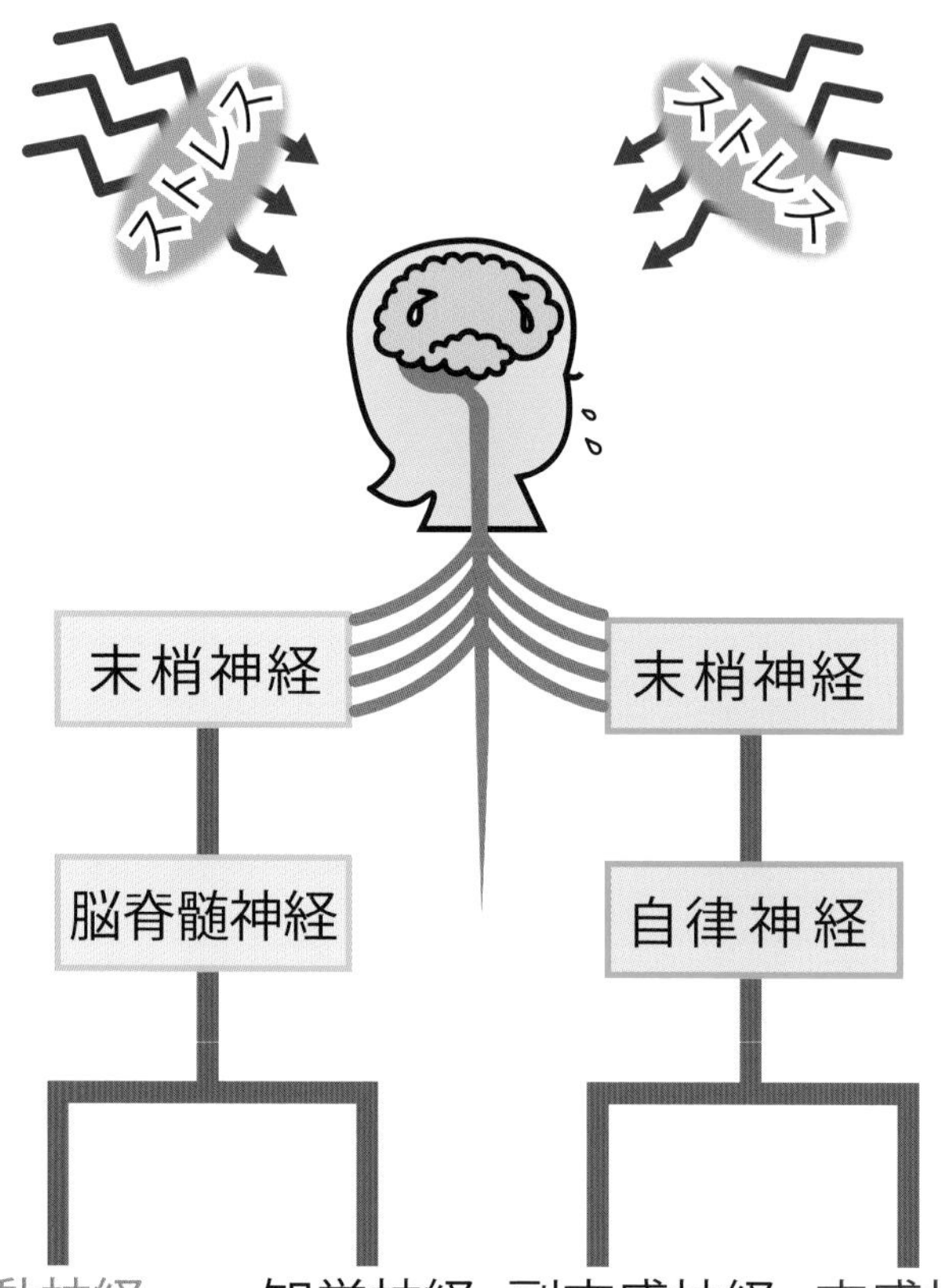

脳脊髄神経ルート

脳の心理的ダメージが神経線維を伝わって肩の周辺や首の筋肉を緊張させ血行障害になる。

自律神経ルート

心理的ダメージを大きく受けたとき血の流れを制御している交感神経が反応して、肩の周辺や首などが血行障害になる。

ストレスと脳

ストレスには、病気やケガによって起きる身体的なストレスと、人間関係によるトラブルや疲労、睡眠不足などによって起きる精神的ストレスの2通りがあります。ストレスは休息や気分転換で解消しますが、強いストレスに長期間さらされると、抑圧された感情が脳の視床下部や脳下垂体の働きをそこない、神経系にダメージを与えるほか、脳下垂体からストレスホルモンが分泌され、自律神経失調症などさまざまな病気を引き起こします。

ストレスのメカニズム

人間がストレスにさらされたとき、脳内では視床下部にある室傍核(しつぼうかく)が大きな役割を担います。室傍核は、視床下部の第三脳室に面した神経核で、脳下垂体の後葉から出されるホルモンの分泌に深くかかわっています。

ストレスはその種類によって伝わり方は2通りあります。

体に大きな負担がかかるなどの身体的ストレスでは、大脳皮質を経由せずに、末梢からの情報が直接、視床下部室傍核に伝達されます。一方の、精神的ストレスは、大脳皮質や大脳辺縁系の扁桃体が興奮し、視床下部の室傍核に伝達されます。室傍核では、神経細胞から副腎皮質刺激ホルモン放出ホルモン(CRH)が分泌され、脳下垂体、副腎系へと伝達されます。脳下垂体や副腎はストレスに対応する体内調整のためのホルモンを分泌します。また同時に自律神経(交感神経)にも刺激を与えてストレス回避の準備をはじめます。

このようにホルモン、自律神経の両方の作用によって、心臓や筋肉などにさまざまなストレス反応がでてくるのです。

ストレスに長期にわたってさらされると、心身にはあらゆる影響がでてきます。心拍数や血圧など体内環境を保とうとする働きにひずみが生じてきます。

そして、ストレスが慢性化すると抵抗力がさがり、組織が損傷をうけやすくなって、CRHの過剰分泌で成長ホルモンが不足したり、生殖器の機能が低下したりします。

自律神経とストレス

食欲不振など、自律神経系を介したストレス反応は比較的、自覚症状がありま す。これは、ストレス要因への対応や回避のため、筋肉への血流が増加されて、胃や腸への血流が減ることで起きます。

その他、自然災害や犯罪など、危険な出来事を体験し、強いストレスから引き起こされるPTSD(心的外傷後ストレス障害)があります。体験時の状況が突然思い起こされる再体験症状や、イライラ、不眠などの過覚醒症状、ふたたび体験した場所へ近づきたくなくなる回避症状があります。PTSDは体験時から1ヶ月が経過しても改善しない場合に診断されます。

2 脳と記憶のしくみ

～ものを覚えたり、忘れたり、思い出したりするのはなぜ？～

1 もの事を覚え、一時的に記憶を保存する「海馬」（大脳辺縁系）

海馬のしくみ

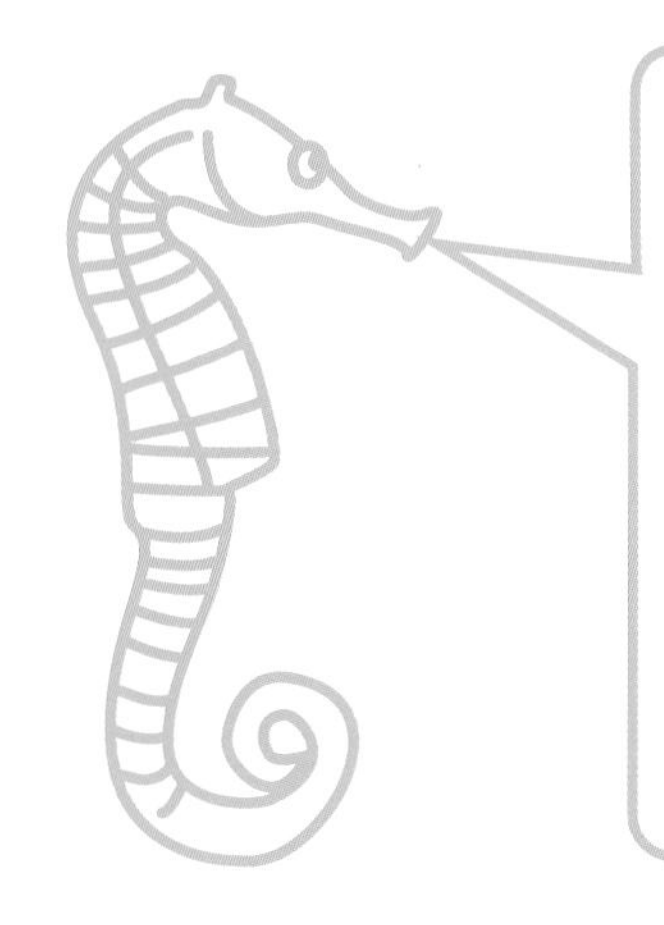

海馬はタツノオトシゴのような形をしており、脳の中心あたり左右両側に二つ並んでいる。記憶の司令塔といわれており、一時的にメモリー的な役割をし、必要に応じてそのデータを大脳皮質に送り長期保存をしてくれる。
脳細胞は毎日多くの数が死んでいるが、海馬だけは細胞分裂を繰り返しており増えていることがわかっている。

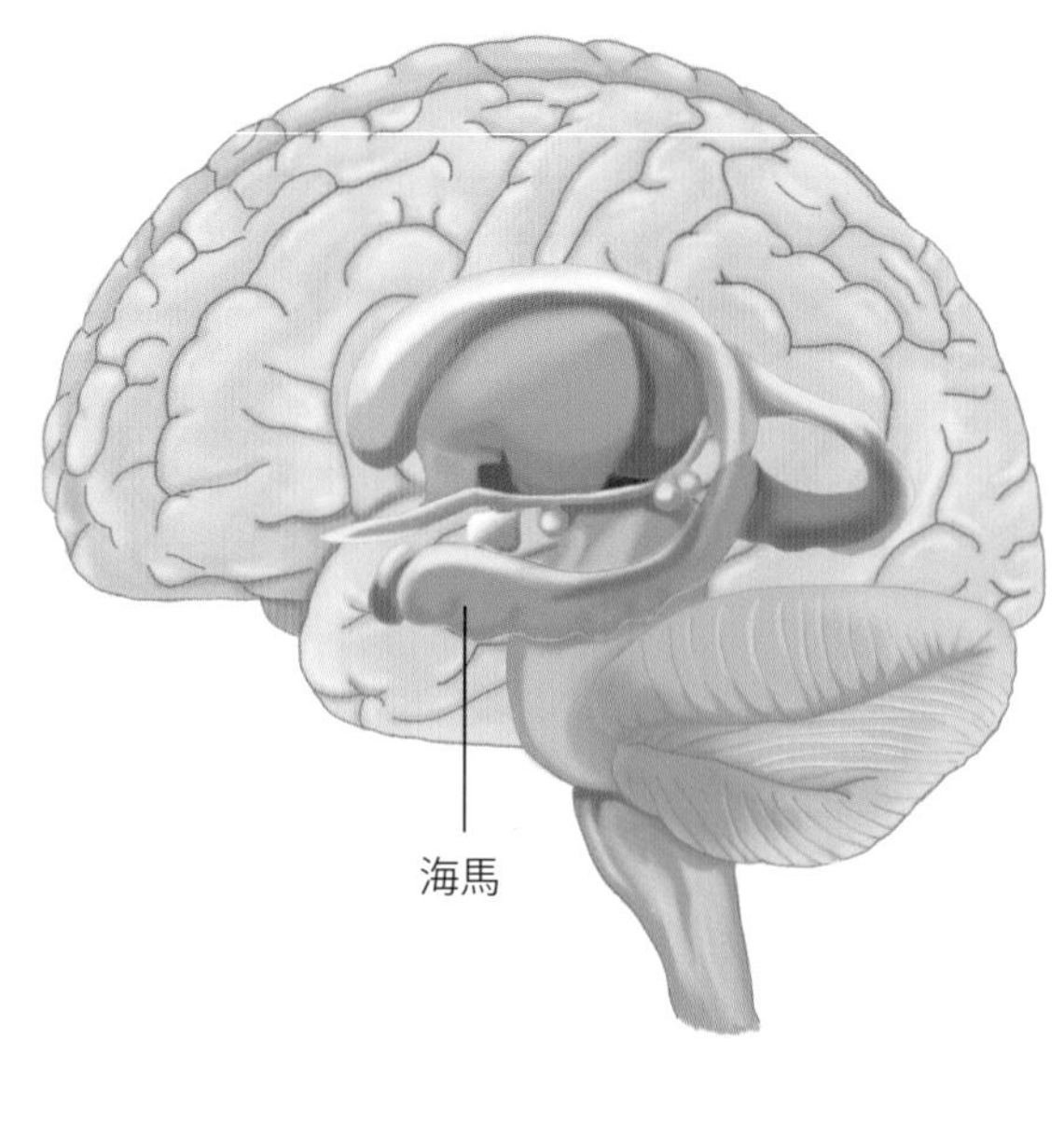

記憶するしくみ

私達は、日々学習や体験する事を脳の中に記憶として留めています。

自分の名前や友人や家族との思い出、学業など、記憶は生活する上で欠かせないものといえます。そんな記憶とは、どこでつくられ集積していくのでしょうか。

記憶の材料となる視覚、嗅覚などの外部からの刺激情報は感覚器を通じて大脳へ情報が送られます。送られた情報は大脳皮質の感覚野へそれぞれ振り分けられて処理されると、脳の中心近く、大脳皮質の内側に保護されるように位置している大脳辺縁系の海馬へと集積されます。そして時間や場所、視覚などの情報が海馬でひとつにまとめられます。ここで情報を整理統合し、ひとつのエピソードとして一定期間、保存されるのです。

その後は、歯状回→CA3野→CA1野→海馬支脚という経路をたどり、再び側頭葉などの大脳皮質に戻り、記憶として定着します。

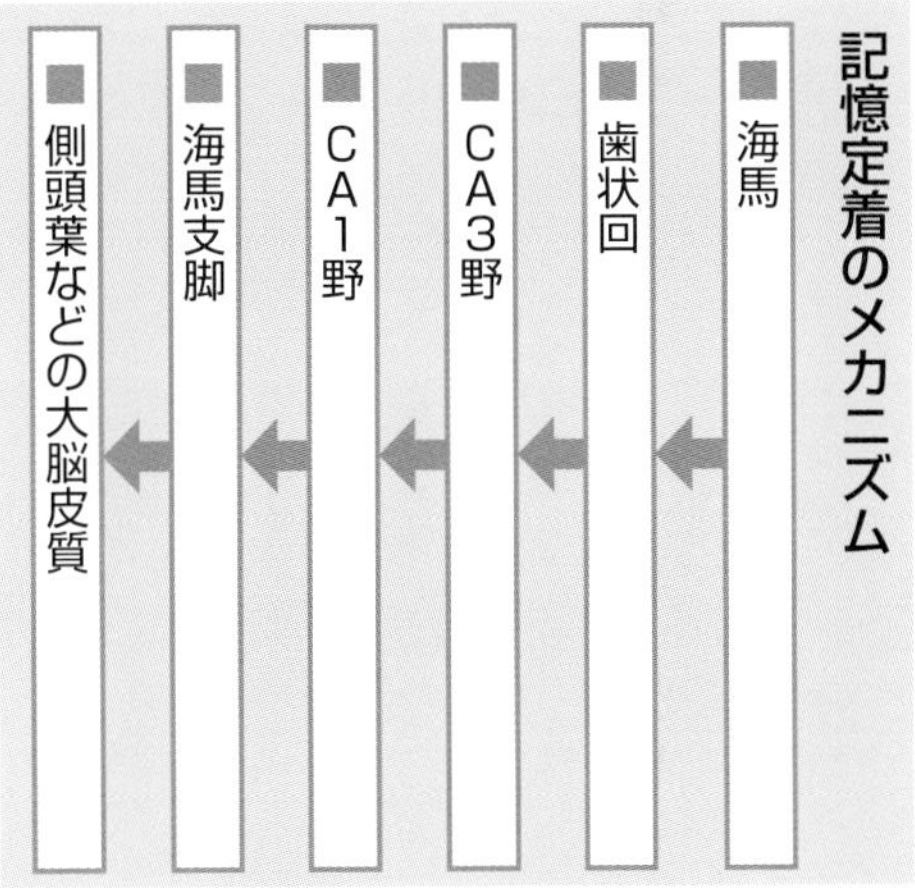

記憶定着のメカニズム

■海馬
↓
■歯状回
↓
■CA3野
↓
■CA1野
↓
■海馬支脚
↓
■側頭葉などの大脳皮質

海馬の情報選択機能

海馬は情報が伝達された後で、長期にわたって記憶として残しておくものか、一定期間をすぎたあとは消去してよいものかを選別しています。

そのことを証明する出来事として、傷病によって海馬を損傷すると、損傷以前の記憶は残されているものの、直前に起きた事柄など、最近の記憶が作れなくなるほか、新しく物事を覚える能力も低下することがあげられます。海馬はこうしたことから、集積した記憶のうち、保存しておくべき記憶を選択する働きがあるとされています。

記憶が深く刻まれた状態とは

先に述べたように、海馬で整理された記憶が大脳皮質に送られて記憶が保存されるというしくみは、すでに解明されています。しかし、どのようにして保存されるのかという詳細については、いまだ研究が進められている最中です。

一説によると、海馬から送られる記憶情報は、大脳皮質の神経細胞を電気信号で刺激し、刺激の度合いによってシナプスの伝達効率の上下や数、面積に変化があるため、シナプスの状態が電気信号を通しやすいように変化をして維持していることがわかっています。これが、記憶が深く刻まれた状態とされています。

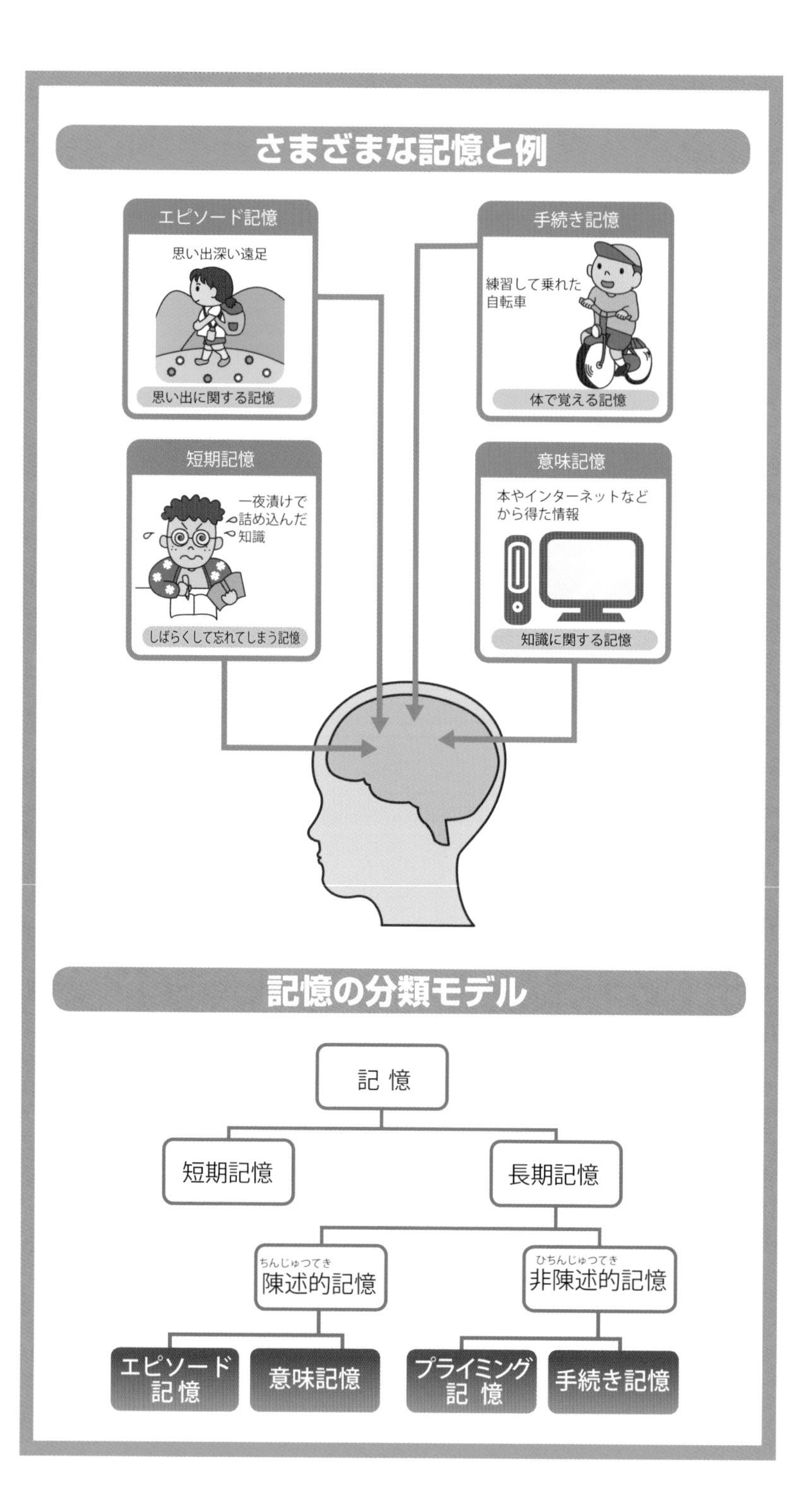

2
記憶の種類と脳への蓄積

海馬と扁桃体

1950年代、アメリカでてんかん患者へ手術を行う際に海馬を除去したところ、新しく物事を記憶することができなくなり、昔のことも思い出せなくなるといった症状がでました。

しかし、知能や人格には変化がなかったことから障害は記憶にだけ起き、海馬が記憶を司る器官であることがわかったのです。

感覚器を通じて海馬に集積した情報は、長くて1～数か月間保管されると推定され、必要に応じて大脳皮質に送られます。脳をコンピュータに例えた場合、一時的に保存するメモリが海馬、半永久的な保存をするハードディスクが大脳皮質といえるでしょう。

しかしすべての記憶が均一に覚えられるものではなく、扁桃体が海馬を刺激するために、今朝食べた食事の内容よりも、数年前に恋人と食べたレストランでの1回きりの食事の内容のほうが鮮明に蘇ることがあります。これは、扁桃体がひときわ印象的な記憶として海馬を刺激したため、記憶が強化されたのです。ちなみに扁桃体は、海馬からの記憶情報を統合して、情動として発現する部位と考えられます。

思い出以外の記憶

子供のころの遠足や旅行、友達との放課後のおしゃべりなど、懐かしい記憶はエピソード記憶と呼ばれます。

こうした記憶には、さまざまな種類があります。神奈川県の県庁所在地は横浜市という知識を覚えることは意味記憶といい、補助輪を外して二輪車に乗る練習をするような体で覚える記憶を手続き記憶とよびます。このほかにもテレビの通販番組のテロップに表示される電話番号や商品番号をメモする行為にも一時的な記憶の作業があり、これをワーキングメモリ（作業記憶）といいます。

長期記憶と短期記憶

さまざまな種類の記憶は、長期記憶と短期記憶の2つにわけられます。長期記憶とは、言葉で言い表すことができる陳述的記憶と、言い表せない非陳述的記憶があります。

陳述的記憶は印象深い出来事や毎日の生活の記憶であるエピソード記憶と、知識に関する記憶である意味記憶に分類されます。

非陳述的記憶は、練習して身に付ける手続き記憶や、以前の経験を意識せずに覚えているプライミング記憶があります。

陳述的記憶と非陳述的記憶は、記憶を固定する脳の領域が異なり、陳述的記憶にかかわるのは海馬と側頭葉内側部です。この部分が損傷しても、非陳述的記憶に影響はありません。

一方の非陳述的記憶にかかわるのは、大脳の内側にある神経核で運動の学習に関与する大脳基底核、小脳です。

ワーキングメモリのしくみ

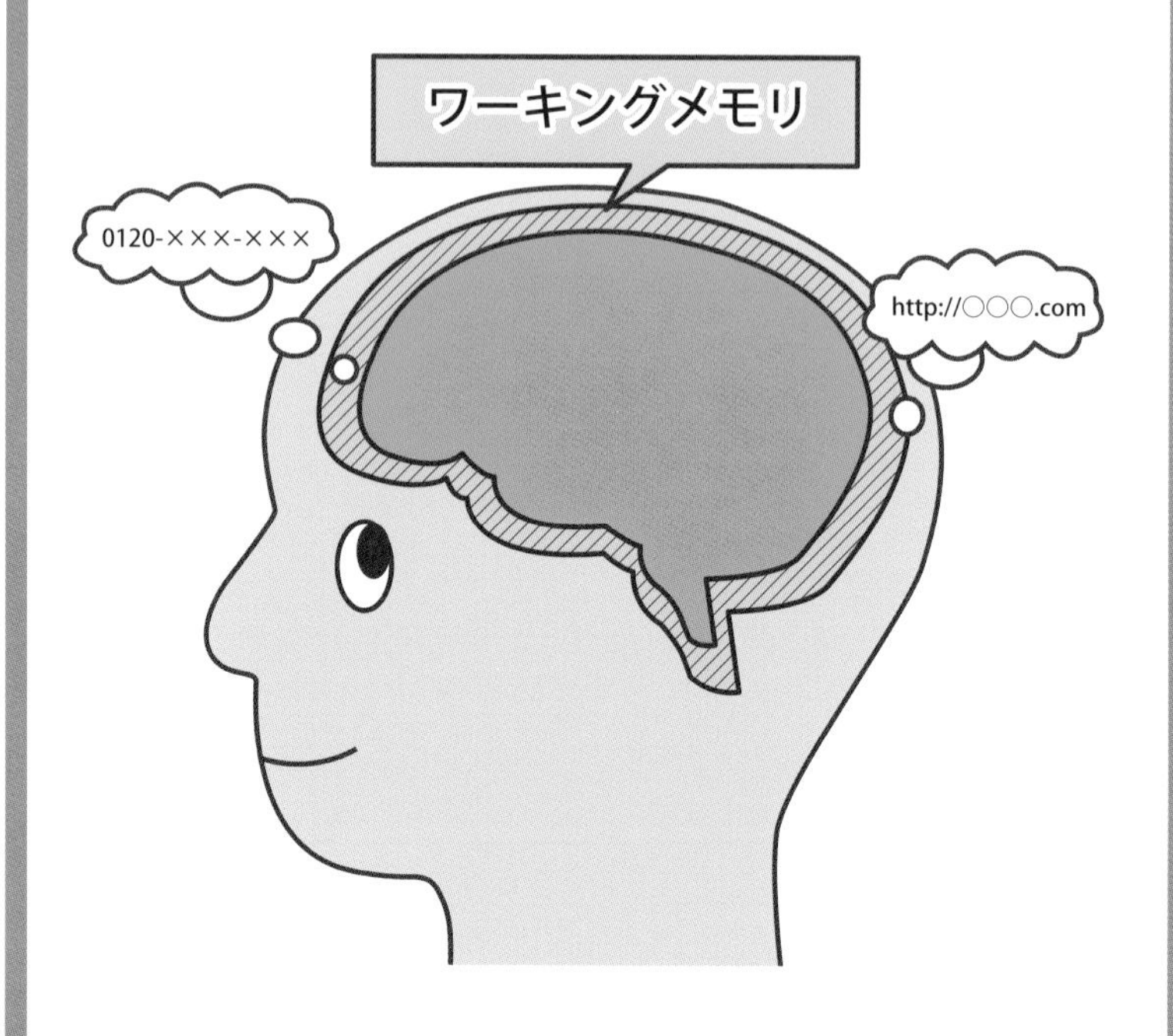

ワーキングメモリ（短期記憶）

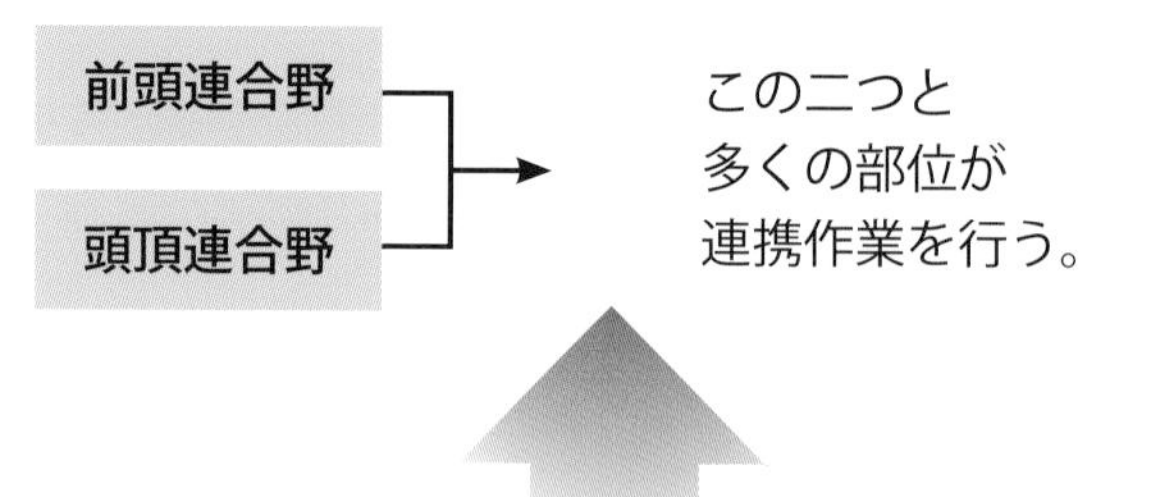

作業過程では、神経伝達物質（脳内ホルモン）であるドーパミン、セロトニン、ノルアドレナリンが重要な働きをする。

ワーキングメモリとは

数十秒から数分間という短時間保持される短期記憶のことをワーキングメモリ（作業記憶）といいます。

例えば、その場で聞いた電話番号やメールアドレスなどをメモに記録するときや、その場限りの数字の計算など、ほんの短い時間だけ脳に保有し、その後は忘れてしまうといった記憶形態です。

人間の脳のメカニズムがもつ複雑な一連の認知システムの中で、必要となる情報を一時的に利用できるように短期記憶として保持し、それを処理するしくみのことをいいます。

このことについて、アメリカのミラーは、1956年にこの短期記憶を「マジカルナンバー7±2」と呼びました。この意味は、一番脳の働きが活発な世代で約7要素（チャンク［数字、文字、単語などのこと］）までしか記憶できないということです。

その後も研究が続けられ、記憶の数はチャンクの種別に依存することがわかっており、単語なら約5個、文字なら約6個、数字ならば約7個がワーキングメモリの限界容量とされています。

ワーキングメモリに関与する脳の領域

ワーキングメモリの作業を行った場合も脳の前頭連合野が重要な役割を果たします。中でも活性化する部位は背外側部（はいがいそくぶ）です。ただし、前頭連合野のみが活性化するというのではなく、同時に頭頂連合野なども連携しています。つまり、前頭連合野を中心として、多くの部位が連携して作業を行っています。

脳内ホルモンの働き

ワーキングメモリでの作業過程において、重要な役割をしているのがドーパミン、セロトニン、ノルアドレナリンなどの各種神経伝達物質（脳内ホルモン）です。

前頭連合野は、ドーパミンによりその活動が活発化します。そのようなことから、ワーキングメモリにおいてもドーパミンが深く関与すると考えられました。ドーパミンは特に前頭連合野に多く分布していることがわかっています。

実験として、サルにドーパミンとノルアドレナリンを阻害する薬を投与したところ、ワーキングメモリを使って処理する課題ができなくなり、学習成果が下がりました。その反対に課題ができなくなった個体に対してドーパミンを補給すると、その障害が改善されて学習成果が上がったとの実験結果があります。

なお、ドーパミンを与える量については、ドーパミンが多過ぎても、ワーキングメモリは阻害されることがわかっています。したがって、ワーキングメモリの活性には、適度な濃度で脳内ホルモンが放出されることが重要だと考えられています。

エピソード記憶から意味記憶までの流れ

意味記憶

小さな記憶、抽象化された知識。
その知識の集合がエピソード記憶となる。

今日、塾で、ニュートンの万有引力の勉強をした

それぞれの情報が脳の様々な場所に納められる。

他の情報	視覚情報	聴覚情報	場所	時間
塾の室内の匂い	講師の顔	講師の声	塾	今日
変わったノート	ボードの字	周囲の声	塾の案内	明日

エピソード記憶が様々な情報をひとつの話に整理してだんだんとこの体験の記憶が薄れ、覚えていることはできなくなる。

意味記憶は残っている

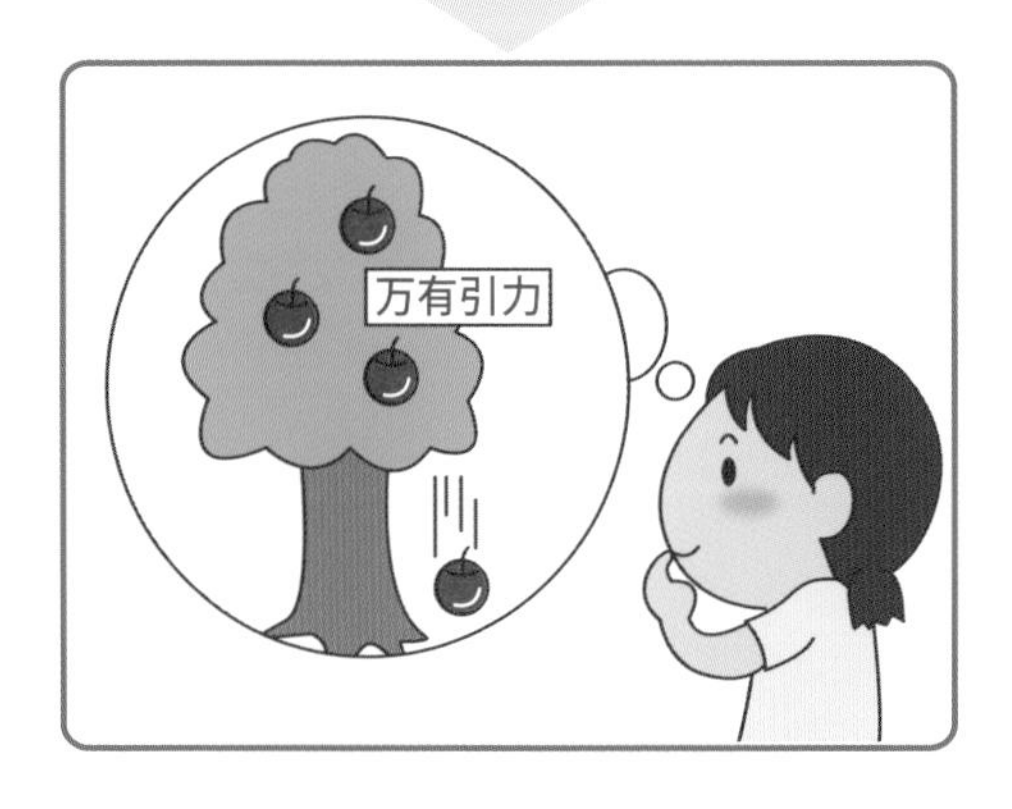

エピソード記憶と意味記憶の関係

意味記憶

何か原因がないと思い出すことができない

経験、気持ちが入っていない記憶

経験、気持ちとともに思い出す原因があるとエピソード記憶になる。

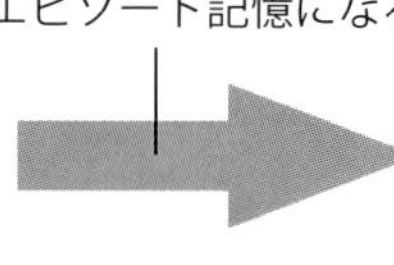

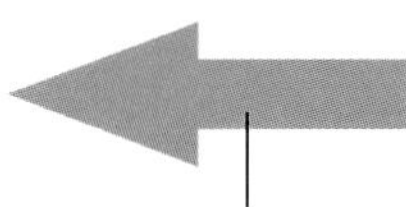

エピソード記憶をそのままにしておくと意味記憶に戻る。

エピソード記憶

自覚して思い出すことができる

経験、気持ちとともに覚えこむ記憶

意味記憶とは

意味記憶とは、自分の体験とは関係なく、学習によって得られた記憶のことをいいます。いわゆる知識のことを指し、「桜は春の花だ」「電車の山手線は緑色の車体」「江戸幕府を開いたのは徳川家康」などの固有名詞や事実、法則、概念など普遍的な記憶です。同じ長期記憶でも、意味記憶はきっかけがあって思い出せるものですが、エピソード記憶は意識して思い出せることから、2つのこの記憶は異なって分類されます。

意味記憶は、どのようにして記憶したのか、本だったのか授業だったのか、いつどこで知ったのかを全く覚えていなくても「三角形の面積の求め方は底辺×高さ÷2」など、頭のなかに残っているのです。エピソード記憶よりも意味記憶は残りやすいものといえるでしょう。

意味記憶の強化

一方で、単語や数字など頭に詰め込んで記憶する意味記憶は、頭に印象的に残るエピソード記憶として感情を組み合わせることで記憶を強化することができます。一夜漬けによる詰め込み式の記憶は効率が悪いものですが、エピソード記憶によると、効率よく試験勉強を行うことができます。

例えば、歴史を勉強するときに年号だけを端的に記憶をしていくより、画像や人物、ストーリーなどを頭の中にイメージして思い浮かべると、記憶として定着させることができるので、効率よく勉強ができるといえます。

エピソード記憶と大脳皮質の関係

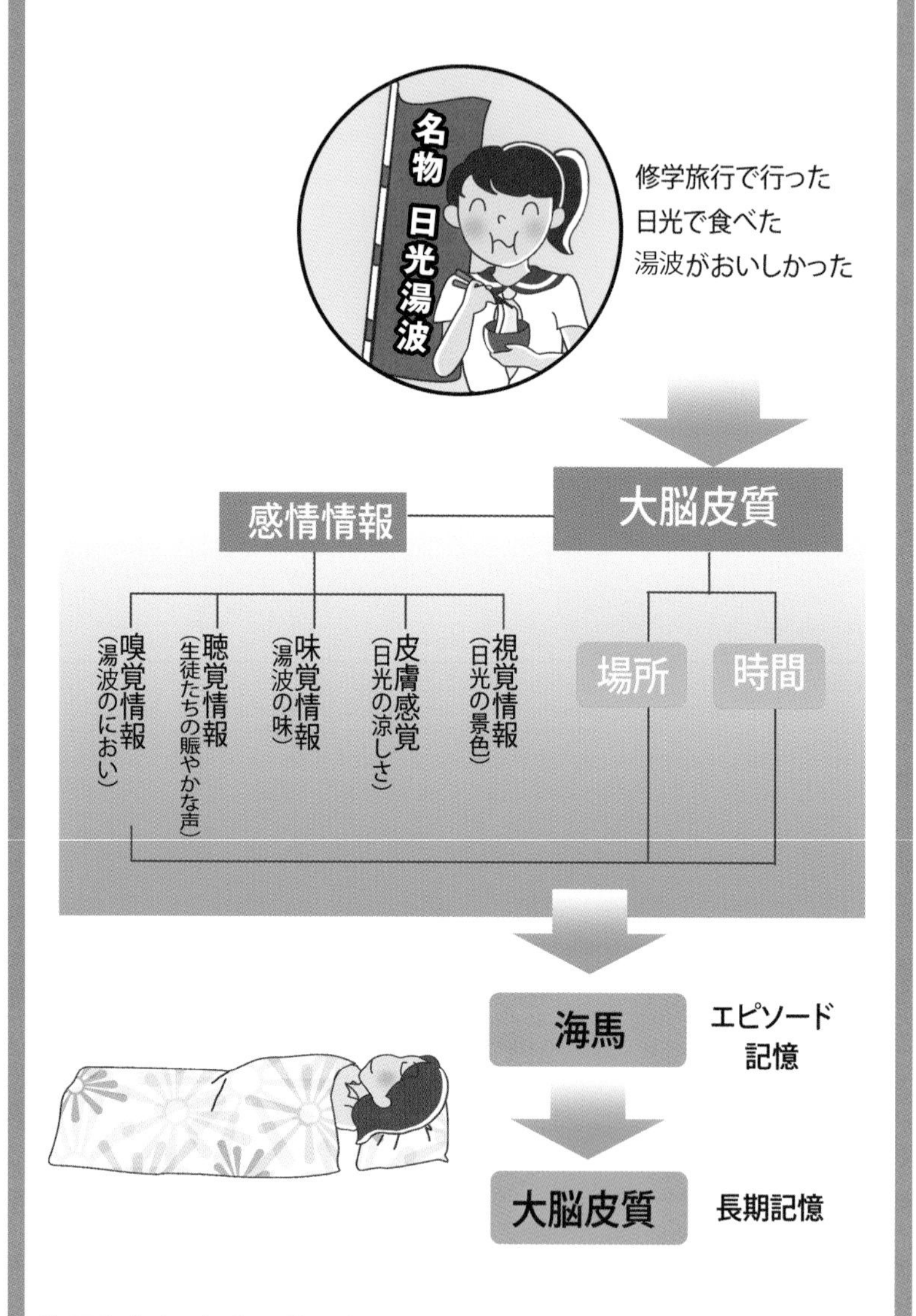

海馬を介する短期記憶は寝ている間に同じシーンが再現されることによって、同じ神経回路のパターンが強化され、長期記憶に移行する。

エピソード記憶とは

自分が経験した一連の出来事や思い出の記憶をエピソード記憶といいます。時間や場所、感情までもを含む記憶で、「中学3年生のときに修学旅行で行った日光で食べた湯波が美味しかった」「夫から32歳の誕生日に横浜で買ってもらったダイヤの指輪はとてもキレイだった」など、いろいろな意味記憶の集合体です。その中であまり思い出さない事柄は徐々に記憶から欠落していきます。

エピソード記憶は長期記憶として定着するには、2~3年かかるとされていますが、海馬で結合された記憶が徐々に同じ場面を睡眠中に繰り返し再現して、神経回路が形成されて記憶として残るのです。

アルツハイマーとエピソード記憶

若年性アルツハイマーなど、若い世代にも増えているアルツハイマー病は、「いつ・どこで・なにをしたか」というエピソード記憶を中心に、記憶の障害がみられます。

自分の体験に根ざした経験であるエピソード記憶に重度の障害が起きると、「メガネはどこに置いただろう」「今朝ごはんを食べただろうか」など、記憶が曖昧になって日常生活に支障をきたすのです。

意味記憶との違い

意味記憶は、繰り返して記憶するための努力を行っても記憶に定着しにくいのに対し、エピソード記憶は一度の記憶であっても瞬時に記憶に固定されます。

しかし、日常生活で変わらない毎日の通勤風景や、入浴などのシーンは忘却していきます。印象に残る経験は何度も思い出すことによってネットワークの経路が太くなり、印象に残るエピソード記憶となっていくのです。

自伝的記憶とは

エピソード記憶のひとつで、兄弟が生まれた日のことや、初めて恋人ができた日のことなど、自分の人生にとって重要で意味深いものを自伝的記憶といいます。

自伝的記憶は、「個人が人生において経験した出来事の記憶」と定義されています。

自伝的記憶の特徴として、自伝的記憶を物語として語られる言語的語りや少なからず虚偽記憶が含まれる想像性、感情も記憶される情動があります。

こうした自伝的記憶は、情動と関連した様々な研究がされており、そのときの気分・感情が、自伝的記憶の想起に影響を与えていることがわかっています。

快活で気分のよいときには快な自伝的記憶を想起しやすい反面、不快な気分のときには不快な自伝的記憶を想起しやすいと考えられています。

記憶を積み上げることによる天才への道

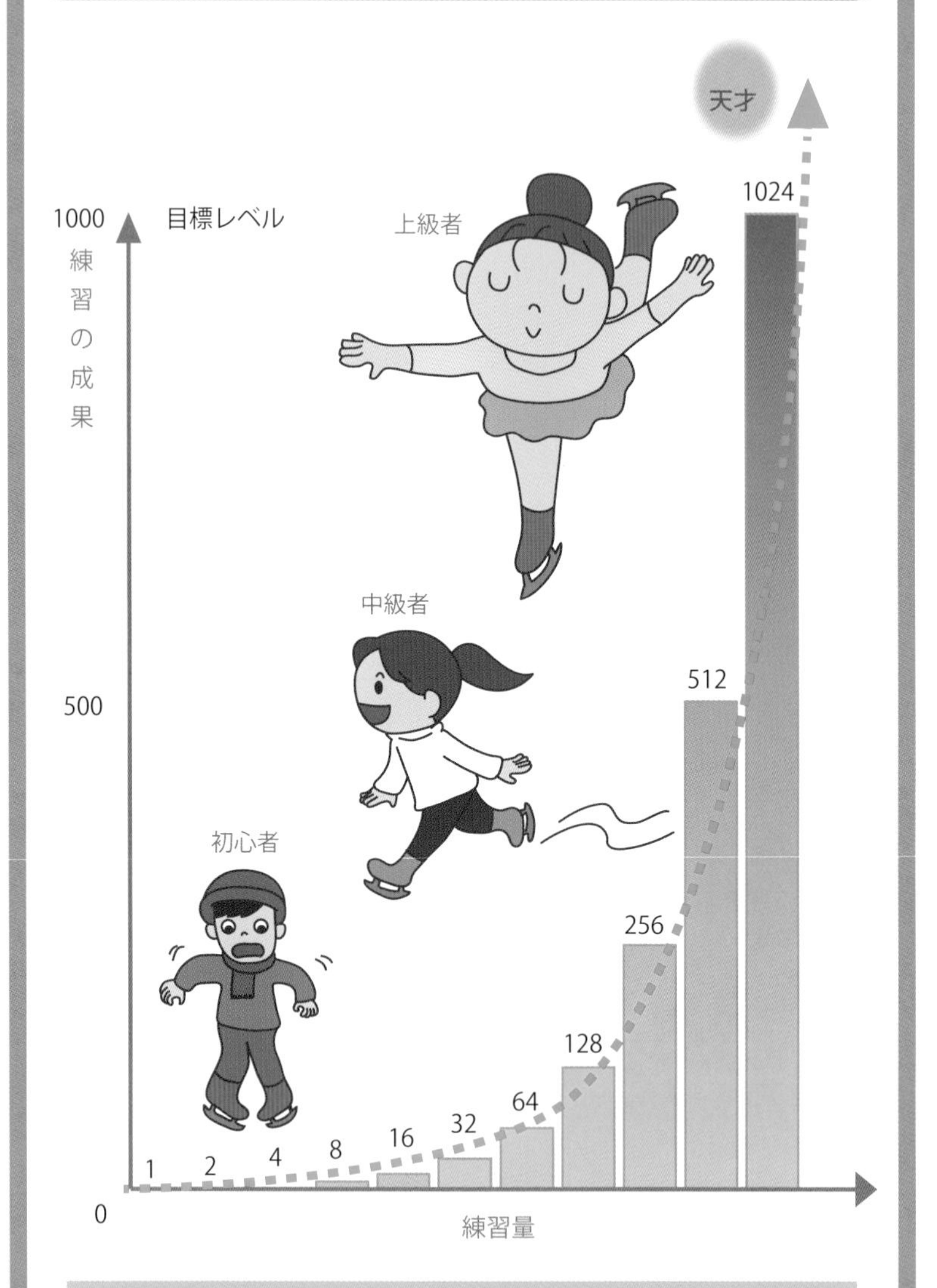

手続き記憶は、体で一度覚えると忘れにくいのが特徴。この積み重ねで天才への道へ近づくことが可能である。これは、スポーツの世界では以前からよく使われている。

参考文献:『図解雑学 よくわかる脳のしくみ』(ナツメ社)より

忘れにくい記憶

楽器の演奏や、スポーツ、車の運転など体で繰り返し行うことで覚えた記憶を手続き記憶といいます。体で覚える記憶のため、他人に説明をしにくく、教科書を読んだだけでは身につかないのが特徴です。人間は10歳までは意味記憶が発達しますが、成長にともなってエピソード記憶が優勢になっていきます。手続き記憶は5～6歳がピークとされています。

大脳基底核と小脳

尾状核
視床
レンズ核
（被殻・淡蒼球）
扁桃体
小脳

体を使う技能の大半は、小脳や大脳の運動野、それらの動きとともに体勢のアレンジをする大脳基底核によって行われます。

そして、何度も繰り返し練習を重ねることで手続き記憶として定着し、その動きが可能になるのです。空手の形や、ゴルフのスイングなど、何度も繰り返し練習をして動きを体に覚えさせることは、楽器の演奏やスポーツでは基本的なことです。

こうした動きの手続き記憶は運動を司る大脳基底核に格納されています。人間は大脳皮質の運動野、高次運動野が大脳基底核に運動指示を出すのに対し、鳥類までの動物では大脳基底核が運動の最高中枢になっています。

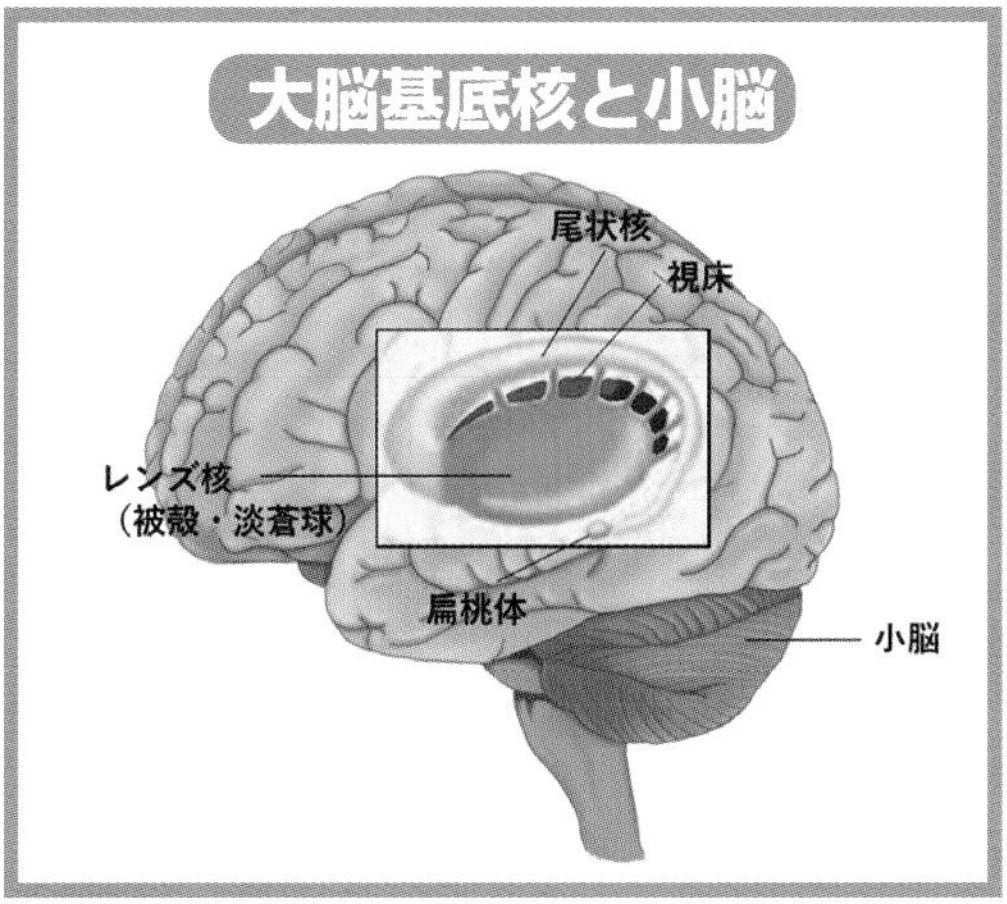

暗唱も手続き記憶

お経や、結婚式でのスピーチの暗唱、ピアノ演奏の暗譜など繰り返して身につく技能も、同じように手続き記憶と呼びます。脳の損傷によって手続き記憶に障害が残ることもあります。こうした人に新しい作業を教えても、教わった記憶は残りますが作業はできません。

記憶を積み重ねると

一度体で覚えてしまうと忘れにくいのが手続き記憶の特徴とされています。この記憶を積み重ねていくと、天才の領域へと近づくことが可能なのです。

手続き記憶は「べき乗」で増えていくとされています。べき乗とは同じ数を何度もかけていくことで、覚えたことが相乗作用を起こして、経験するたび「2の何乗」という速度で蓄積され、倍に増えていきます。最初は8・16程度のレベルであっても、努力を積み重ねていくことで爆発的に飛躍し、1024（2の10乗）レベルの天才の領域に到達することも可能なのです。

プライミング記憶は言葉では表現できない

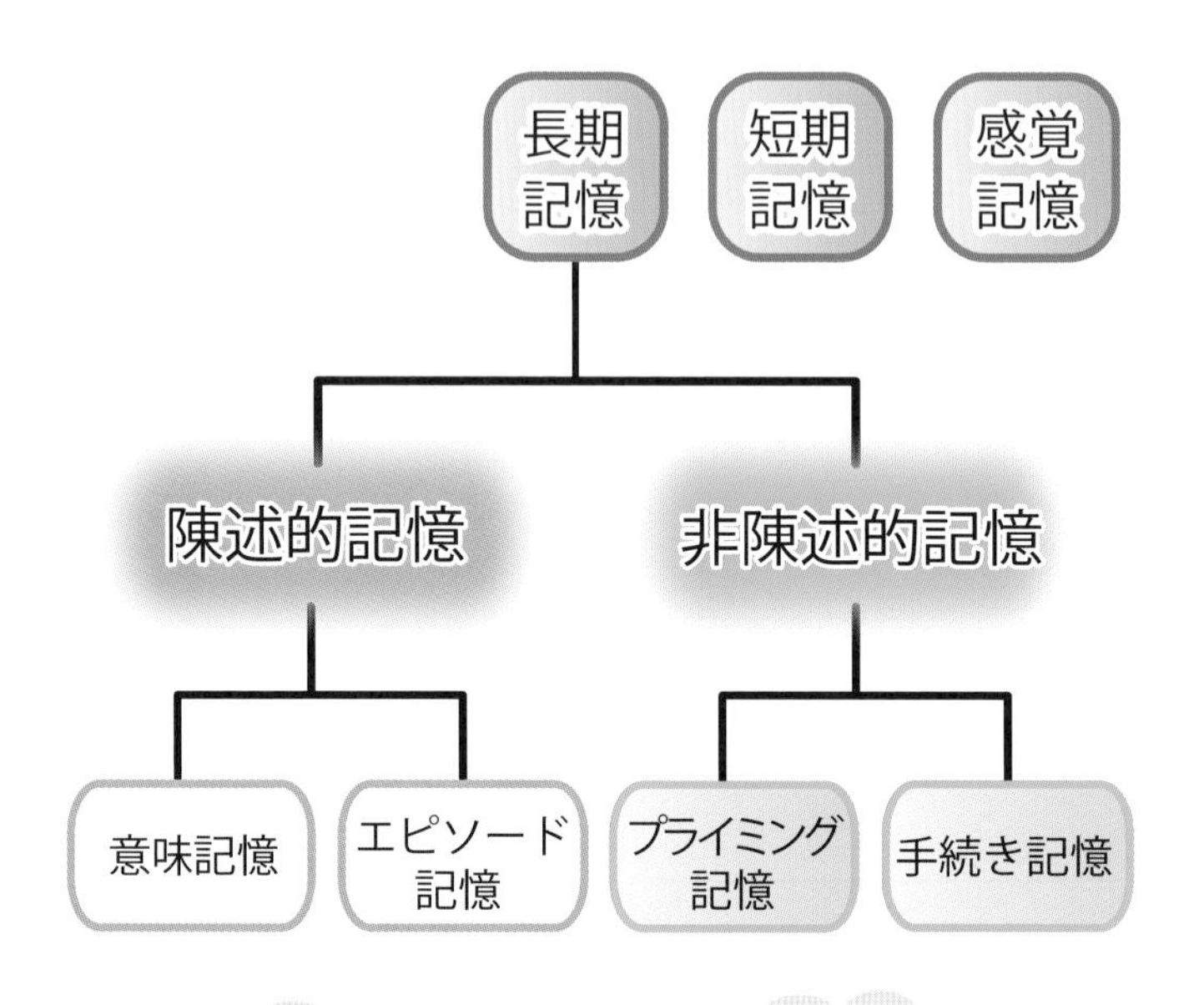

言葉で表現できる

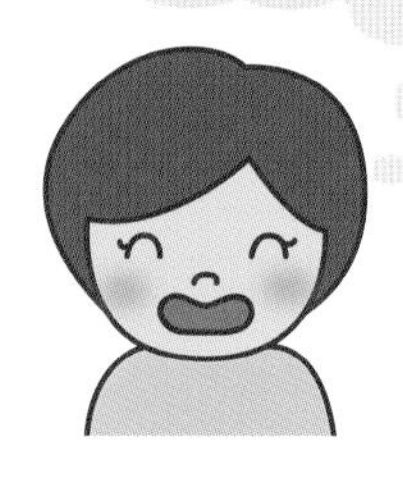

言葉で表現できない

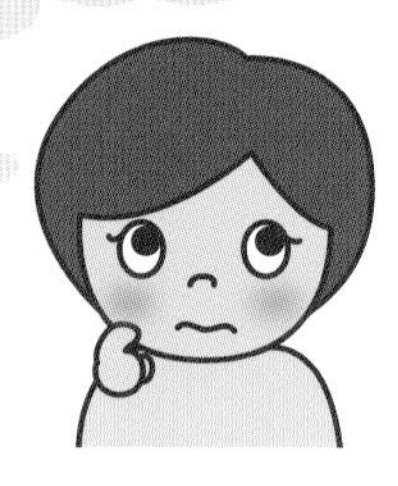

プライミング記憶は言葉では表現できない、体で覚えた記憶のことである。音、絵、単語などがこの中に入る。

無意識にでてくるプライミング記憶

意識せずに記憶しており、現在に影響する記憶があります。これをプライミング記憶といい、手続き記憶の1つと考えられています。先に取り入れた情報が、その後に取り入れた情報に無意識に作用を及ぼします。

一時期、アメリカで映画に1コマだけ「コーラを飲め」などメッセージ性の高い映像を潜ませて、暗示をかけて食品の売上の増大を計ったことで話題になったサブリミナル効果は、プライミング記憶の特性を利用したものです。現在はこうしたサブリミナル効果を使用した広告的な手法は禁止されていますが、実際に購買意欲に影響を与えられるかどうかは疑問視されています。

オペラント条件付け

過去の経験によって、行動が影響される例にオペラント条件付けがあります。過去の経験によって、好悪の感情で行動選択を行うようになる条件反射のひとつです。

踏むとエサがでてくるペダルのある檻と、踏むと電流が流れる檻の2つを用意し、ネズミの行動を比較したところ、前者の檻のネズミはペダルを踏みたがるようになったのに対して、後者の檻のネズミは忌避しました。好きや嫌い、得意や苦手など過去の体験によって好悪の感情が大脳基底核や海馬の記憶定着に関係しているといえるでしょう。

間違い、勘違いの原因となるプライミング記憶

次の文章を読んで下さい。

「僕が好きな野菜は、にら、玉ねぎ、ごぼう、きゅうり、キャベシ、なすだ」。

さて、キャベツがキャベシになっていたのに気がつかれただろうか？これはプライミング記憶の効果で、野菜という単語から勝手に連想して読んでしまうことから起きる間違いです。

では、次の文章を読んでみましょう。

『ユニフォームの話』

「真新しい試合用のユニフォームに身を包むと、心だけでなく体もしゃきっとする心地がする。しかし、一方では長年愛用してきた練習用のユニフォームにも愛着があり、何度洗っても落ちない裾についた汚れや、練習試合でつけたゼッケンの縫い跡を見るにつけ、あの時の悔しさも蘇る。そういう意味ではこのボロボロになった練習用ユーニフォムは、頑張ってきた証と誇りそのものなのかもしれない」。

この文章内にはユニフォームという単語が3回登場します。そのうち3回目は「ユニフォーム」が「ユーニフォム」となっています。タイトルと2回目までの単語の刷り込みで、単語のすべてを見ずに判断してしまうのはプライミング記憶の効果であり、勘違いを引き起こすのです。

恐怖体験は記憶が残りやすい

恐怖体験

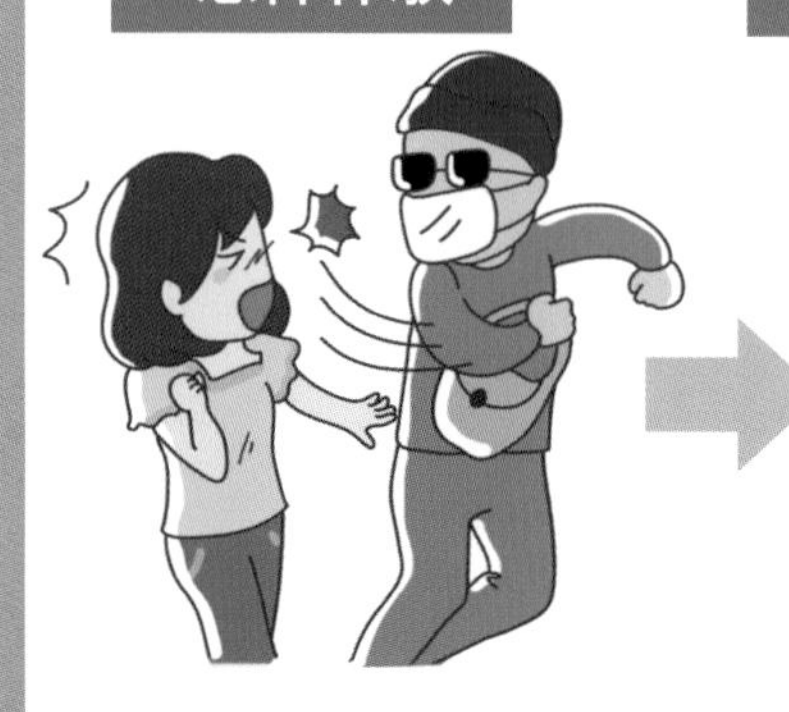

情感記憶をうながす

扁桃体を興奮させる → 恐怖の気持ちが蘇る → 記憶が強くこびりつく

体験2回目

記憶が残っていることにより、
２回目は危険だということを感じ取り、
スピーディに対応することができる。

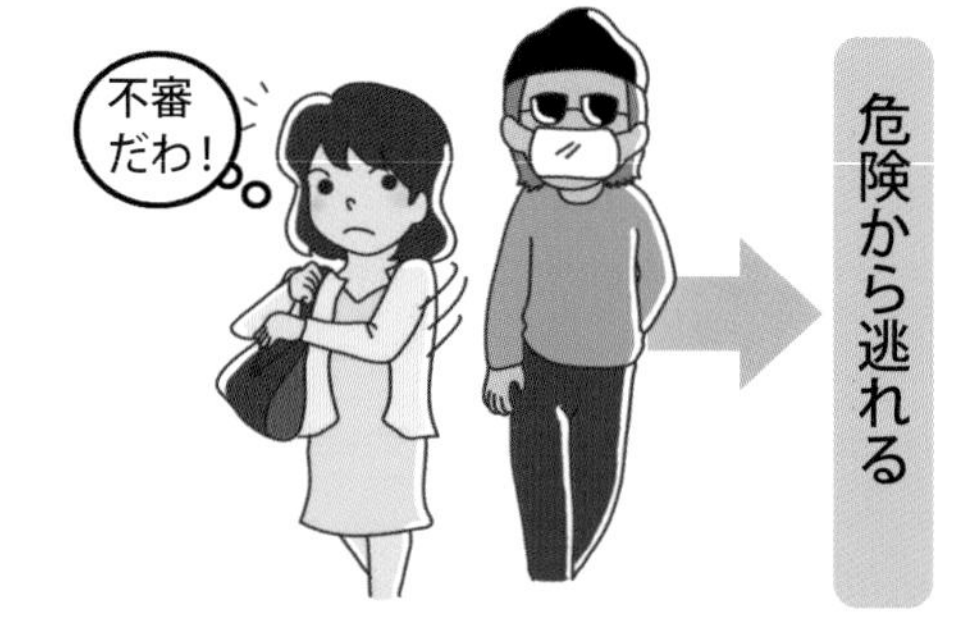

→ 危険から逃れる

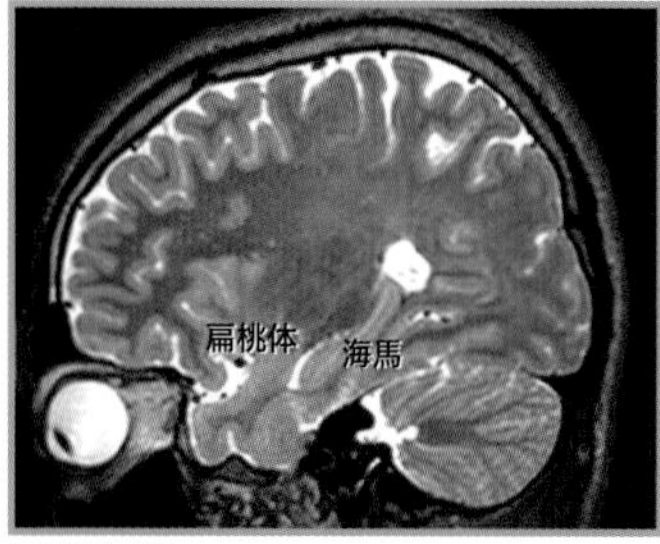

MRI脳画像

扁桃体は、恐怖だと思う状況になったとき活発になり、危険に対応する行動に備えて体に回避できるように指令を出す。

忘れにくい記憶

身の危険を感じる恐怖体験は、長く記憶として残りやすいものです。怖いと感じる状況に遭遇すると、扁桃体が活動し、危険に対処する行動に備えるよう体に指令を送ります。それと同時に、その瞬間について記憶するため、記憶が増強されることがわかっています。

強い感情と結びついた体験が記憶に残るしくみ

では、どのような流れで恐怖体験が記憶として固定するのかを見ていきますと、通常は、視覚、嗅覚、聴覚、触覚等の感覚器を通しての外部からの情報は、視床から感覚認知経路を伝わって大脳皮質に送られ、そこで情報処理されます。しかし、恐怖体験は、大脳皮質を経由せず、視床から直接扁桃体に送られます。扁桃体からは視床下部の室傍核に伝達されます。室傍核では、副腎皮質刺激ホルモン放出ホルモン（CRH）が分泌され、脳下垂体、副腎系へと伝達されます。そして、副腎からはアドレナリンとコルチゾルと呼ばれる2種類のホルモンが分泌されます。

アドレナリンとコルチゾルは状況の記憶を強化する役割を果たすといわれています。その一方で、自律神経にも影響を与え、心拍を早めたり、瞳孔を拡大したり、汗腺が活発に活動したりします。そうした一連の恐怖体験に関わる情動記憶は扁桃体に貯蔵されることもわかっています。

つまり、海馬が事実を記憶するのに対して、扁桃体は事実に伴う情動を記憶するということです。大脳皮質では恐怖の感情が生じ、次に同じような行動が起きたときに回避できるよう記憶に残されるというメカニズムになっているのです。

強い感情と結びついた体験が記憶に残りやすいのは、扁桃体が活動し記憶が強固になると同時に、扁桃体によって情動が想起されるという面もあり、その2つの要素が働いているためだとされます。

うつ病と脳の関係

日本でもこの10年あまりで急増しているうつ病ですが、近年の研究で脳に発症の原因があることがわかっています。

うつ病を発症している患者の脳を調べてみると、恐怖や不安の症状が強い上、扁桃体が強く反応し活発化していることがわかりました。扁桃体が活動すると、恐怖だけでなく不安感や悲しみなどの感情が生まれます。うつ病のメカニズムは強いストレスを受けて扁桃体が過剰反応を起こし、ストレスホルモンが過剰に分泌されて、神経細胞が縮み意欲や行動の低下を生んでいるかもしれません。

最近では脳深部刺激療法により、扁桃体を心臓のペースメーカーのように、電流で刺激して働きを正常に戻してうつ病の症状を抑える治療が試されています。

もの忘れのしくみ

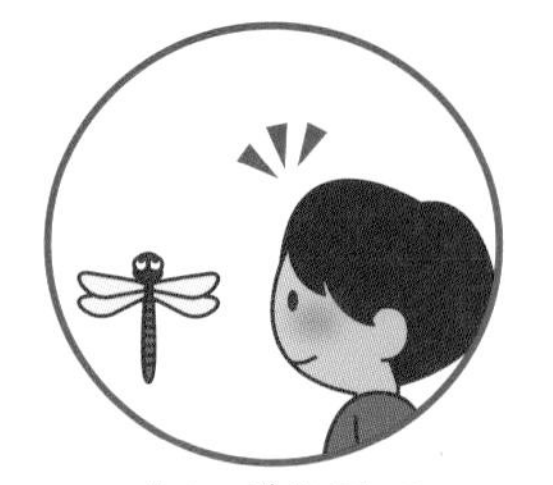

トンボを見て

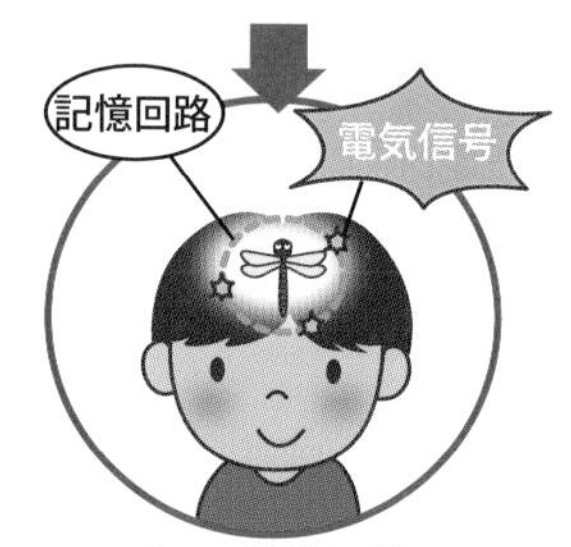

トンボが記憶され
回路ができる

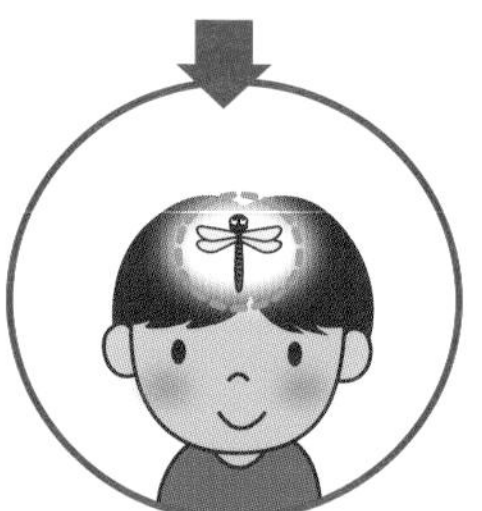

電気信号は失われ
回路は残る

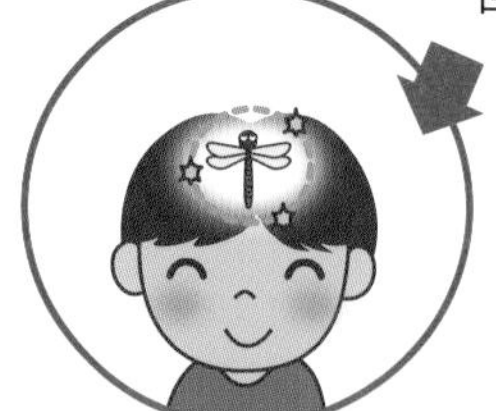

他の経験により刺激があり
電気信号が起こり
トンボの回路に入った

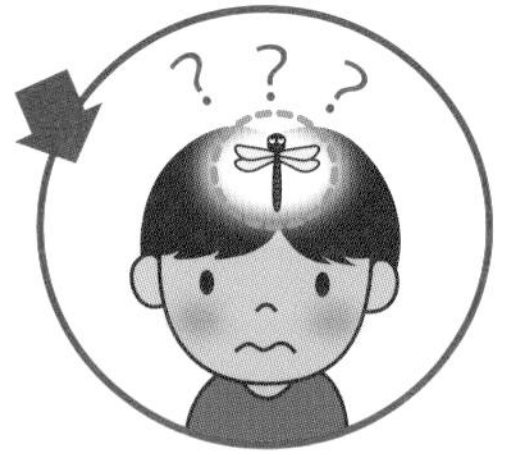

電気信号の活動が衰え
トンボの回路に
入らなくなった

もの忘れのメカニズム

年齢を重ねると忘れっぽくなってしまう上に、物覚えが悪くなることを実感される人が多いようです。このとき、脳ではなにが起きているのでしょうか。

物を記憶するときには、神経細胞とその神経細胞間の連絡部分であるシナプスが組み合わされて記憶として情報が脳に蓄積されていきます。

若い頃には神経細胞とシナプスの組み合わせが数多く存在し、使いやすい組み合わせを使って簡単にものごとを記憶することができるのです。

しかしながら、意味記憶は加齢とともに増える一方なのに対し、加齢とともに組み合わせは減少し、記憶が困難になっていきます。人間は50歳を過ぎるころから、人の名前がすぐに思い出せなかったり、なにをしようとしていたか忘れてしまうなど、もの忘れが多くなります。

こうした、覚えているはずのことが思い出せないなどの記憶力の減少は、記憶を再生する電気信号の活動が衰えているため、探したい情報の入った回路に到達できずに起こるのです。

長期記憶の容量は無限

記憶力そのものは20代から30代がピークとされ、以降は衰えていきます。

これは、主にワーキングメモリ機能の衰えや短期記憶に含まれる情報の多くが忘却されること、もちろん、加齢による長期記憶の忘却もありますが、認知症などの病気でない限りは、通常の生理的な現象といえます。なお、短期記憶の一部は長期記憶として固定化されるわけですが、その保持時間は数時間～数十年、もしくは一生にわたって保持されます。

長期記憶の中のエピソード記憶は、それが強い感情を伴った記憶ですと、いつまでも記憶として固定化されることになります。なお、長期記憶の容量は現在のところでは、ほぼ無限とされています。

認知症

もの忘れと異なり、認知症は脳卒中やアルツハイマーなどの病気によって認知能力や記憶そのものを失ってしまいます。ばったりあった知人の名前が出てこないのがもの忘れですが、認知症では知人のことを覚えておらず、知らない人と言い切ってしまいます。もの忘れはトレーニングで回復できますが、認知症は、回復しません。

認知症	加齢によるもの忘れ
経験したこと自体を忘れる	経験したことを部分的に忘れても全体の経験は忘れていない
名前などを含め全ての出来事・物事を忘れる	名前など忘れることが多いが、出来事・物事自体は忘れていない
もの忘れすることを自分で認知していない	もの忘れすることを自分で理解している
人物、時間、場所について正しく認知できにくい	人物、時間、場所について正しく認知している
日常生活を正常に送ることができていない	日常生活を送ることができている

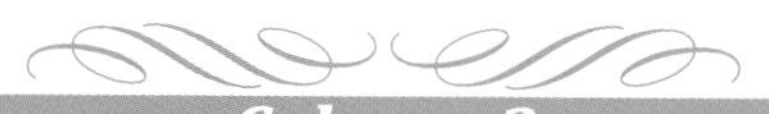

Column 2

脳と酸素の話 その1 脳の枝ぶり成長仮説

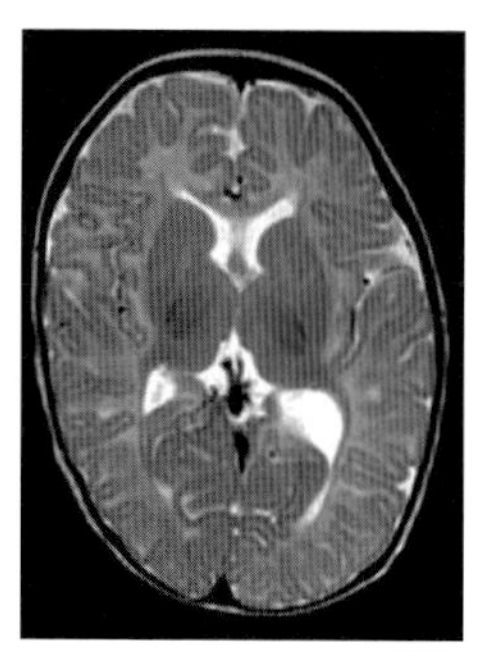

幼児の脳

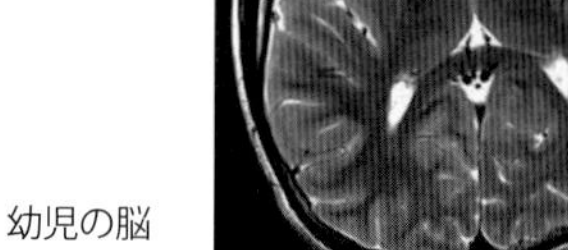

13歳の脳

水平断MRI比較：髄鞘形成（脳の成長）が進むことがわかります

新生児の脳は成長が早く、一週間単位で脳のいわば枝ぶりの変化が観察されます。しかし年齢を重ねて、成人に近づくにつれて、変化のスピードが遅くなっていきます。

成人の場合、枝ぶりの変化の様子をMRI（核磁気共鳴画像法）で観察しようとしても、その変化は観察できません。

しかし、私たちの脳は常に変化している事実があることから、未知の体験や新しい知識の習得などによって脳に何らかの変化が起きていることが考えられます。

つまり、脳の枝ぶりが変化するまでの間に、何らかの脳への刺激の積み重ねがあるはずです。

そこで、重要な役割を果たすのが「酸素」だと考えられます。

1章2（P16）でも説明の通り、皮質の脳細胞は、酸素とブドウ糖をエネルギーとして使って活動します。この酸素やブドウ糖の使い方が、脳の枝ぶりの行方を左右すると考えられます。

筆者の脳の枝ぶり成長仮説は以下の通りです。

頭を使うことによって脳細胞の活動が活発化すれば、酸素が消費され、低酸素の状態になります。強い低酸素状体は細胞を壊しかねませんが、ある程度の低酸素ストレスが脳の枝ぶりの成長を促進していると考えられます。低酸素が脳内の神経細胞にもたらす影響として、その数は増えない一方で、情報処理をよりスムーズにしようと、脳の枝ぶりを成長させていくわけです。まるで、低酸素化を筋肉に引き起こして成長を促す「加圧トレーニング」のように、脳の神経細胞に対しても同様の環境に置くことで成長を促すわけです。なお、筋肉と脳では、酸素の使われ方が同様か否かは、まだはっきりとは解明されていませんが、筋肉と脳の毛細血管構造は非常に類似していることは判明しています。

このようにして脳が変化していくと考えられるわけです。

第4章
脳と行動のしくみ編
～運動と睡眠の働き～

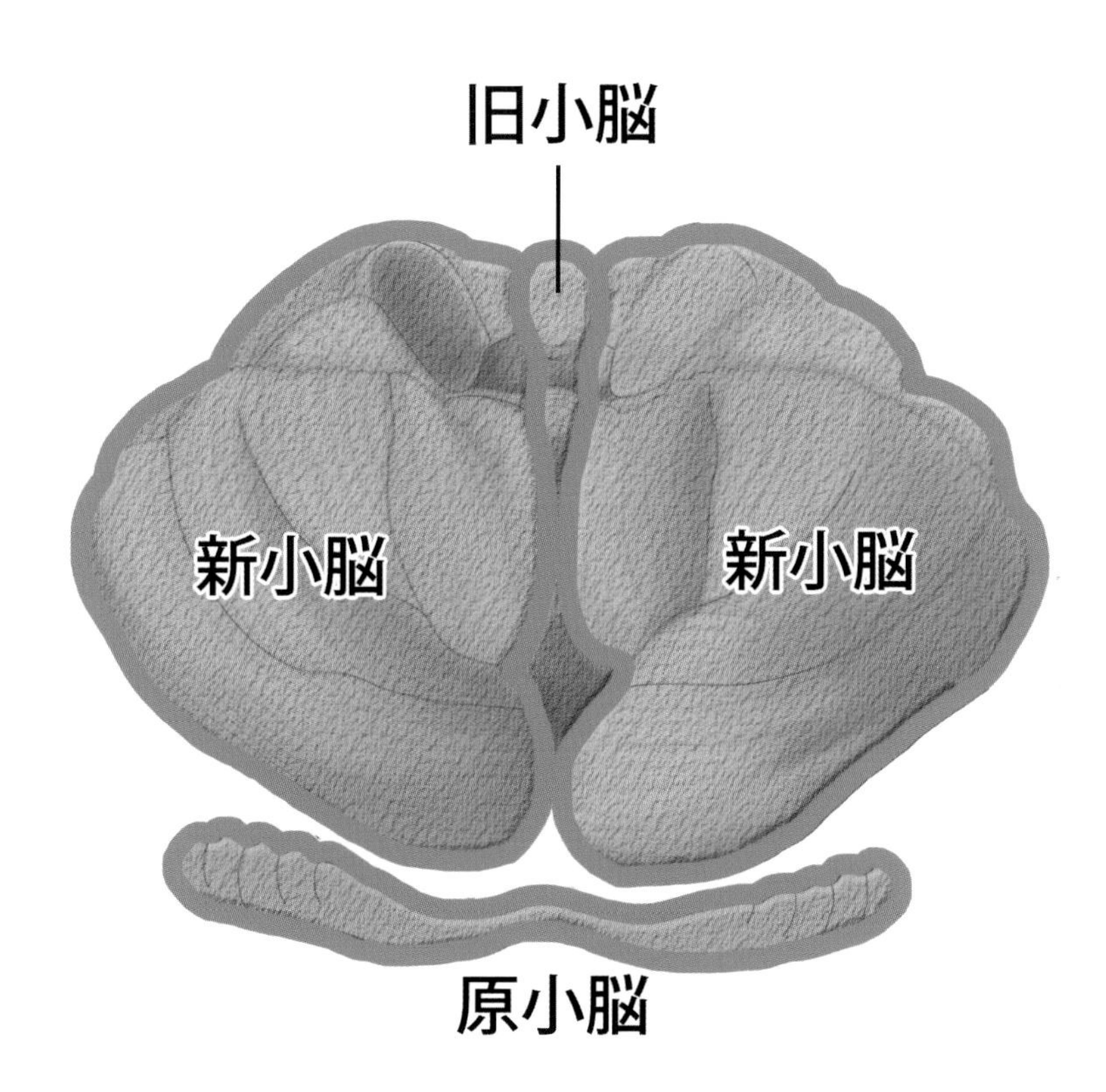

小脳の各部位

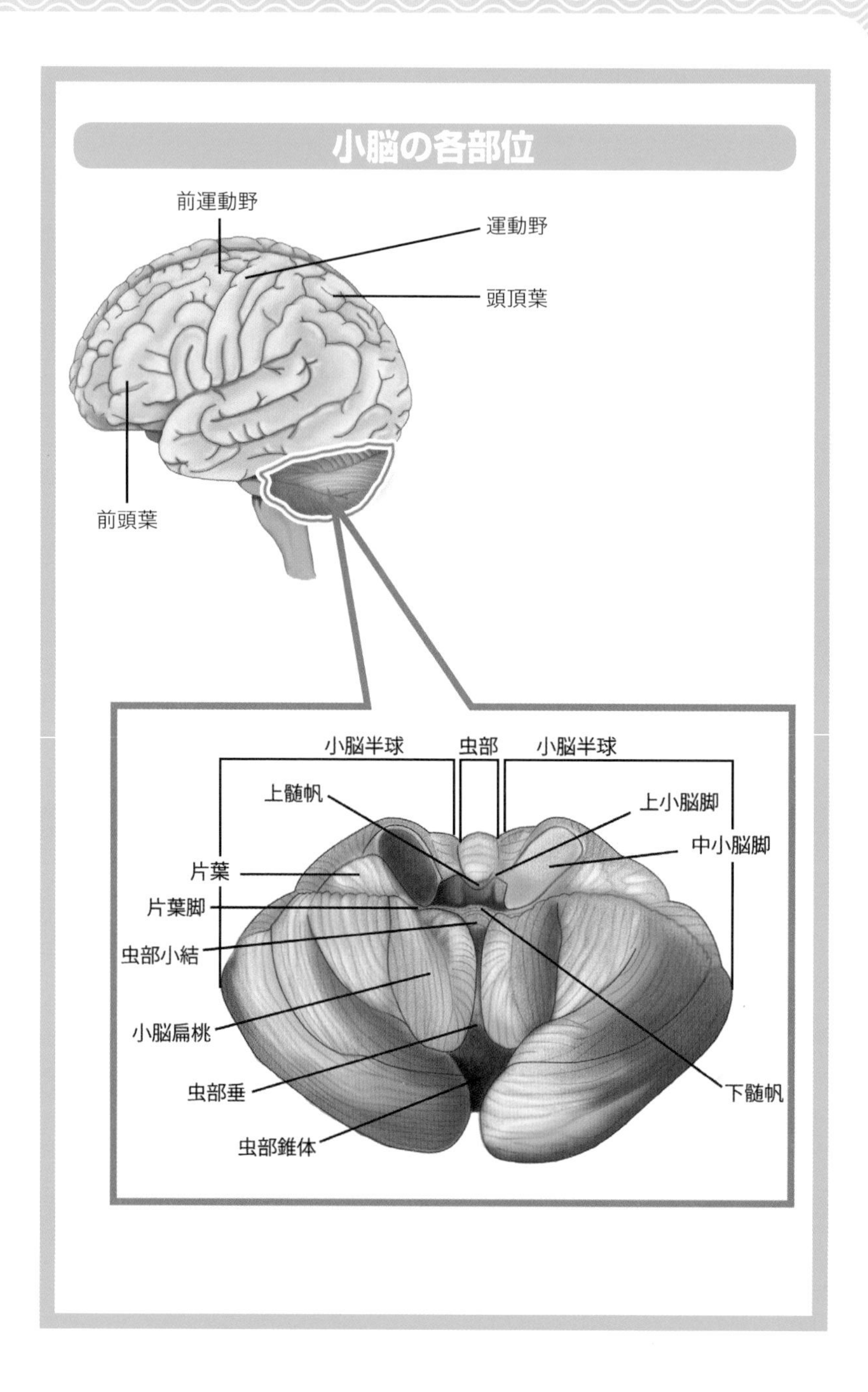
前運動野
運動野
頭頂葉
前頭葉
小脳半球
虫部
小脳半球
上髄帆
上小脳脚
中小脳脚
片葉
片葉脚
虫部小結
小脳扁桃
虫部垂
虫部錐体
下髄帆

原小脳、旧小脳、新小脳の働き

小脳は左右にある小脳半球と中央の虫部からなり、深い溝によって17の小葉にわけられます。系統発生に基づく区分として、古いものから順に挙げると、原小脳、旧小脳、新小脳にわけられます。

原小脳の体の平衡維持のしくみ

原小脳は、内耳の前庭器官（平衡感覚器とも呼ぶ）から、頭部の位置と傾きに関する情報を受け取り頭部や眼球の運動を調整し、体の平衡を維持する役割をもちます。情報の経路としては、主に前庭神経から下小脳脚を経て片葉小節葉に至ります。こうして片葉小節葉に伝達された情報は、小脳の深部にある室頂核に伝わります。

旧小脳による姿勢維持のしくみ

旧小脳は、部位としては主に虫部と傍虫部を指します。脊髄からの深部感覚の情報をうけて、体幹や四肢の筋緊張を調整してまっすぐな姿勢を維持できるように体位を保つ役割があります。

上半身と下半身とでは深部感覚情報の伝達経路が違い、上半身の情報は脊髄の後索路を通り、また、下半身の情報は脊髄の側索を通り、どちらも虫部と傍虫部に伝達されます。

新小脳による運動調節のしくみ

新小脳では、大脳の前頭葉や頭頂葉などの広い領域から情報を受け取ります。大脳からの情報伝達は、歯状核などの小脳核に集まり小脳で統合され、視床を経て大脳の運動野・前運動野に至ります。それらは一連のループ回路を形成しており、大脳皮質にフィードバックしながら、運動学習や体が滑らかに動く調節など新小脳がサポートしています。

運動調節のしくみ

前頭葉や頭頂葉からの情報
小脳で統合
視床
大脳の運動野・前運動野
フィードバック

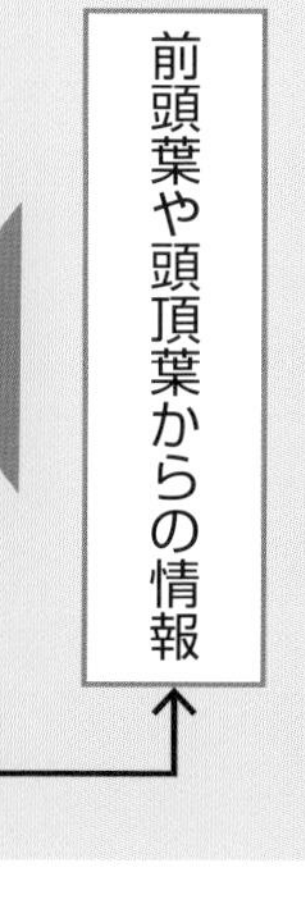

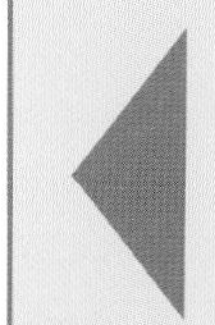

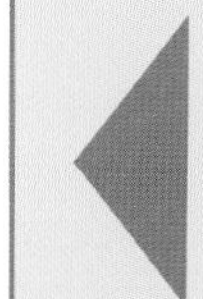

小脳皮質の微細構造模式図

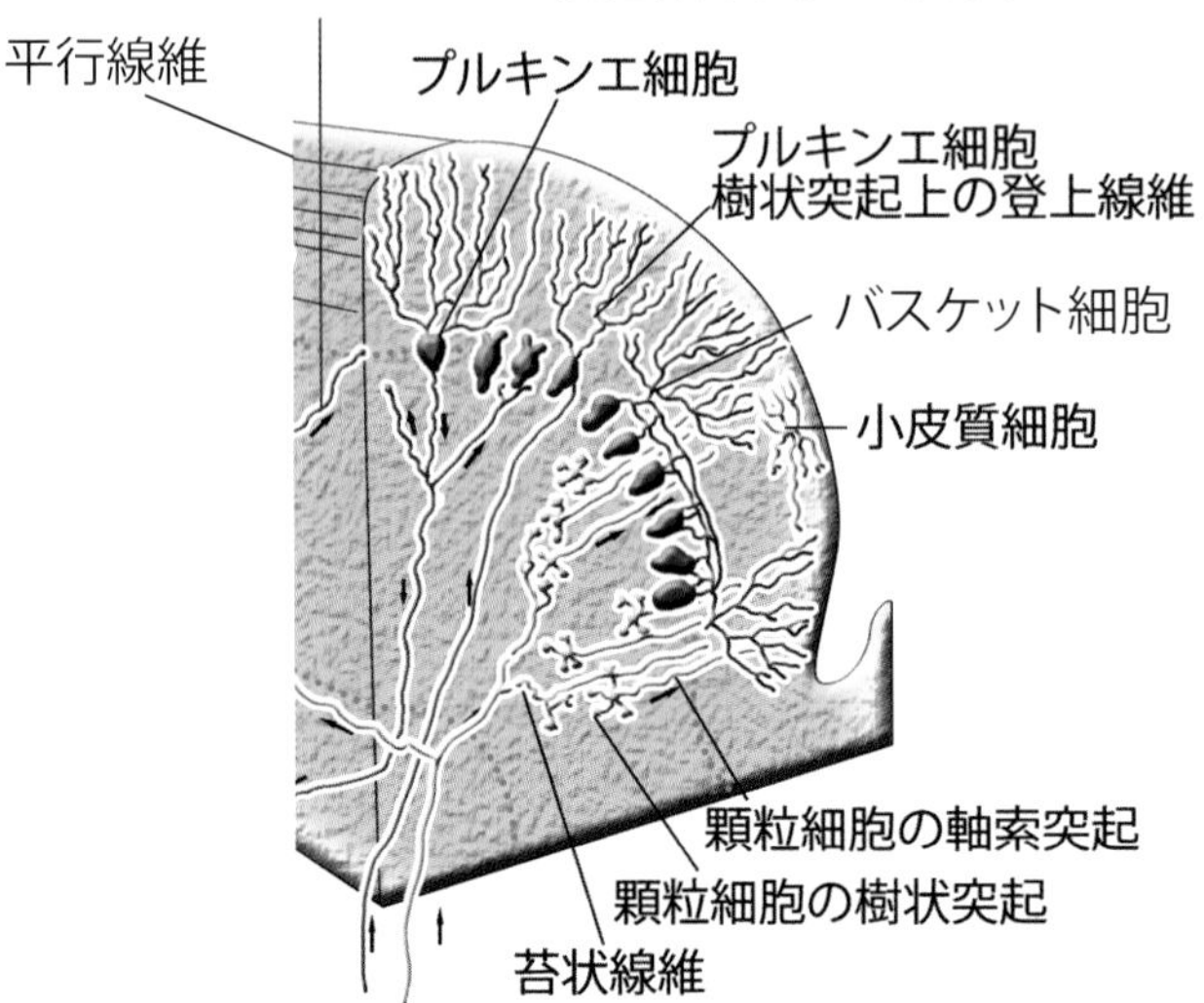

小脳皮質

小脳の表面は灰白質で覆われている。これを皮質という。
灰白質とは、神経細胞の細胞体が存在している部位のことである。

プルキンエ細胞

人間の脳の中で、２番目に大きい神経細胞で、小脳皮質分子層と顆粒層の間に一列にならぶ。多数の大きな樹状突起が特徴的である。
グルタミン酸性のシナプスを形成している。

体で覚えるしくみ

いわゆる「体で覚える」ということは、小脳が記憶することです。

たとえば私たちは無意識のうちに自転車に乗りますが、生まれつき自転車に乗れた訳ではありません。自転車に乗りトライ&エラーを繰り返し、経験を積むことによって体が覚えていきました。そして体が覚えた記憶は時間が経っても忘れません。これは、小脳の運動を学習する働きによるものです。

繰り返し練習することによって、運動のパターンが小脳に記憶され、やがて無意識のうちに、スムーズに運動ができるようになります。

運動記憶に重要な役割を果たすプルキンエ細胞

小脳にあるニューロンは5種類に分けられます。その5種類とは、最表層の分子層に存在する星状細胞とバスケット細胞、中間層に存在するプルキンエ細胞、最下層のゴルジ細胞と顆粒細胞です。

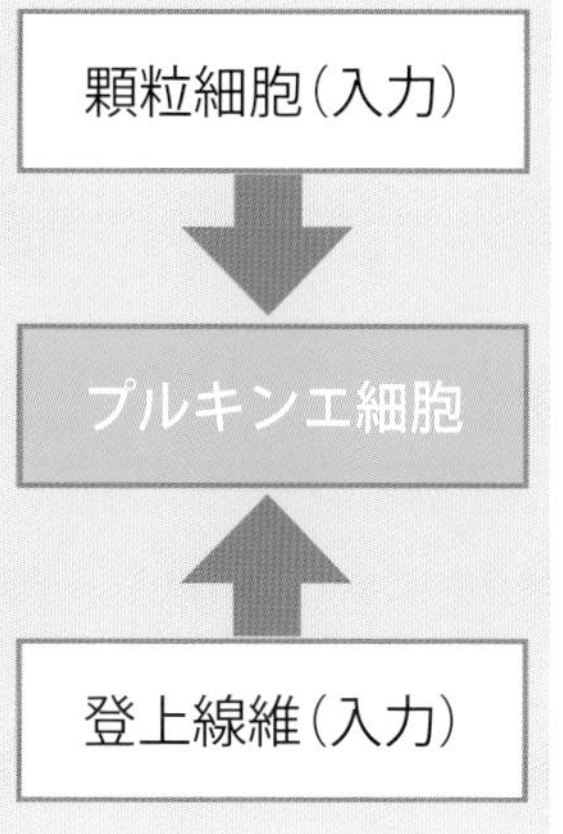

中でも顆粒細胞は、軸索を上へと伸ばし、表層に至ると表層と平行に伸びて行きます。プルキンエ細胞も樹状突起を上方に伸ばしており、顆粒細胞の軸索がプルキンエ細胞の樹状突起とシナプスを形成するという形態になっています。この顆粒細胞の平行に伸びた軸索のことを平行線維と言い、顆粒細胞からプルキンエ細胞は入力をうけています。

この5種類のニューロンのうち、唯一出力しているのがプルキンエ細胞で、小脳核に対して情報を伝達しています。その一方で、プルキンエ細胞に対して入力を行っているもう一つの神経線維に、下オリーブ核から伸びている登上線維があります。

運動記憶のメカニズム

人間が体で何かを覚えようとする際、たとえば実際に体が動いた運動と、大脳皮質が考えた運動のイメージとを比べます。

もし違っていれば運動のミスが、登上線維からプルキンエ細胞に情報として伝えられます。

そのとき、通常は顆粒細胞（平行線維）との間で効率よく行われていた伝導効率が数時間にわたって低下します。このことを「長期抑圧」といいます。

このことで、エラーの原因となっていたシナプスは回路から消され、結果的に適切な運動が出来るようになっていくと考えられています。

運動指令は大脳から小脳へ ～それぞれの部位へ

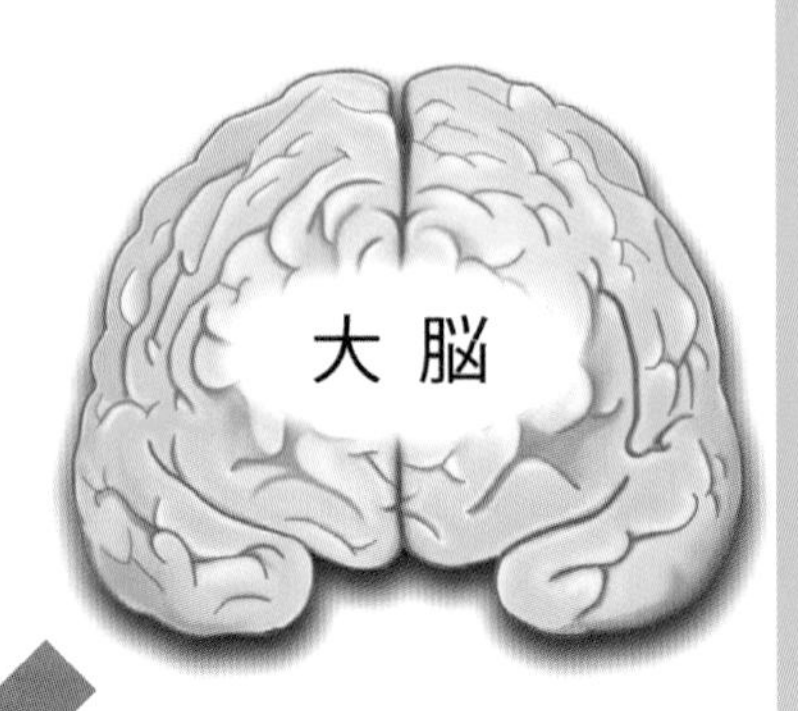

大脳の運動指令を記憶してくれるコピーのような役目をしてくれる。

大脳からの運動指令を補正して各部位に伝える。

小脳の働き

指先を器用に使い、細かな作業を行えるのは、小脳の働きによるものです。

小脳は大脳から送られてきた大まかな運動指令を補正して、その内容を体の各部に伝え、運動が適切に行われるように働いています。

大脳から小脳へ運動指令が伝わるしくみ

人間が運動をするには、基本は、大脳→脊髄→末梢器官という指令系統が各関係器官に指令を出すことから始まります。そこでは小脳は補完的に関わることで、円滑な運動が可能となります。

また、脳による運動制御メカニズムは、高位から下位へと指令が下りていくしくみとなっています。

運動指令を発する高位の部位は、大脳皮質の6野にある運動前野、補足運動野、4野にある運動指令基地の運動野に伝達されます。

例えば、「階段を上って3階へ行きたい」「あのスーツケースを手にとりたい」「洋服に着替えたい」

など動作の目標はさまざまですが、目標が定まればそれを実現するために体のどの筋肉をどのように動かせばベストなのか、運動野で戦略を立てます。

不必要な動きを制御する大脳基底核

人間が運動を行うときには、運動野のみならず大脳皮質が広範囲に活性化します。その際、運動に必要な動作の指令が運動野から送られてきます。しかし、その中には不必要な動作も含まれている場合があり、できるだけ無駄な動作をしないように運動の調整をすることも大切です。

そこで活躍するのが、運動制御の役割を担う器官のひとつである大脳基底核です。

大脳基底核は、不必要な動作は抑制し、必要な情報は興奮伝達信号として、視床外側腹側核を経由して、補足運動野にフィードバックしています。

円滑な運動の実現に関与する小脳

大脳から運動指令が伝えられた際、小脳は大脳皮質の感覚野から多くの情報を集めます。

そうして動作計画のより詳細なプログラミングを行っているのが小脳です。

具体的には、運動の向きやタイミング、力の掛け具合など、企画・立案した運動と実際の動作、集めた情報群とを照合し、その修正情報を運動野にフィードバックします。それにより、次に同じ動作を企画するとき、より正確なプログラミングができるようになるのです。

1

体内時計として体のリズムを保つ上で大切な役割をする視床下部の「視交叉上核（しこうさじょうかく）」（間脳）

視交叉上核の脳内での位置関係

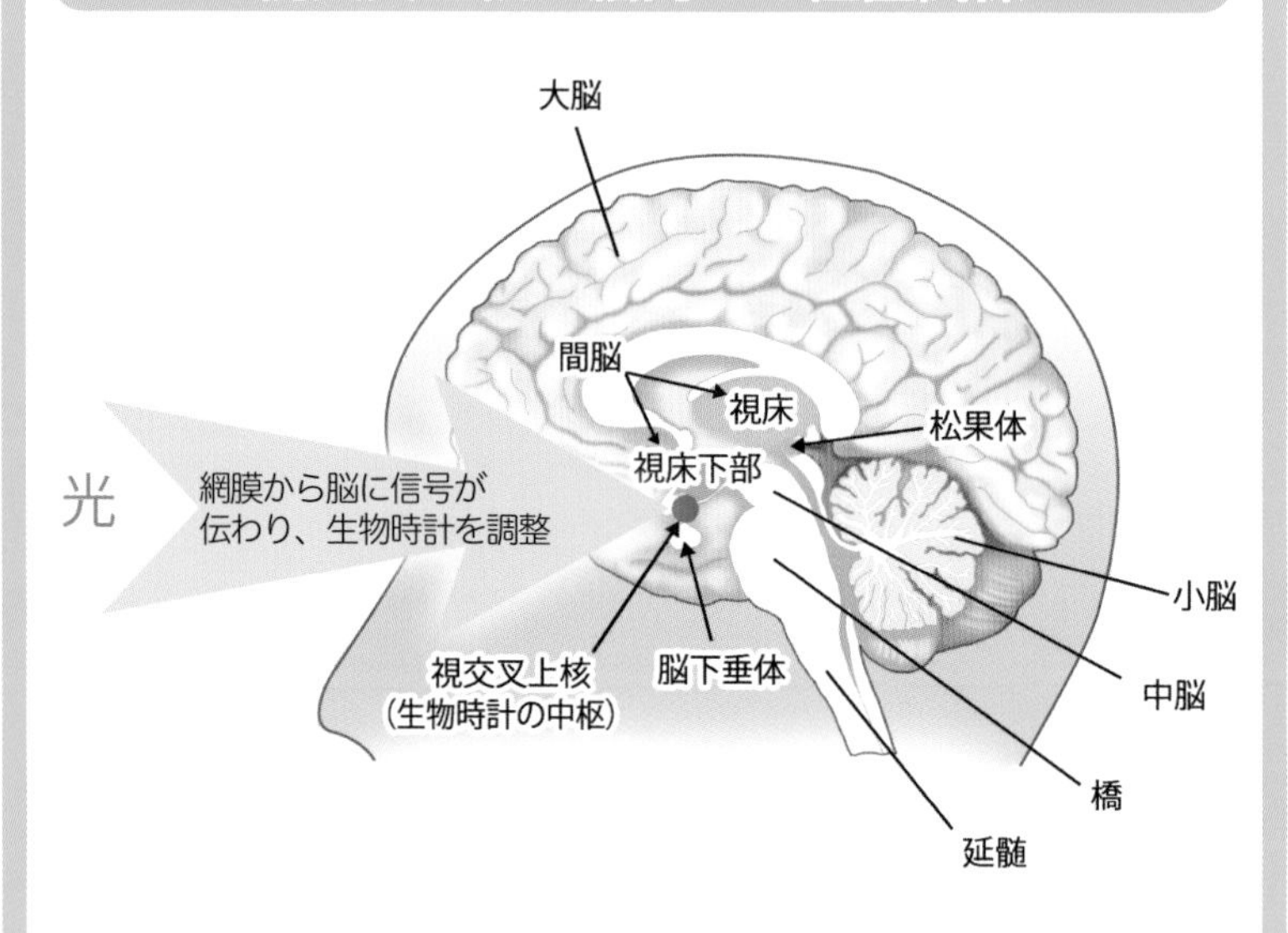

視交叉上核

視交叉のすぐ上の視床下部にある神経細胞の集団からなる。視交叉上核がないと規則正しい睡眠と覚醒リズムが完全になくなる。

サーカディアン・リズム

目を通して網膜から入った光は、

① 視神経
② 視交叉上核
③ 上頸部交感神経節
④ 松果体

に行き、メラトニンというホルモンを分泌。
メラトニンは体内時計の調節をする。

サーカディアン・リズム

朝に目覚め、昼に活動し、夜に眠るように、地球上の動植物は24時間周期で活動しています。それだけでなく体内の各部で起こるさまざまな働きや変化も、24時間周期で繰り返されています。このリズムをサーカディアン・リズム（概日リズム）といい、視交叉上核が調整しています。

視交叉上核は人間の目の奥、間脳の視床下部にあり、直径はわずか1㎜ほどしかありません。この視交叉上核は眼から入ってきた太陽の光を感知すると、脳内の中央にある松果体（しょうかたい）という器官に信号を送ります。信号をうけた松果体は、メラトニンというホルモンを分泌するのです。

メラトニンは睡眠に大きく関係するホルモンで、体内時計を調節しています。日中、太陽の光を浴びているとメラトニンの分泌は減り、夜に暗くなってくると分泌量は増えます。メラトニンの働きによって脈拍や体温、血圧などが下がり、睡眠が促されます。

ただし、太陽の光を浴びず、時間の感覚を与える要因を全く与えない生活を送っていると、サーカディアン・リズムは25時間周期になります。光を浴びると、視交叉上核は松果体に刺激をおくり、リズムを24時間にリセットします。

サーカディアン・リズムは体温にもあります。一日のうち体温は朝が低く、夕方がもっとも高くなり、夜になるにつれ下がっていきます。

人間は体温が低いときに眠くなり、高いときに活動するようになっています。

約一万個の神経細胞が全身に時刻を知らせる

視交叉上核には、約一万個の神経細胞が存在しています。その一つ一つが小さな時計として働き、全体の約一万個が協調して非常に正確でありかつ大きなリズムを発振しているのです。この部位が、他の脳部位や全身の細胞に時刻を知らせています。

さて、最近の研究では、私たちの体を構成する数十兆の全ての細胞が、時計遺伝子をリズミックに発現しているということがわかっています。

以前ですと、生体時計は特殊な部位だけにある機能だと思われてきましたが、この発見によって、時間を刻む機構は、細胞の普遍的な機構の一つであることがわかったのです。

では、どのようにして視交叉上核の一万個程度の細胞が全身で数十兆個もの細胞時計を同調させることができるのでしょうか?

そのしくみについては詳しくは解明されていませんが、副腎というステロイドホルモンを作る内分泌器官が大きな役割を果たしているのではないかと考えられています。

2

目覚めを起こしたり睡眠を誘発したりする脳内ホルモンと「脳幹網様体」（脳幹）

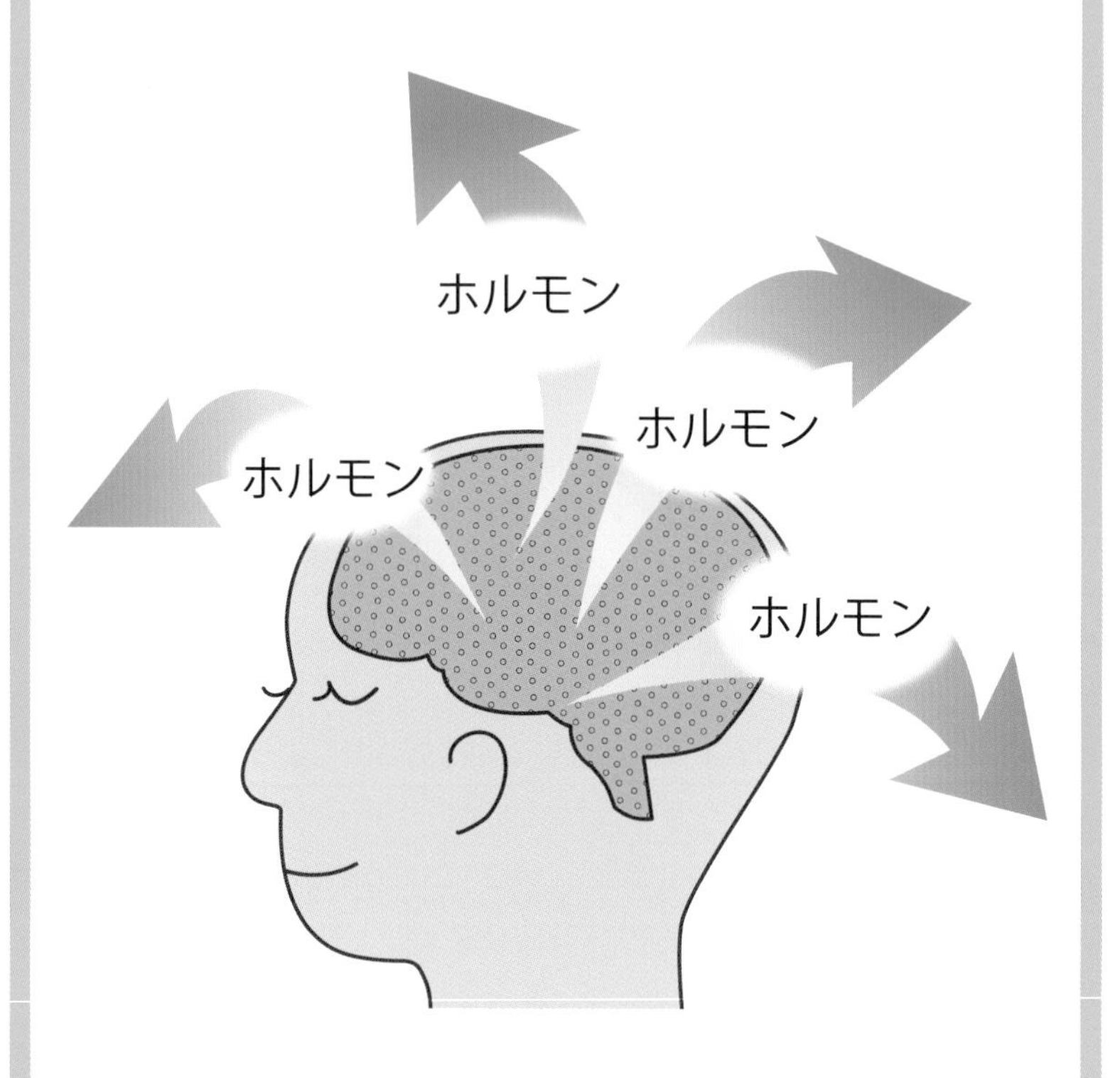

大脳の働きを助けているホルモンと神経伝達物質などは、人が活動した後、分泌される。この時「睡眠物質」が脳内に貯蔵され、ある程度の容量がたまると、疲労を感じて眠気につながる。このとき、網様体抑制系が働き、セロトニンが分泌される。
睡眠後、貯蔵された睡眠物質はなくなり、再び脳は活発に活動するようになる。これにより、目覚めと睡眠がコントロールされている。また、目覚めと睡眠のコントロールに、睡眠中のホルモンの働きがある。

脳幹網様体とは

睡眠には前述のように体内時計の働きが深く関与してきますが、それだけではありません。脳幹網様体の働きともかかわってきます。

脳幹網様体とは、音、光、においなどの感覚刺激をうけて大脳皮質の働きを活発にしたり、抑制したりする働きをもつ部位です。延髄から中脳にかけて神経細胞や神経線維が網の目のように広がった部分に存在します。

大脳皮質の働きを活発にするのは網様体賦活系と呼ばれ、活動を抑える働きをもつのは網様体抑制系と呼ばれます。

目覚めや睡眠を起こすしくみ

網様体賦活系の働きによって目覚めが起きます。そのしくみは、青斑核から神経伝達物質のノルアドレナリンが分泌されることによって、大脳を興奮させるからです。

目覚め

網様体賦活系が働く
↓
青斑核から神経伝達物質のノルアドレナリンが分泌
↓
大脳を興奮させる

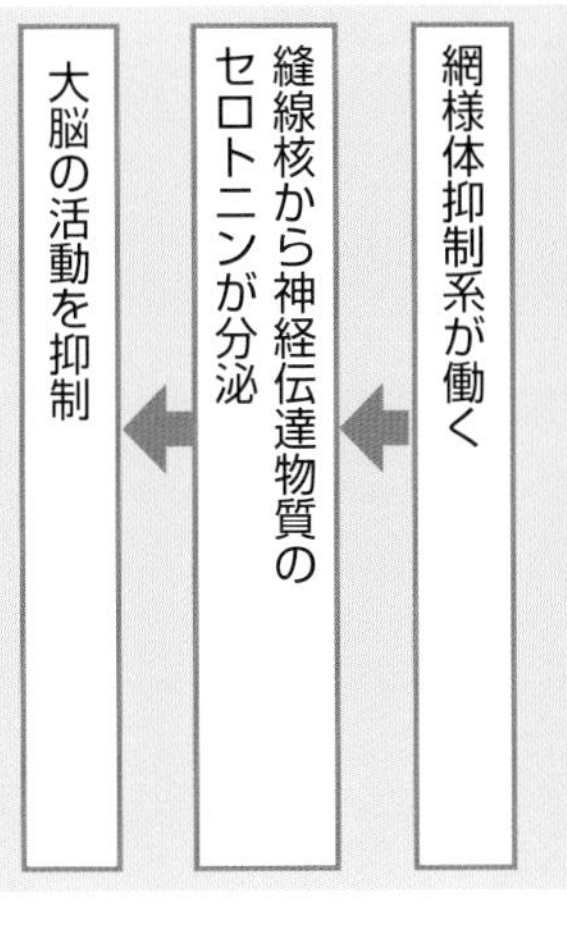

逆に睡眠をうながすときは、網様体抑制系が働き、縫線核から神経伝達物質のセロトニンが分泌されることで大脳の活動を抑制します。脳内で、これら2つの神経伝達物質をバランスよく作用させ、目覚めと睡眠をコントロールしています。

目覚めや睡眠を誘発するその他の脳内ホルモン

脳に存在するホルモン様物質としてプロスタグランジンD2やプロスタグランジンE2があります。ちなみに、プロスタグランジンは全身の臓器や細胞に広く見られる物質で、30以上の種類があり、さまざまな生理機能を司っています。

プロスタグランジンD2は、ごく少量（1000兆分の1mol（モル））で睡眠を誘発することが知られています。そのしくみは、前脳基底部の吻側腹側部という領域に作用し、覚醒中枢の働きを抑制し、睡眠中枢を刺激して睡眠を引き起こします。また、逆の覚醒作用にはプロスタグランジンE2が働いているとされます。

睡眠の効果とは

睡眠の効果	
学習効果があがる	3時間以上の睡眠が必要
記憶が定まる	浅い睡眠時に情報が整理され定まる
病気の予防	体の組織の修復などを行う
体の成長	成長ホルモンが分泌され成長を促す
老化の防止	成長ホルモンの分泌により、怪我・肌などを修復
ストレスの解消	ストレスは疲労の積み重ね、睡眠で取り除くことができる。 慢性的な睡眠不足により、睡眠障害、うつ病になることもある。
脳と体の疲れを取る	脳の疲れをとるためには、体の数倍の睡眠時間が必要

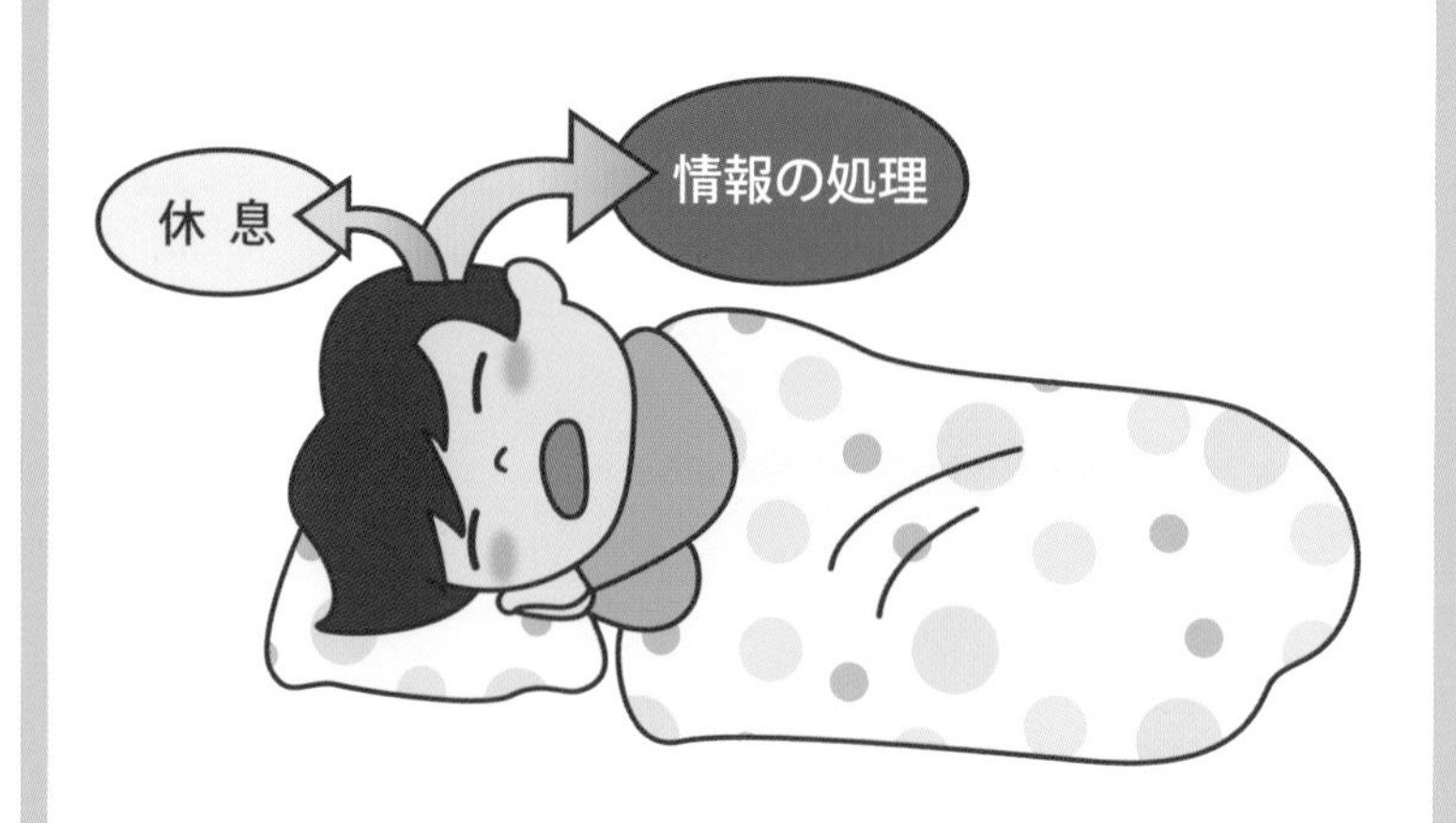

なぜ睡眠をとる必要があるのか?

睡眠は、疲れた脳や体を休めるだけではありません。睡眠の間に目覚めて活動しているときに五感を通して得た情報を整理するためにも必要とされています。

睡眠中には、ニューロン同士がつながった部分、シナプスが変化します。シナプスは記憶と脳の機能に関係しています。脳が処理できる情報の量は限界があるため、取捨選択し、大切な情報を取り出しやすくする必要があります。睡眠を取ることによって、脳はニューロンをつなぎ直し、情報を整理しているのです。ニューロンをメンテナンスしているともいえます。

必要な睡眠時間

アメリカ国立睡眠財団が、2013年にアメリカ、カナダ、メキシコ、イギリス、ドイツ、日本の6カ国を対象に、睡眠や習慣などに関する調査を実施したところ、日本人は1日6時間22分しか眠れていないという、6カ国の中で最も平均睡眠時間が短いという結果が出ました。ちなみに、アメリカは6時間31分、イギリスは6時間49分、ドイツは7時間1分、カナダは7時間3分、メキシコは7時間6分という結果でした。

1950年ころの日本人の平均睡眠時間は約8時間30分だったといいますので、かなり減少していることがわかります。なお、理想の睡眠時間は8時間だとされていますが、個人差や睡眠の質もあり、一概にはいえません。

眠る脳と眠らない脳

睡眠中は全ての脳の活動が低下しているわけではありません。睡眠で眠る脳と眠らない脳があります。

大脳皮質(大脳新皮質)や視床(間脳)には睡眠が必要ですが、大脳辺縁系や脳幹には睡眠の必要がありません。人が目覚めているとき、大脳は体の運動や高度な精神活動を司っていて、日々多くのエネルギーが消費されます。そのため、定期的な休養が必要とされます。

一方、脳幹には、心拍や呼吸、体温調節、さらには、睡眠を調節する中枢があります。また、大脳辺縁系は、食欲や性欲など、生命維持に欠かせない働きがあります。これらの部位は一生の間、眠ることなく働き続けます。

眠らないとどうなるか?

ずっと眠らないでいると、大脳皮質や海馬の活動が低下し、注意力や集中力や判断力、記憶力などが低下し、体調を崩したり妄想を見たり、言語障害をも起こし始めたりします。人間のような哺乳類だけではなく、鳥や魚も睡眠をとります。睡眠の働きは十分には解明されていませんが、記憶メカニズムや感情メカニズムと深く関係していることはわかっています。

「レム睡眠」と「ノンレム睡眠」

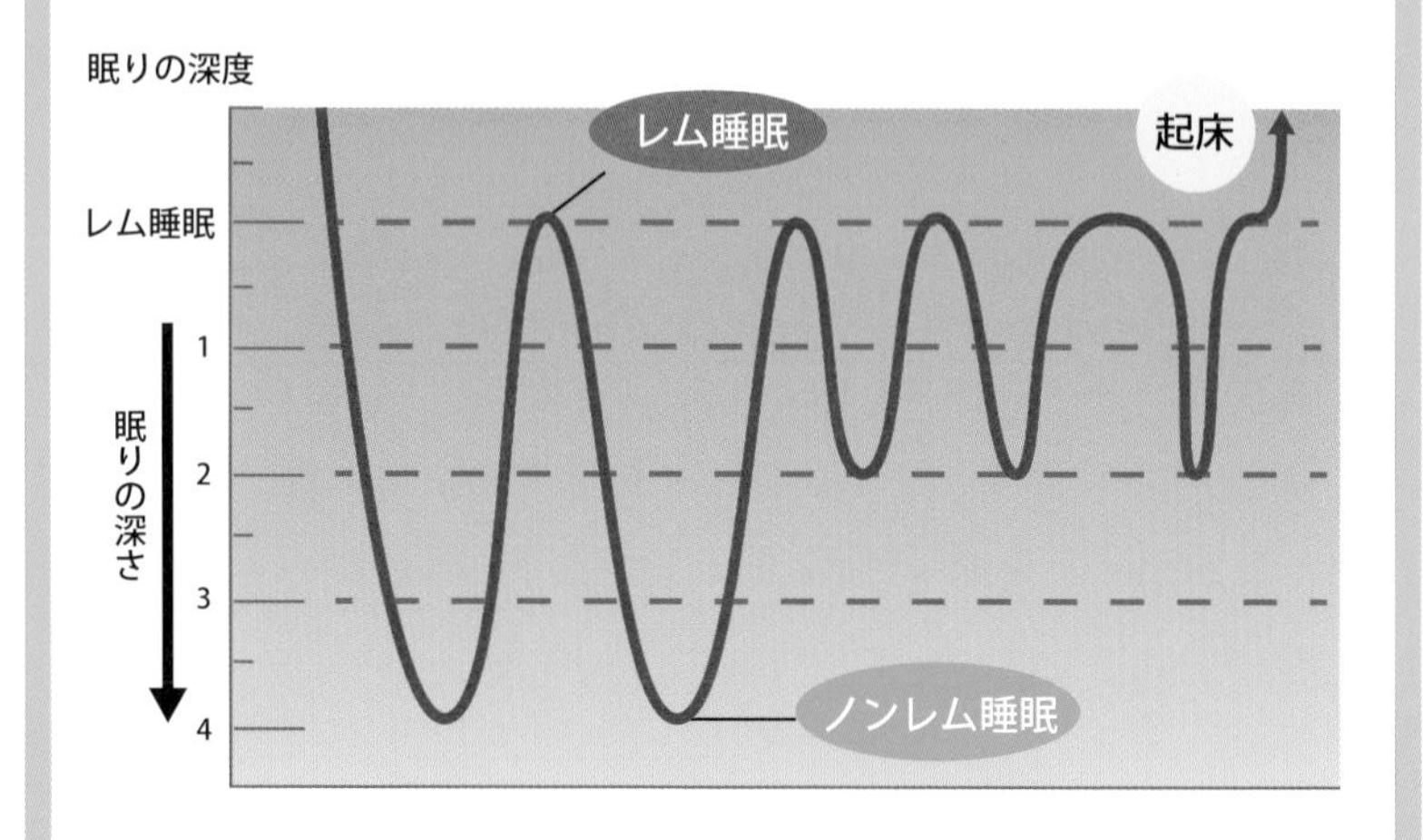

ノンレム睡眠４つのステージ脳波

ステージ	睡眠状態	睡眠の深さ
第１のステージ	入眠期	ごく浅い
第２のステージ	入眠期	ごく浅い
第３のステージ	睡眠状態	深睡眠期
第４のステージ	睡眠状態	深睡眠期

ステージ２は、比較的安定した睡眠状態である。
ステージ３と４ではリラックス状態にあり、
徐波睡眠といわれており脳波はゆったりとしている。

レム睡眠とノンレム睡眠

睡眠は脳が司る、脳を休ませるための活動です。

眠りの深さなどにより睡眠はレム睡眠とノンレム睡眠に分けられます。

眠りに入ると、まずノンレム睡眠になります。その後はレム睡眠とノンレム睡眠を約1時間半周期で繰り返し、覚醒します。では、レム睡眠とノンレム睡眠の違いは何でしょうか?

レム睡眠は「脳は起きていても、体は眠っている」状態です。眼球が急速に動いていることから、Rapid Eye Movement の頭文字をとってREM睡眠と名付けられています。脳波パターンは起きているときの状態に近く、夢を見やすい状態にあります。

レム睡眠時の脳の状態では、脳への血流量は多く、大脳皮質は活動していることがわかります。その一方で、脳幹と脊髄の運動神経核へ抑制指令が持続的に出されるために筋肉による活動は低下します。

ノンレム睡眠は「脳は眠っていても感覚器官や筋肉とはつながっている」状態です。急速眼球運動はなく、この睡眠時は特に脳の疲労回復に大きな役割を果たすと考えられます。

副交感神経が優位になり、血圧や脈拍、呼吸、脳温が下がり、成長ホルモンの分泌が増加します。

ノンレム睡眠の4つのステージ

さらに、ノンレム睡眠は脳波の違いによって4つのステージにわけられています。第1のステージは「うとうと」と浅い眠りに入った状態で、脳波の状態ではα(アルファ)波が50%以下となっています。外からの刺激をうけるとすぐに目が覚めます。第2のステージではベータ波類似の睡眠紡錘波が出現し、呼吸が整い、外からの刺激には反応しにくくなっていきます。第3、第4のステージでは低周波数のシータ波・デルタ波の割合は異なりますが、ともに深い眠りについており、名前を呼んでも簡単には起きなくなっています。この第3、第4のステージの睡眠は、振幅の大きい1~3Hz(ヘルツ)位の脳波(徐波)が現われる、深い睡眠の段階ということで徐波睡眠とも呼ばれます。

なお、第3、第4ステージの睡眠の間には、言葉で表す陳述記憶の固定が進み、レム睡眠の間は体で覚える手続き記憶の固定が進みます。

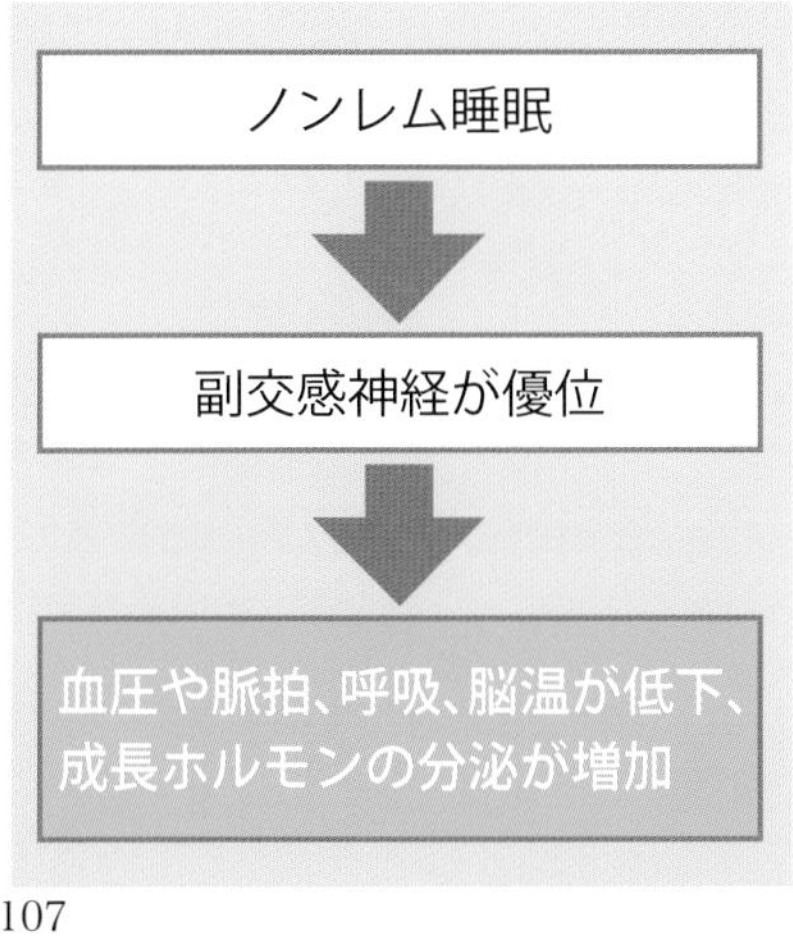

ノンレム睡眠
↓
副交感神経が優位
↓
血圧や脈拍、呼吸、脳温が低下、成長ホルモンの分泌が増加

側頭連合野の働き

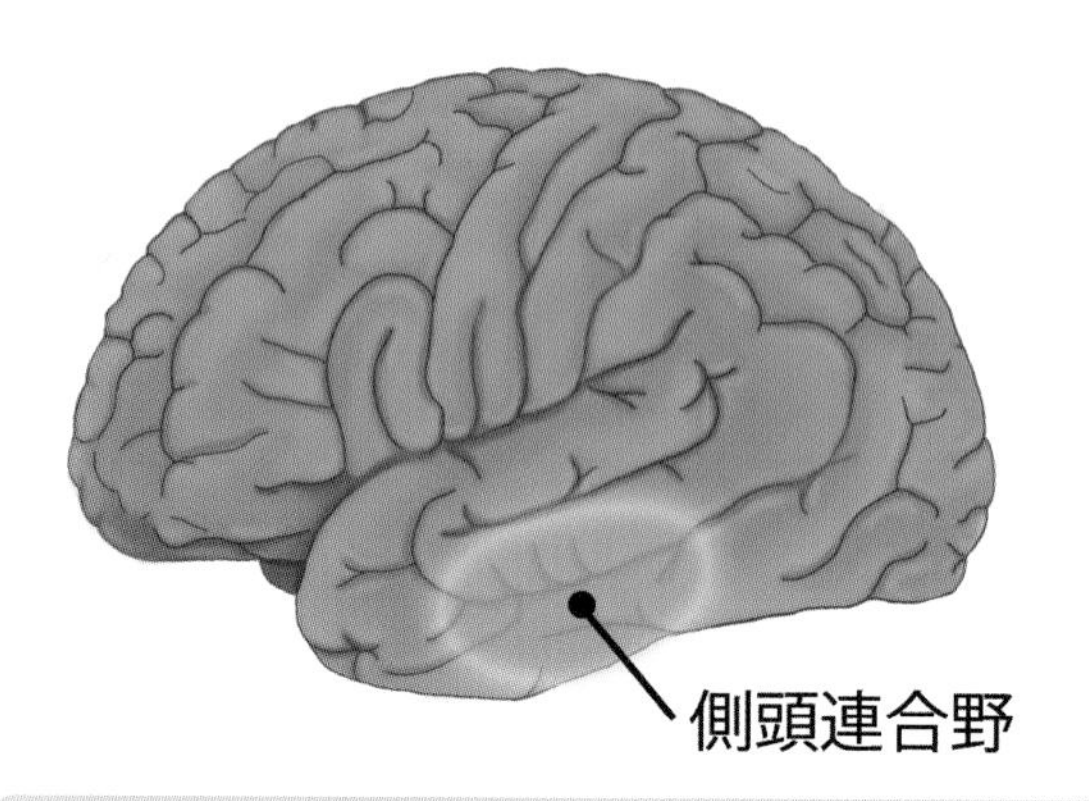

【側頭連合野の働き】

視覚連合野、聴覚野から送られてくる情報処理。

脳内に集められた「なにが」という形態について視覚情報としてこの側頭連合野へ送られ一つになる。

このように視覚のイメージを作りだしているのは側頭連合野だとされている。

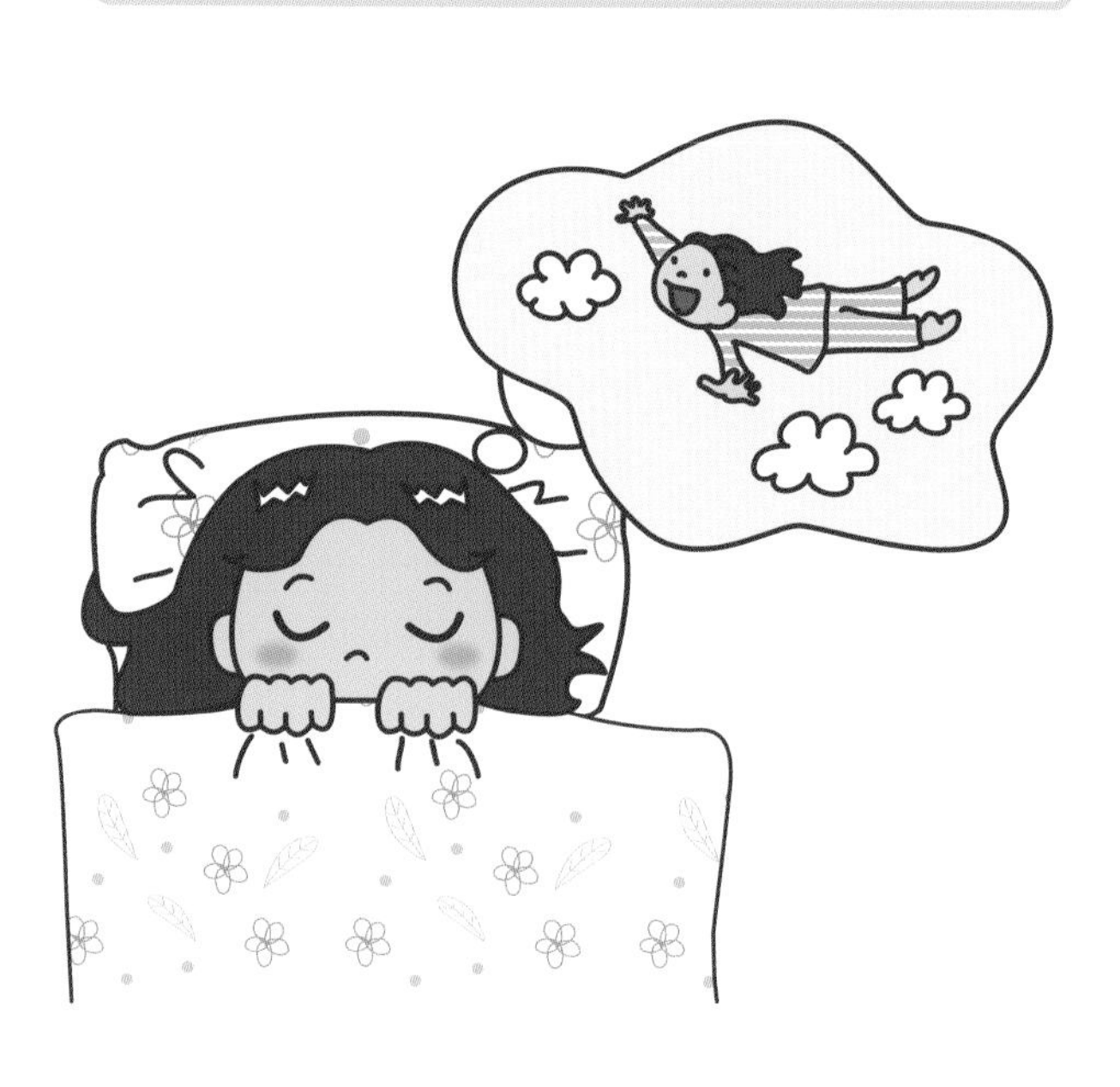

夢見と側頭連合野

私たち人間が見る夢は、そのほとんどが視覚的な夢だといっても過言ではありません。私たちの夢のほとんどはレム睡眠中に出現し、側頭連合野で見ているとされています。

側頭連合野は、形や色の認識や記憶、聴覚など、視覚連合野や聴覚野から送られてくる情報を処理して前頭連合野へ送る役割をもっている部位です。

夢見のしくみ

そのしくみは、目覚めている状態では、眼球の網膜から入った情報が視覚情報の処理を行う外側膝状体（視床の一部にある）という中継核を経て大脳皮質の後頭葉にある第一次視覚野に伝えられます。そして、その情報が今度は頭頂連合野や側頭連合野へと送られることによって記憶されます。側頭連合野は記憶の貯蔵庫ともいわれています。他の連合野との情報交換を密に行っており、感覚認知のあり方に深く関与している領域です。また、側頭葉には聴覚野とウエルニッケの言語野も含まれます。

その根拠の一例として、1958年に、側頭葉の障害のために重篤なてんかん発作のある人に対してペンフィールドが行った研究があります。側頭葉に弱い電気刺激を加えると、以前に経験した出来事の生き生きとした記憶がよみがえり、その経験が次々と連続的に引き出されたといいます。この研究は、側頭葉が記憶の座であるとする考えの根拠の一つになりました。

ちなみに、第一次視覚野から頭頂連合野や側頭連合野への視覚情報の流れにはそれぞれ特徴があり、「どこに」「どこへ」という空間についての情報は頭頂連合野へ、「なにが」という形態についての視覚情報は側頭連合野へと統合されるとされています。なお、夢見に関わってくるのは主に、大脳辺縁系、下頭頂小葉、内側後頭側頭回、そして大脳基底核と脳幹などだとされていて、視覚のイメージを提供するのは側頭連合野だとされます。

夢見のしくみ

■目覚めているとき
眼球の網膜↓外側膝状体
↓大脳皮質の第一次視覚野（後頭葉）

・「どこに」「どこへ」という空間についての情報は頭頂連合野で記憶される
・「なにが」という形態についての視覚情報は側頭連合野で記憶される

■睡眠中
視覚のイメージを提供するのは側頭連合野

夢見のきっかけとなるのは

では、いつの時点から夢は見るのかというと、実はきっかけになる物質があります。それは、副交感神経や運動神経で刺激を伝達する神経伝達物質として重要な働きをもつアセチルコリンだとされています。この物質は脳幹の橋から分泌され、レム睡眠を引き起こす作用があります。

脳の活動状況の変化

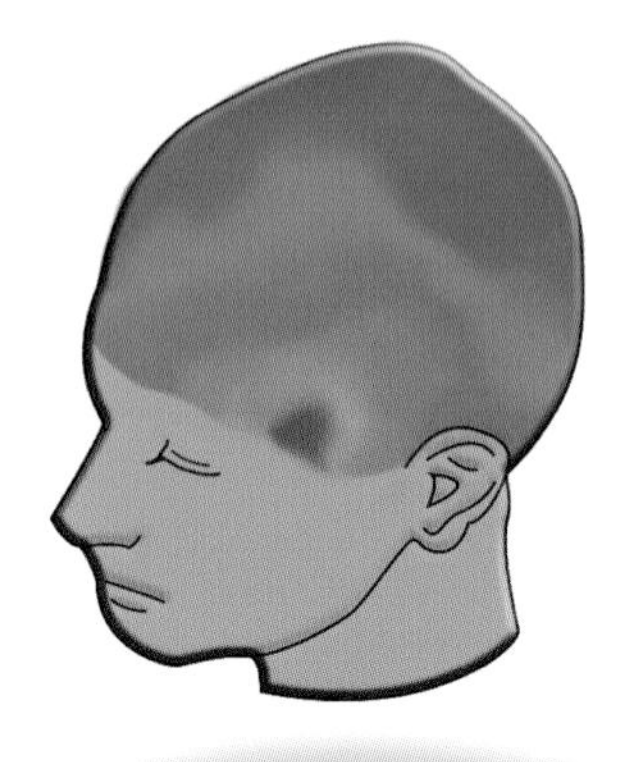

通常の夢を見ている時

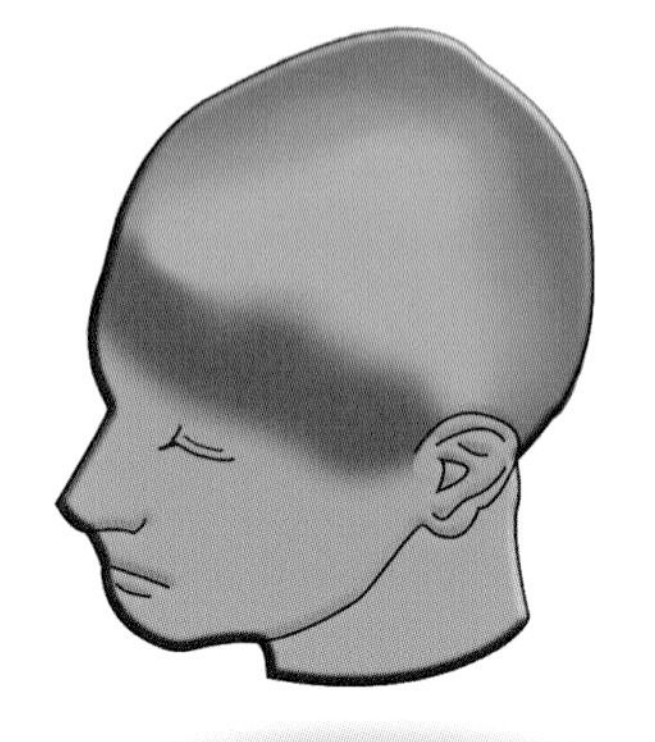

明晰夢を見ている時

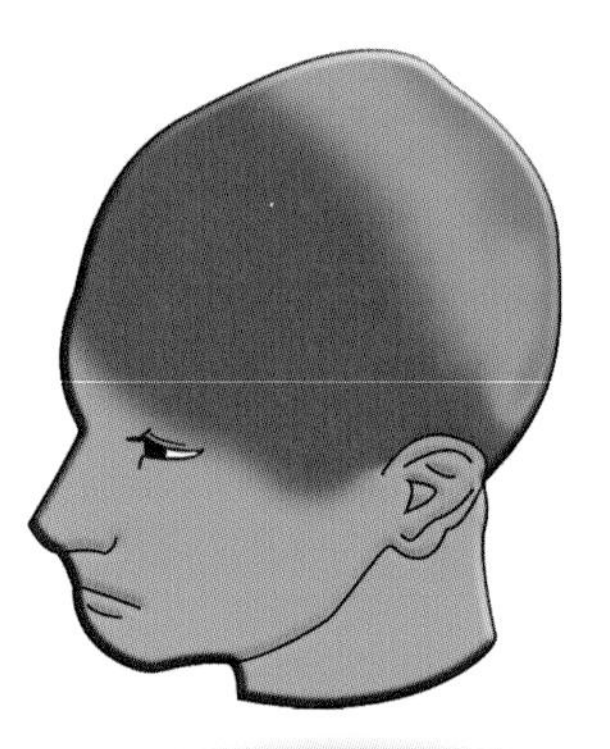

覚醒時

色が青に近いほど活動が低下し、
赤に近いほど活性化している。

夢の内容と前頭連合野

夢には記憶の断片がアトランダムにあらわれ、奇想天外なストーリィを組み立てます。それは理性によって論理的に考える前頭連合野が抑制されている（眠っている）ためだといわれています。

前頭連合野は情動を制御したり、論理的な判断をくだしたり、五感から入ってくる情報を整理したり、出力しようとしている情報を他の情報と照らし合わせてチェックしたりと、高度な精神活動を司っています。その前頭連合野が眠っている状態では、夢にチェック機能が働かないため、突拍子もない内容になるのです。

このように、レム睡眠中には、大脳のなかでも特に活動が活発になる部分と活動が抑制される部分があるのです。

つまり、前頭前野背外側部など、ものごとを現実に照らし合わせて論理的に考え、判断する部位の働きが弱まる一方で、帯状回前部など、ものごとを本能的、直感的にとらえる情動に支配されている部位の働きが強まることで起きるものだと言えます。

睡眠
前頭前野背外側部などの働きが弱まる
帯状回前部など働きが強まる

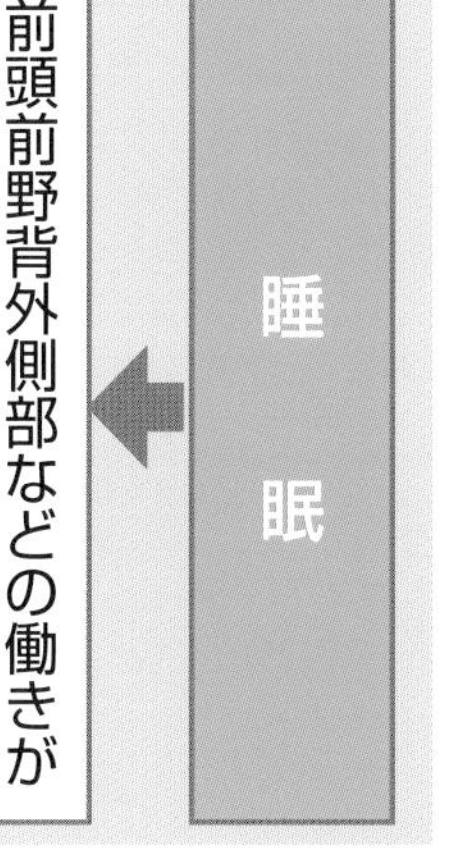

夢見のときに働くふたつの回路

なお、夢や幻覚を体験しているときの脳には、ふたつの回路が働いていると考えられています。ひとつは、覚醒しているときと同じように大脳皮質を働かせ、外敵や生理的な現象に合わせて神経活動をおこす回路です。もうひとつは「眼球運動にかかわる運動神経」以外の運動神経にブレーキをかける回路です。このブレーキがあるおかげで、私たちは夢の中の奇想天外な行動、例えば、走ったり空を飛んだり逃げ回ったり崖からジャンプしたり、を実際に行動せずに済んでいるのです。このレム睡眠中の「眼球以外の運動」にブレーキをかける機能は、脳幹の脳幹網様体、青斑核にあります。

創造的なアイデアの源泉

つじつまの合わない支離滅裂な夢は、決して意味のないことではありません。

そうした夢見が、大発明や大発見につながったり、芸術的な創造力の源になった例は多くあります。例えば、19世紀のドイツの化学者・ケクレは、蛇が尻尾を咥えて環になった夢を見てベンゼンの環状構造式を発見・解明し、有機化学の分野に飛躍的な発達をうながしました。

睡眠中の脳内

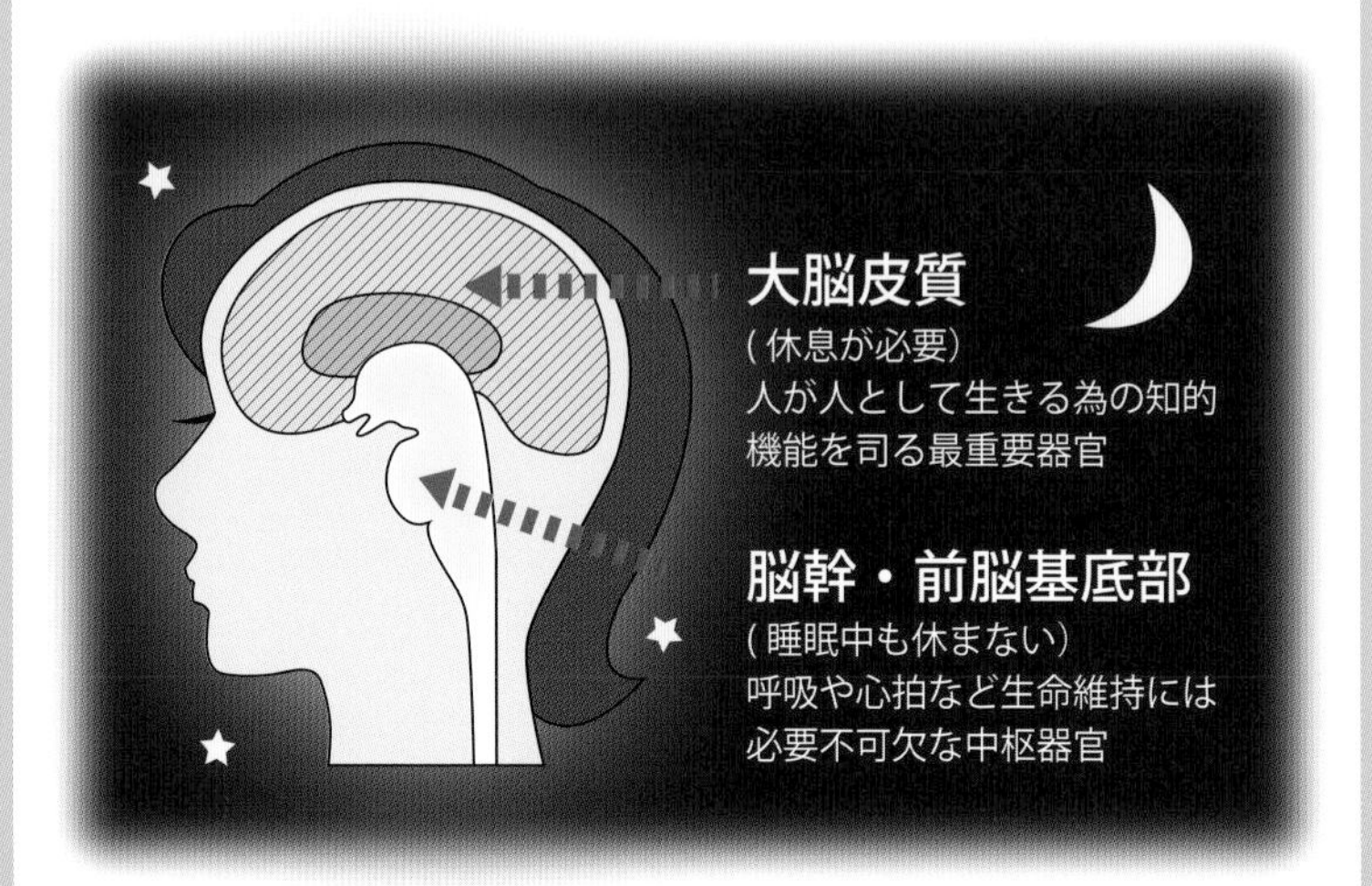

大脳皮質の働き

睡眠・覚醒、情動
記憶・学習、思考
注意、感情、意思
自意識、など

大脳皮質は神経細胞の集まりであり、この中で睡眠・覚醒は日常くり返されている。「感情・意思・自意識」は、大脳皮質の反応によるものである。

脳幹の働き

・生命維持
・大脳の活動を抑制

睡眠は大脳を休ませるために視床下部の働きであり、脳幹が深く関わっている。

記憶と睡眠

睡眠中にはほとんどすべての運動系は、脳幹と前頭前野が抑制しているため、意図的に体を動かせない状態にあります。そして五感からの情報も大脳皮質へはシャットダウンされています。

こうした状況の中で、睡眠中は脳の中で何が行われているのでしょうか？

近年研究が進められていますが、中でも記憶と睡眠との関係が注目されています。

さまざまな研究結果により、睡眠が学習・記憶の維持にとどまらず、そのことを進展させ、さらに長期記憶としての記憶の固定化にも睡眠が深く関与しているという見方が強まっています。

深く関与しているのは睡眠の深さ

学習・記憶について、特に深く関与しているのは、睡眠の深さ（睡眠の段階）だとされています。中でも、ノンレム睡眠のステージ3、4である徐波睡眠と、レム睡眠だと考えられています。

徐波睡眠時では、陳述記憶（言葉で表すことのできる記憶）の固定化が促進され、レム睡眠時には体で覚える手続き記憶などの非陳述記憶の固定化が促進されたとの研究結果が出ています。

徐波睡眠
（ノンレム睡眠のステージ3、4）
↓
陳述記憶（言葉で表すことのできる記憶）の固定化が促進

レム睡眠
↓
体で覚える手続き記憶などの非陳述記憶の固定化が促進

記憶における海馬の働き

場所の特定などの情報が含まれるエピソード記憶に、重要な役割を果たしている脳の部位として海馬があります。なぜならば、海馬には場所を記憶する細胞があり、空間を認知する機能があるからです。この海馬と睡眠に関する研究も多く行われています。

中でも、予め場所を記憶させた後で、徐波睡眠中の海馬の活動を調査すると、場所記憶に関する細胞が活性化しているとの結果が出ています。徐波睡眠中は大脳や海馬も睡眠のために機能が低下している状態のはずで、なぜそのような活動が起きているのかが不明でした。

しかし、最近の研究では、目覚めて活動しているときの学習記憶は一時的に海馬に保存され、徐波睡眠時に長期記憶として大脳皮質へ送られていることがわかってきました。

エピソード記憶
学習記憶を一時的に海馬が保存
←
徐波睡眠時
←
長期記憶として大脳皮質へ

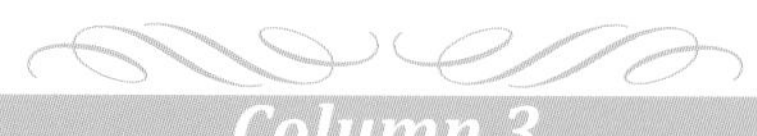

Column 3

脳と酸素の話 その2
頭に血が上ることは、脳が活性化している!?

脳科学の世界では、1890年にシナプスを発見したシェリントン博士らの研究以来、脳細胞の活動に伴って脳血液が増加する現象が観察されることが分かっていました。しかし、これまで、なぜ活性酸素を多く発生する酸素を含んだ血液が過剰に供給されるのかは謎のままでした。そこで今までは、一言で言えば、「頭に血が上ることは、脳が活性化している」というきわめて単純な定説(ドグマ)が信じられていたのです。

筆者は、脳における酸素交換反応の理論と自ら開発したCOE装置で、この問題を解明することができました。

ちなみに、COEとは、筆者が1991年に発見した光で脳機能を計測する方法(NIRS)を、さらに進歩させた技術で、光機能画像法のことをいいます。そこでCOE装置とは、頭皮上にCOEプローブという器具を入射と受光の二つを設置し、微弱な赤外線で計測する装置のことをいいます。

従来の計測方法では、酸素交換の現場である毛細血管と神経細胞の部位のみを、選択的に計測することができませんでした。その結果、静脈の上流で起こっている毛細血管内の血流増加反応と、静脈の下流で起こる血液が入り混じる現象(いわば静脈性下水道効果)を見て「脳の活性化が起こった」と考えられていたのです。

しかし、従来の方法を改めて、酸素交換理論に基づいて酸素消費が起こっている毛細血管の現場のみを対象にCOEの実測を開始しました。そうすると、徐々に微小な世界の酸素反応が解明されてきました。

この血が上った状態をよく調べてみますと、脳細胞が活発に働いて酸素を使用しているのではなく、むしろ、うまく酸素を使えない状態が継続して、どんどん血液だけが増加してしまう現象に過ぎないことが分かってきたのです。

それは、毛細血管内の酸素交換反応には、酸素を消費する反応と、酸素交換せずにそのまま毛細血管内を素通りする反応の二つがあることがわかったからです。筆者は、この二つの反応、つまり、脳細胞がうまく酸素交換できている状態を「フォース効果」、酸素交換が起こらない状態を「ウォータリング効果」と呼んでいます。

フォース効果が現れているときの脳は活性化しています。一方、ウォータリング効果では、脳細胞はうまく酸素を使えない状態のために活性化は起こりません。

このように、従来は脳血液の増加は、脳が活性化されている状態と考えられてきましたが、実際は、脳血流の増加は脳の酸素消費の結果でしかないと筆者は考えています。血流は酸素供給のための調節機能として働いているからです。

第5章

脳と体の調節のしくみ

～胃や心臓が動いたり、
血圧が上がったり
体温が保たれたりするのはなぜ？～

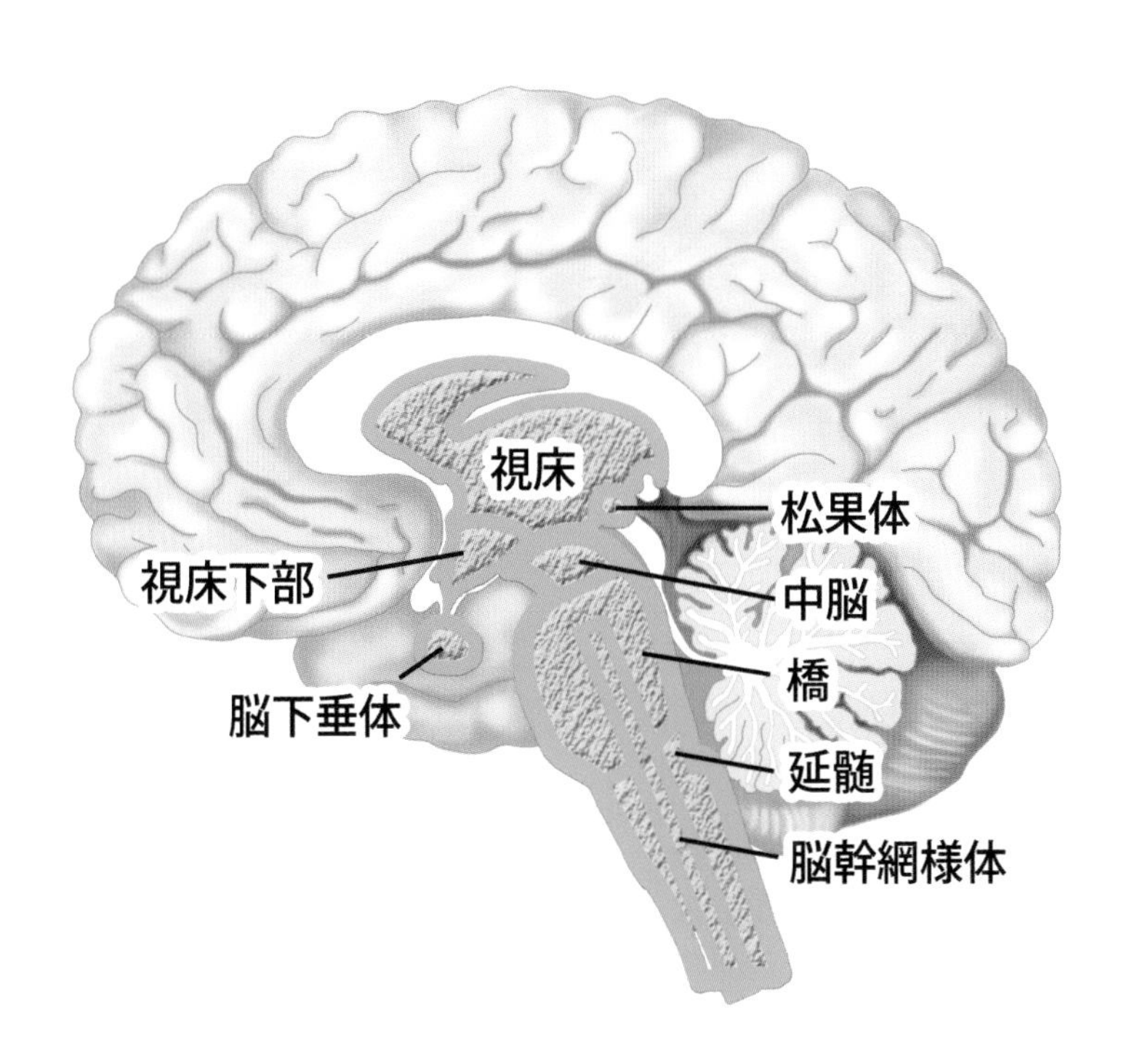

1 大脳基底核のしくみ

目的の運動をより正確に行うための微調整を行う「大脳基底核」

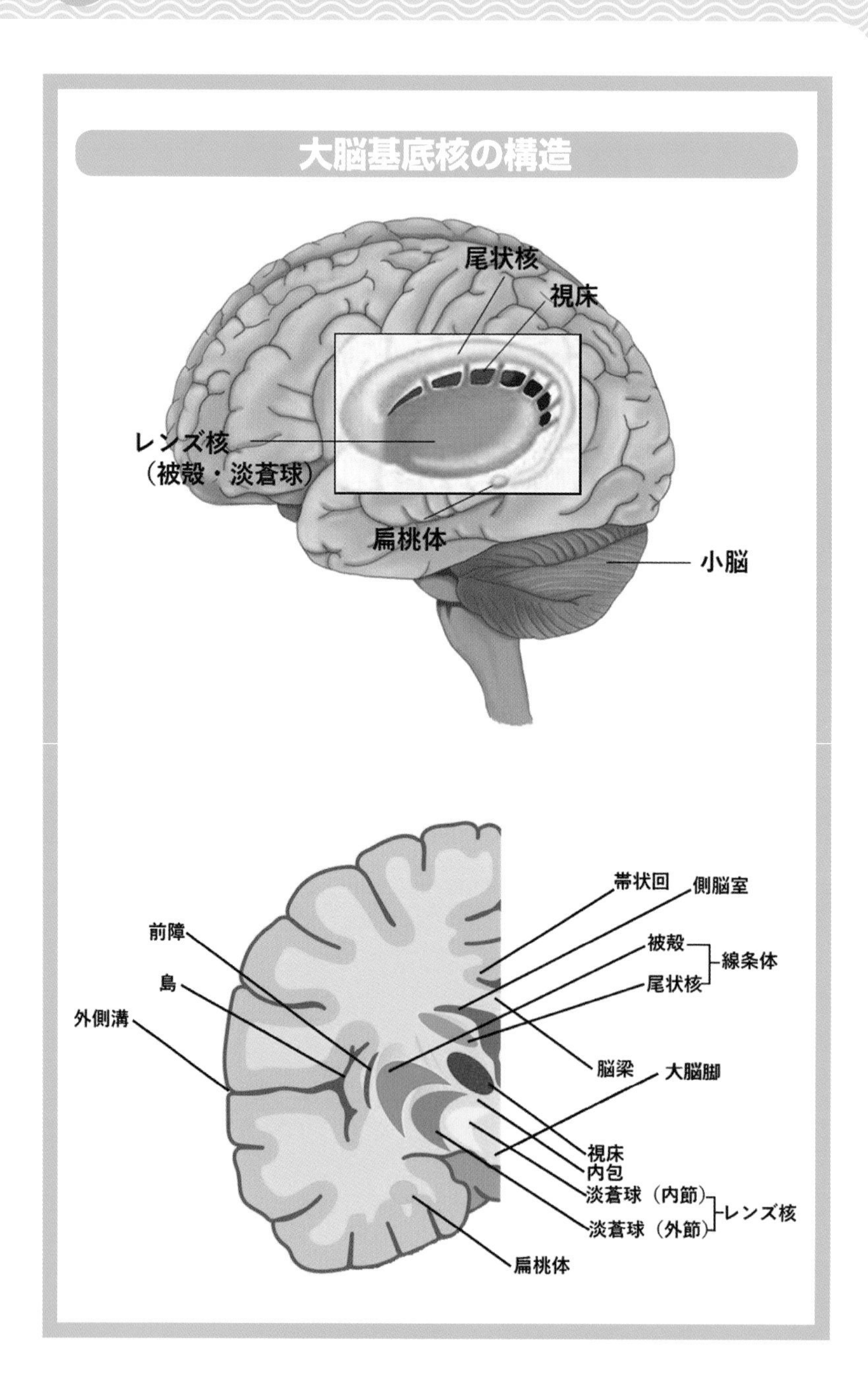

大脳基底核の役割

大脳基底核は大脳の深部に位置する灰白質の部分で、線条体（尾状核、被殻を含む）、淡蒼球、前障、扁桃体などで構成されています。運動に対し間接的な関与ですが、目的の運動をより正確に行うための微調整を行ったり、姿勢の制御に関わったりする部位です。

大部分は運動調節の機能をもちますが、扁桃体は視床下部などと連携して大脳辺縁系（感情の形成や学習と記憶に関係している部位）の機能を統合します。

姿勢を保つ上で重要な「錐体路」をサポート

運動に関わる神経のうち、大脳皮質の機能中枢の一つである錐体路（延髄の錐体を通る経路）をサポートする働きをもっています。

自らの意志や意図に基づいて体を動かす（随意運動）際に関与しますが、私たちが意識せずに行う体のバランスを微調整する際にも関与しています。

そのしくみとしては、大脳皮質から運動指令が出されると、その一部が大脳基底核に伝わります。そうすると、大脳基底核は、姿勢を正しく保ちながら、体全体がなめらかに動いていくための信号を、視床経由で大脳皮質に伝達します。

運動情報の通り路となる内包

随意運動に関係して、大脳皮質の一次運動野から伸びて脊髄に至るまでの運動神経線維の、言わば運動情報の通り路となる重要な部位に内包があります。この部位は、大脳基底核と視床の間の白質の部分にあります。

ここを通る神経線維として、大脳皮質と下位脳をつなぐ上行性線維、下行性線維が走っています。

内包の上方は、神経線維束が放射状に分布する放線冠と呼ばれる部位で、大脳皮質へと拡散しています。一方、下方は、中脳に位置し、大脳の下側に脳幹がつながる根元の部分である大脳脚へとつながっています。

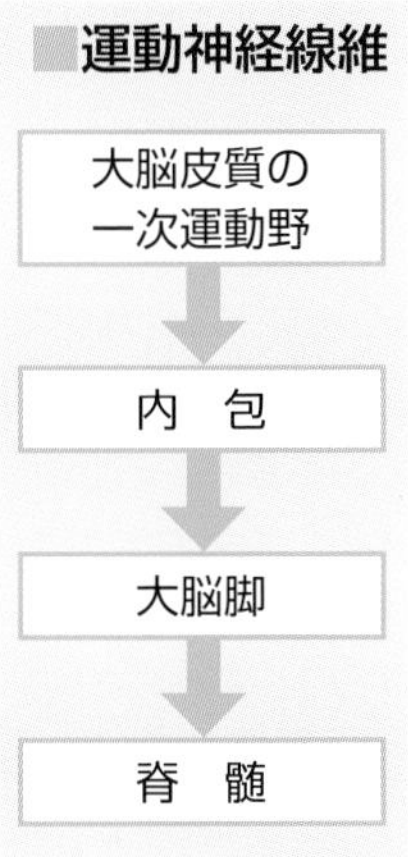

■運動神経線維

大脳皮質の一次運動野
↓
内包
↓
大脳脚
↓
脊髄

体部位局在性

内包を走る運動神経線維には、体部位局在性（体の各部位への規則的配列）が確認されています。そのため、何らかの原因でその一部でも損傷してしまうと、体の特定の部位に障害がでます。

例えば、脳出血が起きて内包が損傷したりすると、運動麻痺が約80％の確率で起きるとされています。これは、内包膝部から後脚にかけて運動関連の神経線維が多く走っていることから起こる障害です。

2 脳幹網様体のしくみ

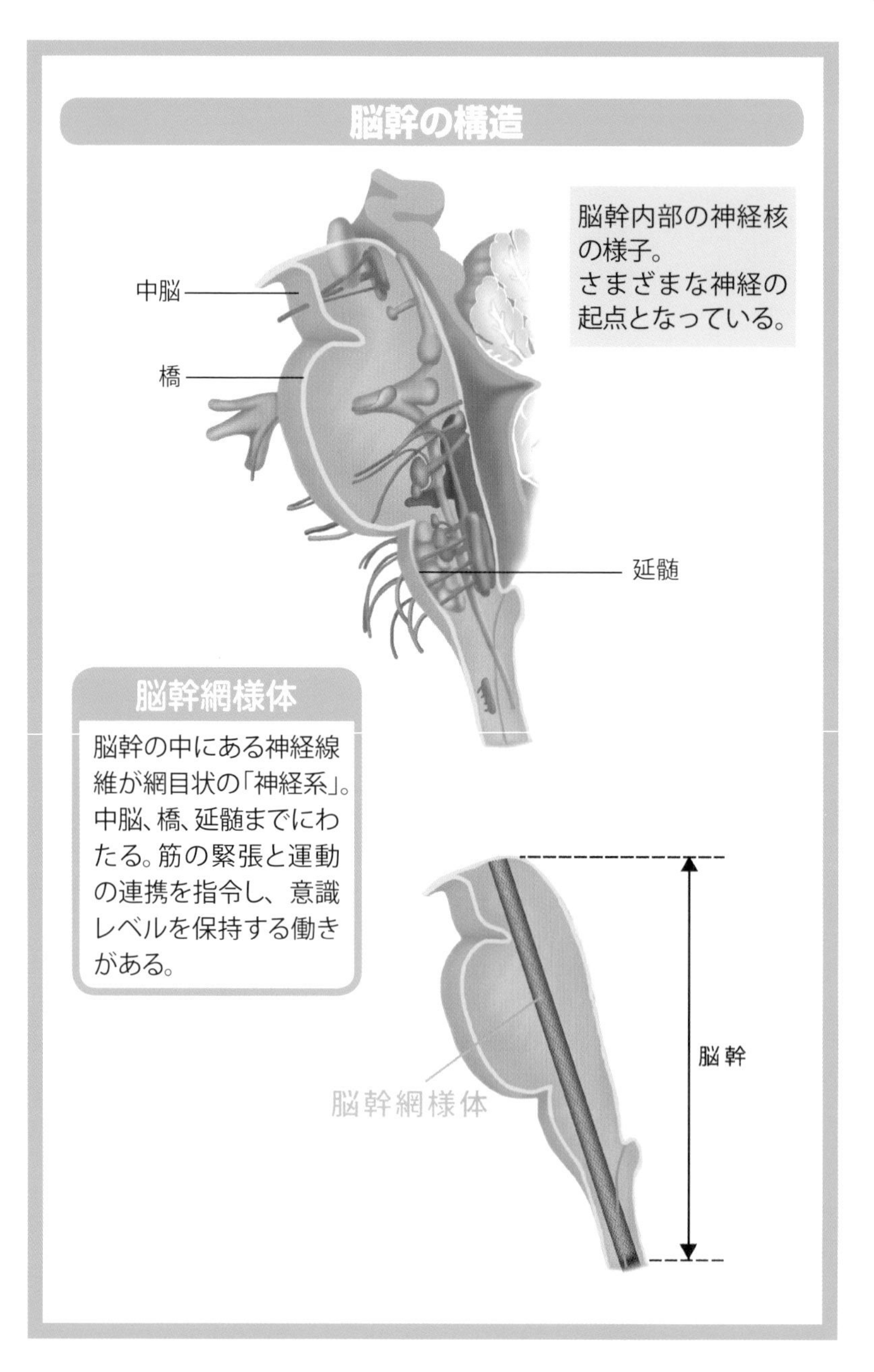
脳幹の構造
脳幹内部の神経核の様子。
さまざまな神経の起点となっている。
中脳
橋
延髄
脳幹網様体
脳幹の中にある神経線維が網目状の「神経系」。中脳、橋、延髄までにわたる。筋の緊張と運動の連携を指令し、意識レベルを保持する働きがある。
脳幹
脳幹網様体

脳幹網様体の調整活動

第4章で紹介したように、脳幹には網様体が全体に広がっています。網目状に複雑に走る神経線維網や、その間に散在している神経細胞の集団からできたネットワークです。網状に見えることから網様体と呼ばれています。

脳幹網様体は呼吸や血液の中枢であるほか、意識の調整や脳全体の機能調整に深くかかわっています。次に、主な2つの調整活動をまとめます。

意識レベルの調整

人間が意識レベルを上げる方法、つまり覚醒する方法はいくつかありますが、自然な覚醒は脳幹の脳幹網様体によってコントロールされています。脳幹網様体に散在しているニューロンは大脳皮質に向かって軸索を伸ばしています。普通のニューロン同士の結合とは異なり、大脳皮質全体に広がるように投射しています。そして、セロトニン、ノルアドレナリン、ドーパミンなど、アミノ酸の代謝された生体アミンを大脳皮質に分泌することで、大脳皮質の活動レベルを調整しています。脳幹網様体からの入力が高まると、大脳全体が興奮し高いレベルで覚醒した状態になります。そして意識レベルが高まると、活動が活性化して体験できることが増え、複雑な行動が可能になったり、理論立てて思考することができるようになったりします。

逆に覚醒状態からまどろんだ状態を経て深い睡眠状態になる場合は、睡眠レベルに合わせて意識のレベルもさがり、行動範囲も狭まります。

脳全体の機能の調整

ニューロンの軸索はシナプスで他のニューロンと接しあい、大脳皮質をはじめ脳全体から脊髄に至るまで、広範囲にわたってネットワークを形成しています。それぞれのニューロンは、脳内の10万以上のシナプスで接しています。そこでは情報を伝え、神経伝達物質を放出します。神経伝達物質はニューロンが細胞内で作りだした化学物質で、100種類以上あるといわれています。このように、脳幹に存在するさまざまな網様体は、脳全体の機能を神経伝達物質を放出することにより調整しています。

ここでは一例として、脳を広範囲にわたって調整しているニューロン、ノルアドレナリン作動性ニューロンを紹介します。

このニューロンは、橋の網様体にある青斑核から軸索を伸ばし、大脳皮質から間脳、小脳、中脳、さらに脊髄に至るまで、中枢系全域に枝葉を拡げています。また、このニューロンが放出する神経伝達物質は、通常のシナプス間隙だけに放出されるのと違い、放出後に広範囲に拡散し、多くのニューロンに作用しています。

このことにより、痛みや不安、気分、学習や記憶など、さまざまな脳の機能調整に関与しています。

3 中脳のしくみ

眼球運動や体のバランスを調整する「中脳」

中脳の構造

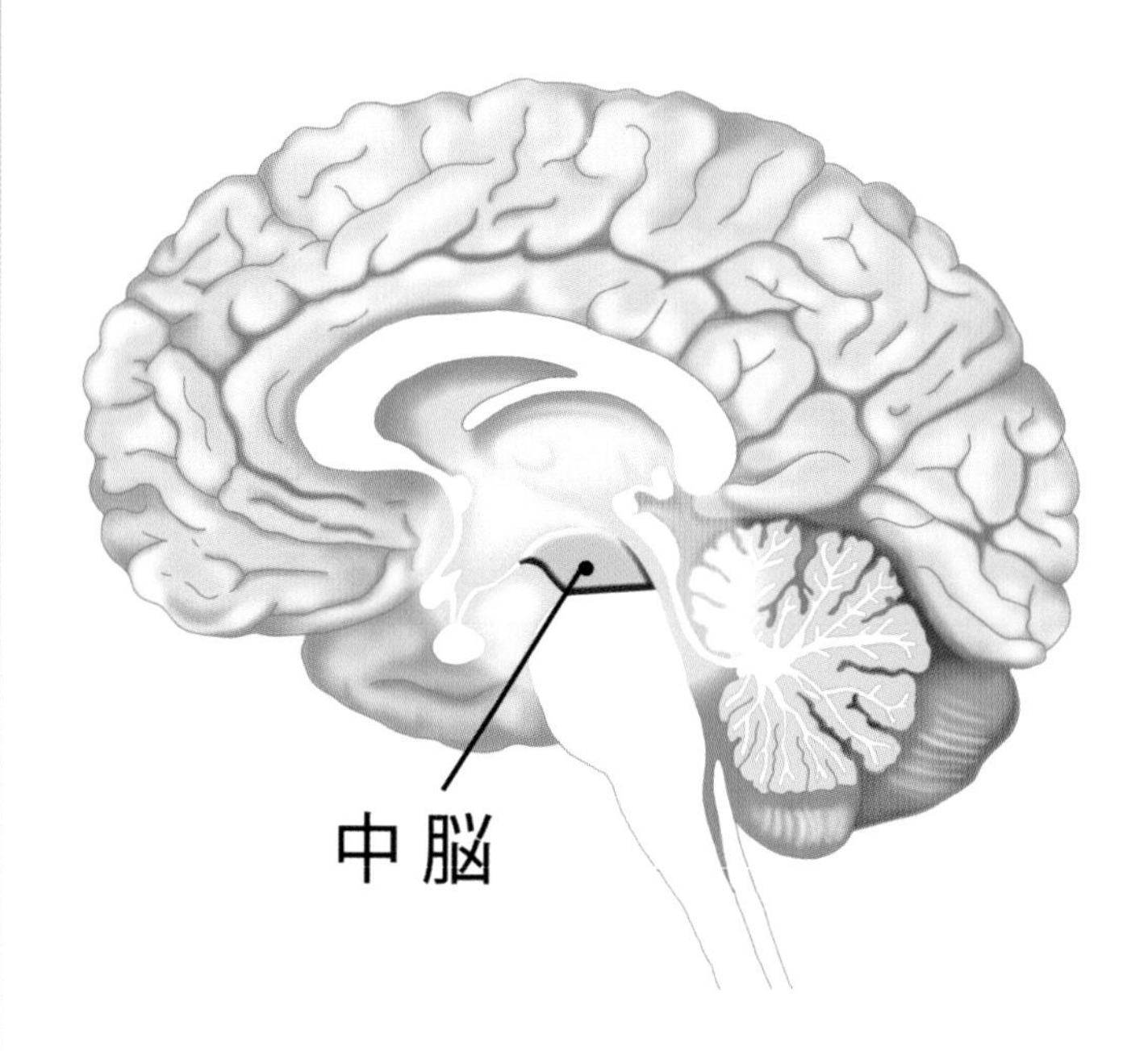

中脳

脳幹の部分のひとつであり、上は間脳,下は橋につながる。大脳と脊髄、小脳を結ぶが、体の平衡感覚・姿勢の維持をしてくれる中枢、視覚の反射作用、眼球の運動に関わる反射の中枢、聴覚刺激に対し反射的に眼球や体の運動をおこす中枢などがある。

無意識に運動する神経系と密接に関わる

思わず座ったまま居眠りをしているときに「こっくり」して姿勢が崩れそうになると、体は自然に元の姿勢に戻ろうとします。この、同じ姿勢を保とうとする働きは、中脳の機能のひとつです。無意識に運動する神経系と密接に関わっていることで、そうした体の動きが可能になるわけです。

中脳は間脳と橋に挟まり、上下に短い構造をしています。背面の中脳蓋には4つの丘体があり、上方の一対を上丘、下方の一対を下丘と呼んでいます。上丘、下丘はそれぞれ上外側に線維束を出し、上丘腕、下丘腕として間脳に伸びています。

中脳被蓋（ちゅうのうひがい）には滑車神経や動眼神経の起始核があります。また、不随意運動（自らの意志や意図とは関係なく自動的に動く）に関係する赤核（せきかく）や、意識のメカニズムに関係する網様体などがあります。

滑車神経や動眼神経の起点

眼球の滑らかな動きを可能にしている滑車神経は、下丘の下から発生しています。腹側からは動眼神経が発生しています。

滑車神経は、外眼筋の上斜筋を支配し、中脳の滑車神経核から出る神経線維で、動眼神経も目を動かす神経です。中脳の動眼神経核の細胞から出ています。

特に動眼神経は、主に眼球に付着する6個の外眼筋（がいがんきん）のうち、上直筋、下直筋、内直筋、下斜筋の4種と瞼（まぶた）の動きに関わる上眼瞼挙筋（じょうがんけんきょきん）を支配しています。

橋背部の神経核から出入りしている外（がい）転神経（てんしんけい）は眼を外側に動かす外側直筋を支配しています。また、動眼神経は目に光が入ったときに瞳孔を収縮させる対光反応や、眼の遠近を調節しています。

■目に光が入った時の調節経路

中脳の動眼神経核

⇦

動眼神経（運動神経線維／外眼筋のうち、上直筋、下直筋、内直筋、下斜筋の4種及び上眼瞼挙筋を支配）

⇦

瞳孔の収縮、眼の遠近の調節

内耳神経の通り路

聴覚では、耳から入った音は内耳神経を通して、側頭葉の一次聴覚野へ伝える働きもしています。なお、内耳神経は、側頭骨内にある前庭神経と蝸牛神経とで構成される混合神経で、平衡感覚や聴覚を伝達する神経です。

4 橋(きょう)のしくみ

呼吸調節や顔面神経の起点となっている「橋(きょう)」

橋の部位

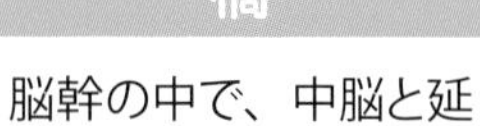

橋

脳幹の中で、中脳と延髄とに挟まれている。顔に広く分布する、三叉神経、外転神経、顔面神経、聴神経など脳の神経核が多数ある。

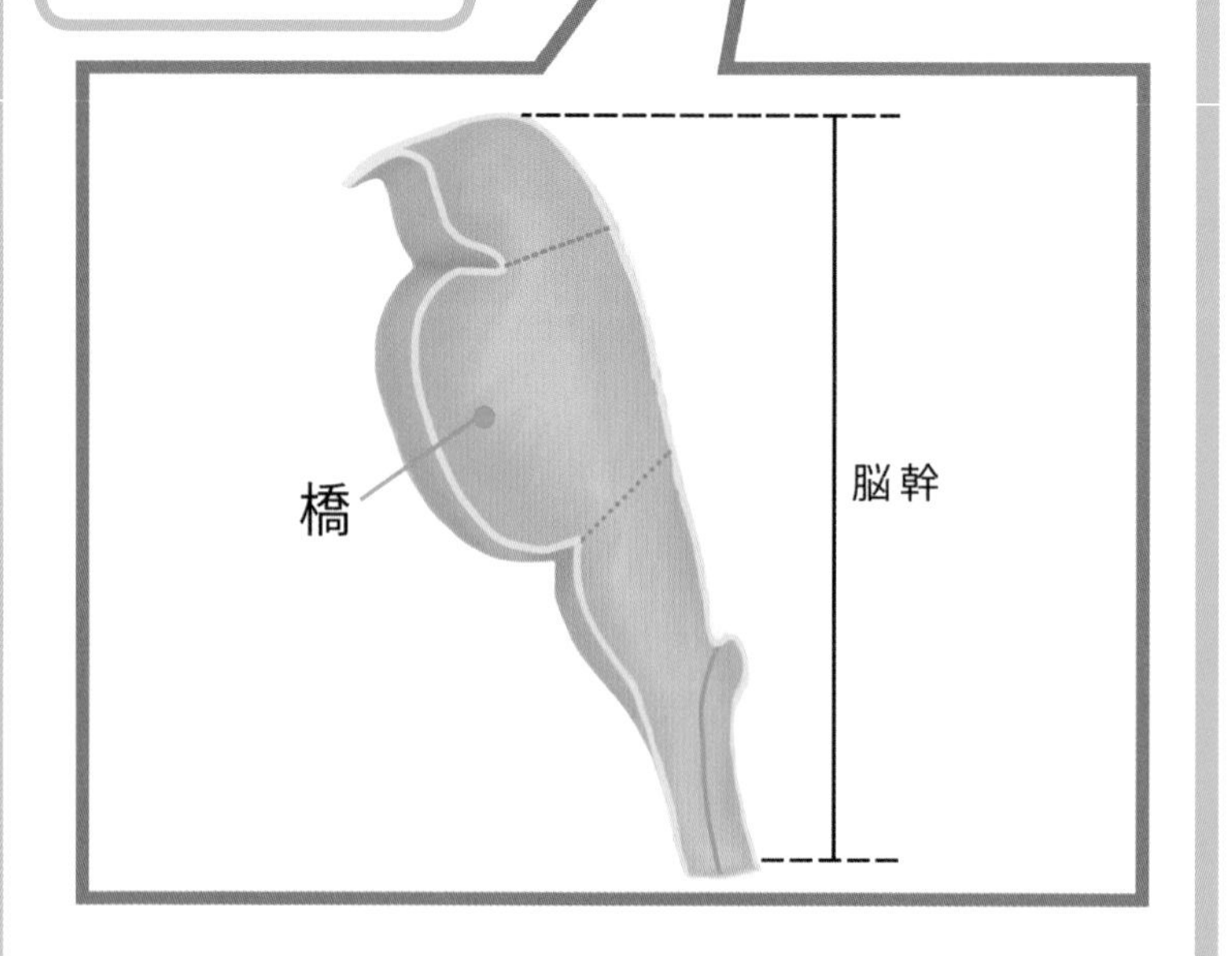

リズミカルな呼吸をコントロール

リズミカルな呼吸は呼吸中枢によってコントロールされています。その呼吸中枢を調節する呼吸調節中枢があるのが、脳幹の一部である橋です。

橋と延髄が区別されるのは哺乳類の特徴で、人間の橋は最も発達しています。延髄と中脳の間にあり、小脳の腹側にあります。橋の腹側は横に走る神経線維束でおおわれ、この神経線維束は橋と小脳を結ぶ中小脳脚となっています。

橋の構造

橋の腹側面中央部には脳底動脈が通っています。橋の腹側部は顕著に隆起した形態となっていますが、これは高等動物のみが持つ特徴です。それは、大脳皮質から橋に向かって大量の神経線維群が下行しているため、大脳の発達に伴って橋の腹側部も発達してきたからと考えられています。

顔面神経など多くの神経核をもつ

橋の機能はさまざまですが、そのひとつは大脳皮質からの運動に関する命令を小脳に伝える経路を通し、全身の筋肉をコントロールしています。

また、橋から発生している顔面神経は顔面に広く分布し、表情筋の運動を支配しています。ちなみに顔面神経は、表情筋を支配するばかりでなく、涙腺や顎下腺、舌下腺に関わる副交感神経や、舌の前方3分の2の味覚を伝える味覚線維も含んでいます。

他にも、三叉神経核や内耳神経核、外転神経核もあります。

橋から伸びた三叉神経は、脳神経のなかでも最大の神経で、感覚線維の感覚根と運動線維の運動根とで構成されています。橋からでた感覚根は三叉神経節を作り、3本の枝に分かれます。そして分かれた枝は眼神経、上顎神経、下顎神経となり、額や鼻腔、頬や唇、歯槽など、顔面の感覚を広く受け持つことになります。

鼻粘膜に分布している三叉神経は、刺激臭を感知すると嗅神経とは異なるルートで脳に伝える、という機能も持っています。

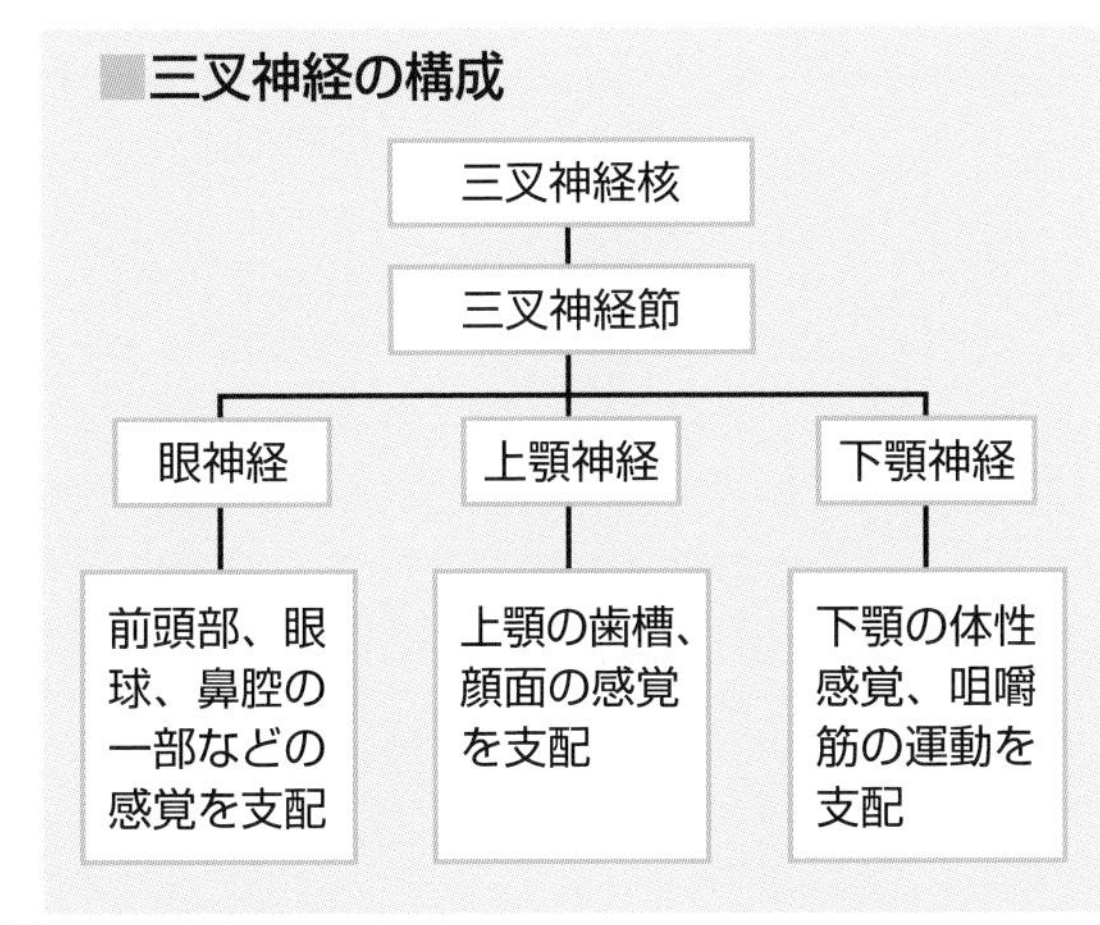

5 延髄のしくみ

心拍や血圧、呼吸などの生命維持活動を調節する「延髄」

延髄の構造

延髄

延髄は後頭部と首の境い目あたりにあり、頭蓋骨と頸椎に覆われている。

生命維持の中枢回路

延髄は一生眠らない脳です。脳幹の一番下にあり、脊髄につながっています。脊髄より上の部分を脳幹と呼んでいますが、延髄と脊髄の明確な境はなく、延髄はやや膨らんでいます。ここには呼吸中枢、心拍や血圧を調節する心臓中枢があることから、生命維持の中枢回路ともいわれています。

舌咽神経と迷走神経

延髄から発生した、舌咽神経（知覚・運動・味覚を伝える運動神経と知覚神経と副交感神経の混合神経）は、舌の後部に伸び、味覚に関与する味蕾、そして舌後方の触感などを支配しています。

同じく、心臓や消化器官などを支配する迷走神経（支配範囲は頭部、頸部、胸部、腹部に及ぶなど脳神経のうちではもっとも分布範囲が広い神経）は、口蓋や咽頭に分布している味蕾を支配しています。

それらの味蕾からの情報は、味ごとに延髄の孤束核（こそくかく）（内臓感覚、味覚などを中継する神経核）へ運ばれます。

孤束核へ届いた情報は、ふたつのルートを通って大脳の味覚野へ伝えられます。第1のルートは味覚による顔面表情や唾液、消化液の分泌に関わっています。第2のルートは味覚情報を上位の中枢神経に伝えます。そして大脳で情報が合わさり、味として認識されるのです。

■味の認識

迷走神経や舌咽神経（舌後ろ1／3）、顔面神経（前2／3）
↓
味蕾を支配
↓
味蕾からの情報は味ごとに孤束核
↓
脳の味覚野（第1のルート）、味覚情報を上位の中枢神経（第2のルート）
↓
大脳で味として認識

嚥下、くしゃみ、せき、咀嚼（そしゃく）、嘔吐をコントロール

延髄には他にも、舌咽神経や迷走神経の一部で、咽頭の筋や声の発生に必要な喉（のど）の筋群を支配する疑核（ぎかく）という喉を動かす神経核があり、食べ物や飲み物を飲みこむとき、そして吐き出すとき、気道に呼吸を促すときに使われています。さらには、首や背中にある僧帽筋（そうぼうきん）と胸鎖乳突筋（きょうさにゅうとつきん）とを支配する副神経や、舌の動きを支配する舌下神経の神経核があり、それらが嚥下、くしゃみ、せき、咀嚼（そしゃく）、嘔吐をコントロールしています。

このように生命維持に必要な中枢が密集しているため、延髄が損傷すると死に至ることもあります。

6 視床のしくみ

体性感覚や姿勢・運動の制御を行う中継点となる「視床」

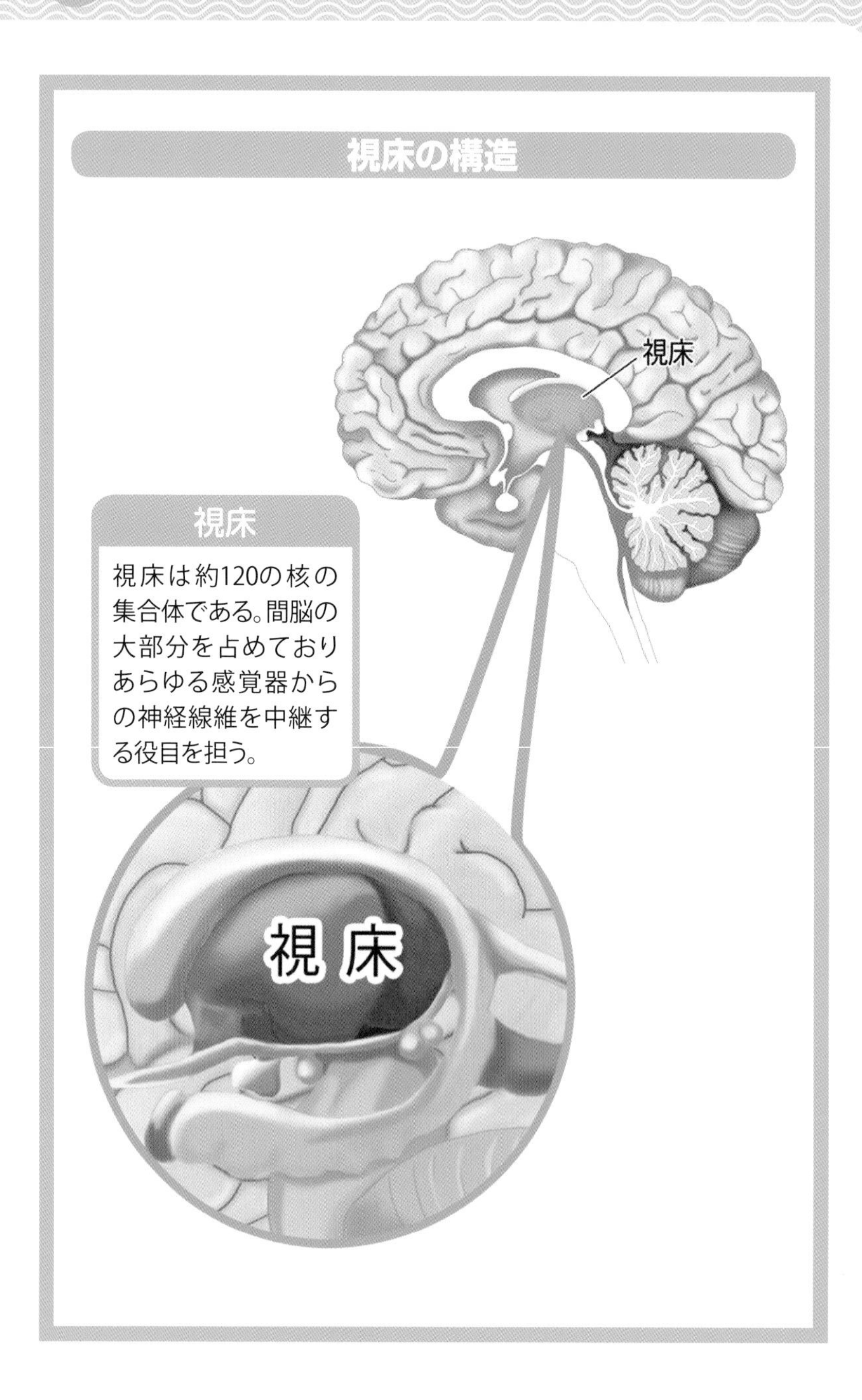

約120もの核の集合体

視床は、間脳の大半を占める部位で、嗅覚以外のあらゆる感覚器官からの神経線維を中継し、対応する大脳皮質の感覚野に伝達する役割を持ちます。

視床からの出力ルートは視床皮質路といいます。神経核の集合体である視床は、約120もの核の集合体でもあります。

その役割を3つにまとめますと、①感覚の中継、②小脳や大脳基底核からの運動情報の中継と、加えて③意識の保持、などです。

そのほか、感情の働きにも関係しています。また、感覚性以外の伝達をうけて大脳皮質に連絡している核もいくつかあります。

前腹側核と外側腹側核

中でも前腹側核と外側腹側核は、小脳や大脳基底核からの伝達をうけて大脳皮質の運動野に連絡し、姿勢や運動の制御を行うなどの重要な役割を果たしています。

それぞれの核の個別の役割を見ますと、外側腹側核は、小脳の神経核から受けた情報を大脳皮質の運動野や運動前野に送っています。運動の制御に小脳が関与するための重要な中継点となっています。

体性感覚の中継核である後腹側核は、脊髄から上行してきた体幹四肢の情報を伝える中継点です。

また、ここから出されたニューロンは内包の後脚を通って大脳皮質の感覚野に連絡しています。

つまり、体幹・四肢の感覚は後腹側核で中継され、内包を通って大脳皮質の感覚野に送られます。

頭部の触覚や痛覚・温度覚などの中継

頭部で知覚する細かな触覚や痛覚・温度覚なども、後腹側核で中継され、ニューロンに接続されて内包を通って大脳皮質の感覚野に至ります。

■姿勢・運動の制御

小脳の小脳核 → 前腹側核 → 大脳皮質の運動野や運動前野

■体性感覚

体幹四肢の情報 → 後腹側核 → 大脳皮質の感覚野

7 松果体のしくみ

メラトニンを分泌する「松果体」（視床上部）

概日リズムを調節するホルモンを分泌

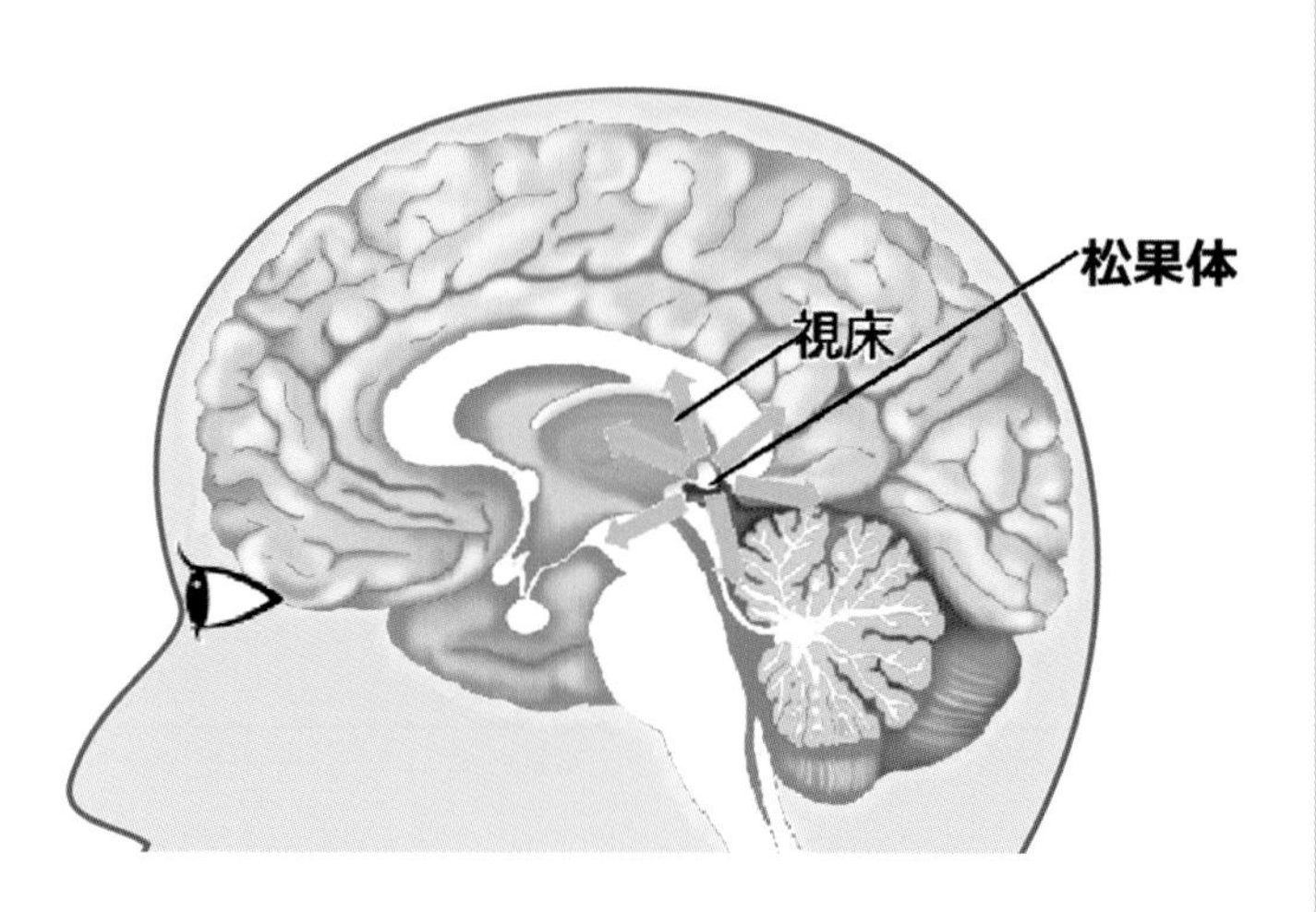

松果体

脳の中央、２つの半球型の大脳の間に位置し、２つの視床体が結合する溝にはさみ込まれた形であり、赤灰色で8mmほどの大きさである。

メラトニン

体内時計を調節、睡眠促進。
夜間に増加。

視床上部と松果体

第三脳室の後壁、視床の後背部に視床上部があります。この部位は、手綱、手綱核、松果体、後交連で構成されます。

中でも松果体は、長さ8ミリメートル、径5ミリメートルほどの小さな内分泌腺で、睡眠の導入をしやすくするメラトニンというホルモン（神経伝達物質）を生成しています。位置的には、間脳上蓋から上方に伸びる袋状の突起の部分です。数種の細胞から構成されていますが、その働きが全て解明されているわけではありません。

人の成長と松果体

松果体は7歳くらいまではよく発育して大きくなりますが、思春期になると縮小しはじめ、青年期になると組織学的には退行傾向を示します。これは、松果体が放出するメラトニンには性腺刺激ホルモン放出を抑制する働きがあり、子供の豊富なメラトニンの量は性機能の発達を抑制していると考えられています。しかし、思春期になると、メラトニンの生成が減少していくことによって、逆に性腺刺激ホルモンの放出を盛んにしていくというしくみが働いているようです。そのことを証明する事例として、松果体が破壊されると、性的早熟（早発性思春期）と性腺肥大をもたらすという結果があります。

■松果体の成長

誕生から7歳くらいまで大きくなる

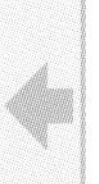

思春期になると縮小しはじめる

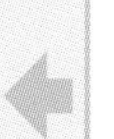

青年期になると組織学的には退行傾向を示す

また、成人になると石灰化物が球状の凝固塊として中にたまり、年齢とともに増加（これを脳砂という）します。

セロトニンとメラトニン

松果体にはセロトニン、メラトニンなどの物質が含まれていますが、それらの量は、他の動物と同様に明暗の変化に伴って日周リズムを示します。

ちなみに、セロトニンは松果体のほか、血小板や扁桃腺にも豊富に存在するホルモンで、脳内のセロトニンが減少すると、不安や睡眠障害、うつなどの発症に関与しているといわれています。また、メラトニンは、体内時計を調節するホルモンで、生殖腺の発達を抑制するほか、睡眠を促進する作用があるといわれています。明るい日中は少なく、夜間に増加します。

8 視床下部のしくみ

視床下部の構造

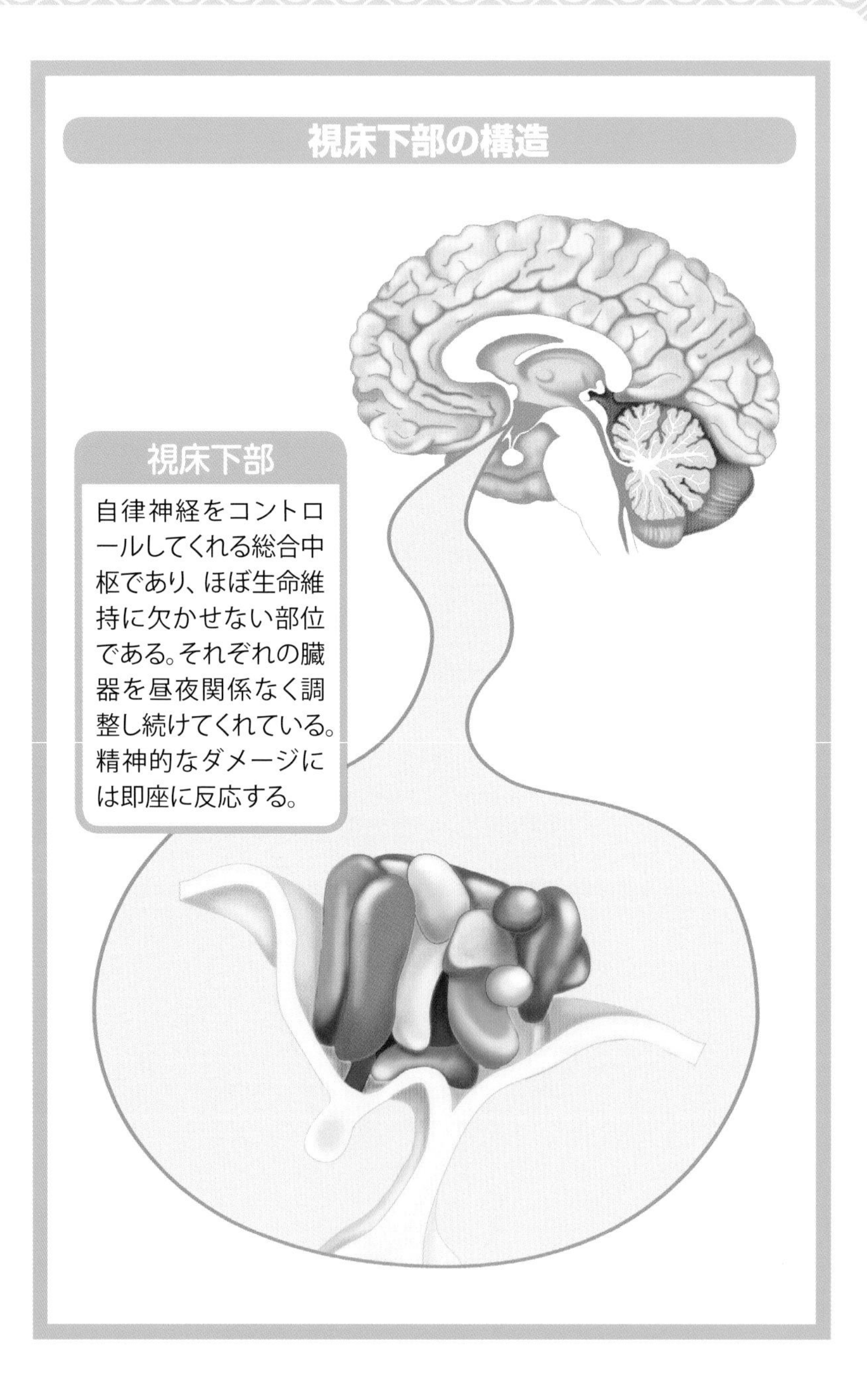

◆自律神経をコントロール

暑いときには皮膚から汗が出ることによって、体温がさがります。寒いときには皮膚が盛り上がり汗線がふさがることによって、体の熱が失われにくくなります。

このように、人間の意志とは関係なく、体の状態を一定に保っているのが自律神経です。つまり、自律神経の働きは、もっぱら反射によって調節され、諸臓器の機能を昼夜を分かたず調整しています。

その自律神経をコントロールしているのが視床下部です。また、視床下部は下垂体（脳下垂体）と連携して内分泌系の機能も制御しています。重さ4グラムほどの小さな器官ですが、視床下部は自律神経と内分泌系の両調節システムを統合しているのです。

自律神経の働き

新陳代謝、体温の調節、消化、呼吸、性機能、血圧の調節などを調節している自律神経は、交感神経と副交感神経の2系統からなっています。交感神経は、心拍数の増加や血圧の上昇、発汗促進、骨格筋への血流の増加、血管の収縮など、体を緊張・活動状態にします。そうした交感神経の働きは「闘争と逃走」と表現されます。反対に副交感神経は、血圧や心拍数の低下、胃腸の活動の活発化、睡眠など体を安静・休息状態にします。そのことから「休息と消化」を司るシステムだといわれています。

人間の場合は、交感神経は脊髄（せきずい）から発し、副交感神経は中脳・橋・延髄の脳神経核から発する迷走神経や、脊髄の最下部（仙髄（せんずい））から発する骨盤神経などからなります。これらの自律神経末梢路に対する上位中枢は延髄と視床下部です。ここで交感・副交感両神経系の統合が行われているのです。

また、視床下部にある視交叉上核は、レム睡眠やノンレム睡眠、覚醒などの生体リズムを作り出しています。

ストレスや精神的な変化には敏感

生命を司る強力な器官のように思えますが、ストレスや精神的な変化には敏感で、すぐに自律神経は乱れ、ホルモンの分泌もバランスがくずれてしまいます。体の不調を感じたら、しっかりと睡眠を取るのがよいようです。

■交感神経

脊髄の胸および腰の部分（胸髄・腰髄）から発する

作用：心拍数の増加や血圧の上昇、発汗促進、骨格筋への血流の増加、血管の収縮など

■副交感神経

中脳・橋・延髄の脳神経核から発する迷走神経＋脊髄の最下部（仙髄（せんずい））から発する骨盤神経

作用：血圧や心拍数の低下、胃腸の活動の活発化、睡眠など

9 下垂体のしくみ

全身へのホルモン分泌を支配する「下垂体（脳下垂体）」（視床下部）

下垂体ホルモンと作用

下垂体の区分	ホルモンの種類	作用
前葉	成長ホルモン	体の成長や筋線維が傷ついたときの修復。肝臓や筋肉、脂肪などの、臓器内での代謝促進。
	甲状腺刺激ホルモン	甲状腺を刺激。
	催乳ホルモン	乳房を刺激し、乳汁の生成を促進。
	副腎（ふくじん）皮質刺激ホルモン	副腎皮質を刺激。
	黄体形成ホルモン（性腺刺激ホルモンの１種）	精巣、卵巣および生殖器官を刺激。
	卵胞刺激ホルモン（性腺刺激ホルモンの１種）	精巣、卵巣および生殖器官を刺激。
中葉	メラニン細胞（黒色素胞（こくしきそほう））刺激ホルモン	メラニン細胞を刺激、メラニンの分泌促進。
後葉	子宮収縮ホルモン（オキシトシン）	出産の最終段階で脳内に放出され、子宮の収縮、授乳の促進。
	抗利尿ホルモン（バゾプレッシン）	腎臓に働き、水分調整を行うよう統制。

下垂体の役割

　生命を維持するのに必要なホルモンを下垂体が分泌しています。下垂体は、視床下部から漏斗状に飛び出た部分（前下端部分）にあります。大きさは10ミリメートル×13ミリメートル×6ミリメートルほどの楕円体で、重さは約0・6g程度しかありません。その構造は、前葉、中葉、後葉の3部に分けられ、それぞれ別のホルモンを分泌しています。

　分泌の方法は2通りあり、前葉および中葉では、それぞれの分泌細胞から分泌されますが、後葉ホルモンは、視床下部にある神経細胞内で生成され、その軸索（神経細胞から発する長い突起）内を通って後葉に達し、そこで軸索末端から直接血液中に分泌（神経分泌）されます。

　下垂体のホルモン分泌は、自律神経の中枢である視床下部とも密接に関係を持っており、その指令のもとにホルモンを分泌し、体を一定の状態に保っています。

下垂体ホルモンの種類

　下垂体ホルモンには、前葉からは6種、中葉からは1種、後葉からは2種の計9種のホルモンが分泌されます。

　前葉や中葉は腺組織からなり、体の恒常性をたもつホルモンを作っています。例えば、成長ホルモンは、体の成長や筋線維の修復には欠かせません。ただし24時間、分泌量が一定ではなく、睡眠中によく分泌されるようです。前葉は他にも、甲状腺刺激ホルモン、卵胞刺激ホルモンなど、成長や生殖にかかわる様々なホルモンを作ります。中葉はメラニン細胞刺激ホルモンを作ります。

　後葉は神経組織からなり、前葉とは異なりホルモンは生成しません。かわりに視床下部の神経分泌細胞で作られたホルモンを受け取り貯蔵します。視床下部から神経刺激をうけると、後葉は、オキシトシンやバソプレッシンを血液中に分泌します。

　なお、オキシトシンは出産の最終段階で放出されるホルモンで、子宮を収縮させたり、授乳をうながす作用があります。

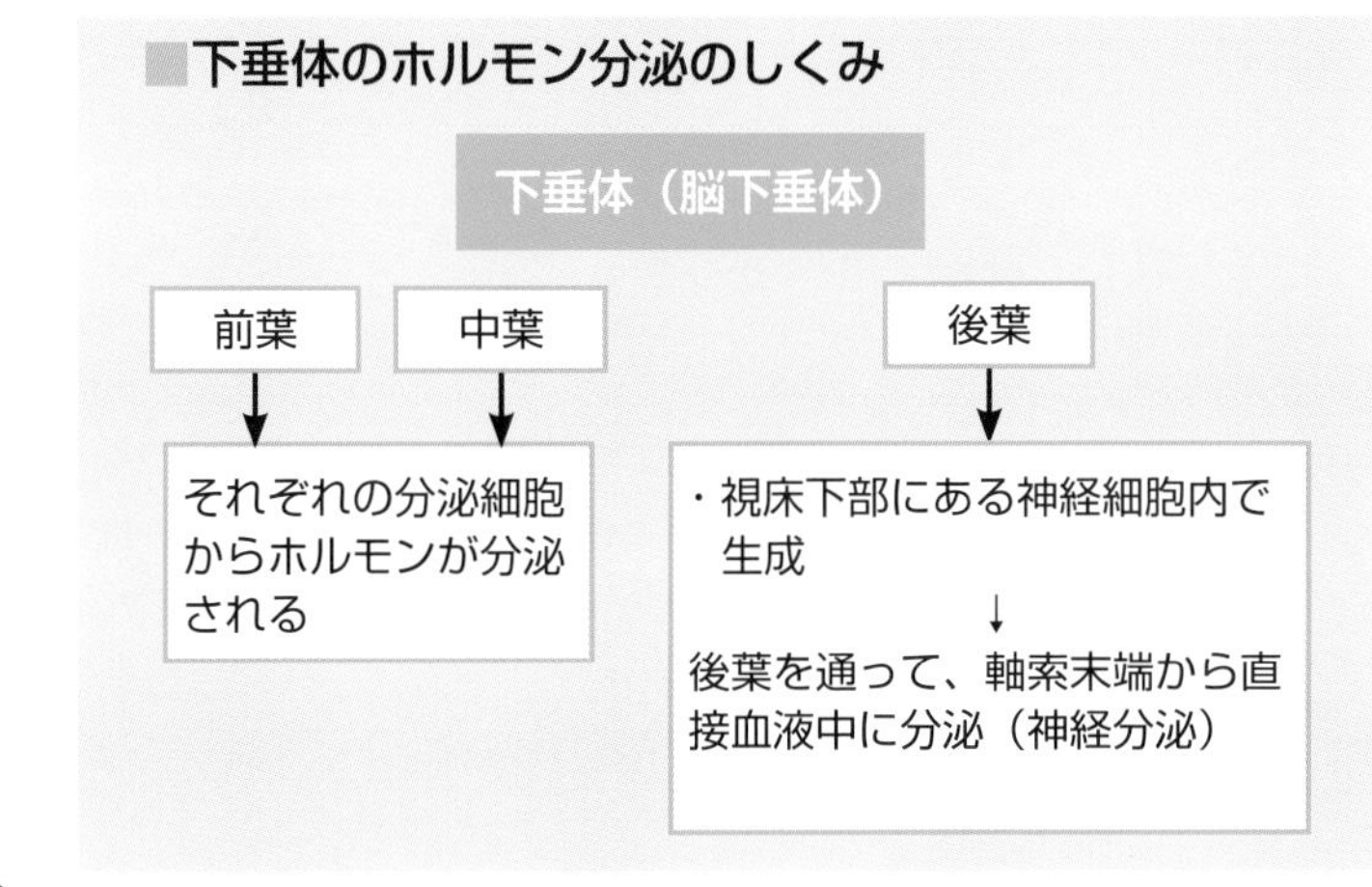

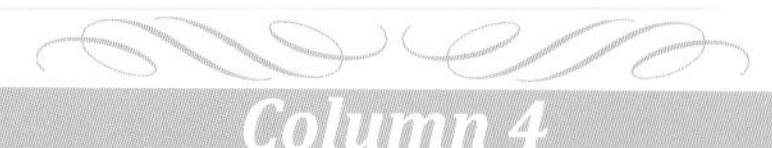

Column 4

脳と酸素の話 その3
上手に酸素を使える「酸素脳」を目指そう

人が、「頭がボーっとする」と感じるとき、多くの場合は脳への酸素不足が原因です。

私たちが頭を使うとき、必ず必要になるのが「酸素」です。脳の神経細胞の活動と酸素の消費は車の両輪のごとく同時に回り出します。つまり、頭が働かないと感じているときは、酸素がうまく使えていないときだと言い換えることができるのです。

脳はその表面の領域ごとに違った働きをしています。脳のどの部分がどのように働いているかを詳しく知る方法として「光機能画像法」(COE)があります。これは、コラムのその２でも述べましたが、毛細血管内で起きる酸素の消費と供給の様子(酸素交換機能)を微弱な赤外光で測る方法です。これは脳の酸素消費を「見える化」する画期的な方法です。

例えば、何かを学習しているときは、記憶や学習に関する場所(脳番地)に血流と酸素が集まります。ところが問題の答えに詰まるときなど、うまく学習できていないときは、血流は十分にあるのに酸素の消費が効率的に進んでいないことがわかるのです。

これは、「わからない」という状態のときは、酸素は必要ないとみなされ、酸素が脳を素通りしてしまう結果、頭が働かない(思考力・記憶力の低下)と感じる状態に陥ってしまうのです。

では、そうしたことが起こらないようにするためにはどうしたら良いのでしょうか？

それには、まずは自分の脳の働き具合を把握することが第一歩となります。そこでお勧めなのが「酸素脳検査」です。自分が人と話しているときの脳の酸素消費はどうなっているか、手を使って細かな作業をしているとき、考えごとをしているときはどうか、脳の酸素消費状態を把握していく方法です。この検査で、自分の苦手分野と得意分野を把握することもできます。

なお、そうした機会がなかったり、検査場所に行けなかったりする人は、まずは脳で酸素を使っているという感覚を持つことから、その自覚を深めていくことが大切です。脳の構造は、日常生活の中での感じ方や経験によって、少しずつ変わっていきます。その点で脳で酸素が使われているという感覚をもつことが「酸素脳」への第一歩といえます。

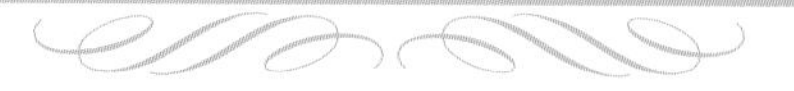

第6章

脳の成長と老化にともなう病気のしくみ

～もの忘れがひどくなったりするのはなぜ？～

1 脳の老化のしくみ

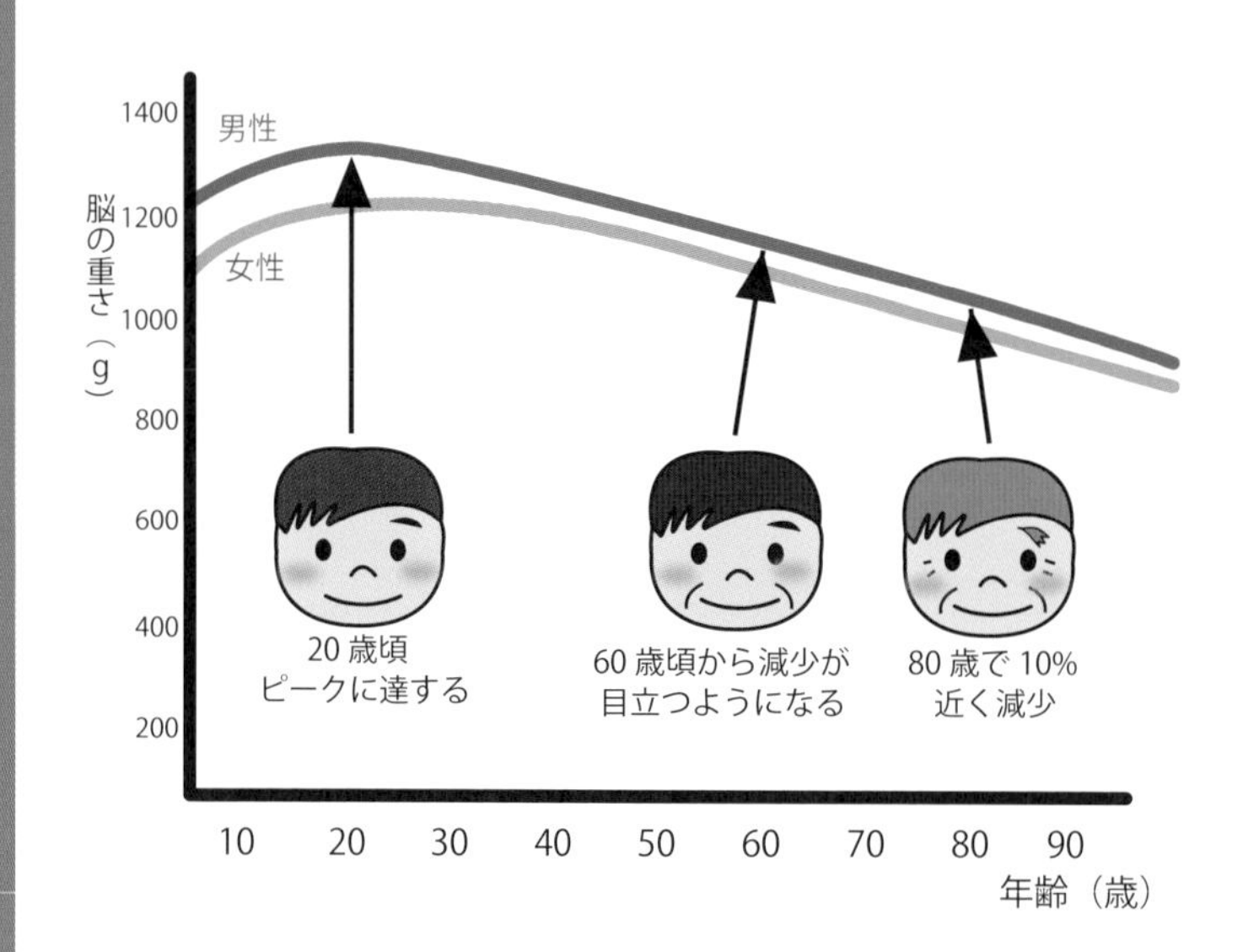

脳の重さは年をとると減少する

脳は60歳の声を聞いたあたりから重さが減少してくる。70〜80歳で若いときから比べると、およそ5〜10%少なくなり、80歳を過ぎる頃になると10%少々少なくなっていくと考えられている。しかし、臓器の中でも脳は重さの減少が少ないといわれている。

人は、年をとると、脳細胞が減り、また血流が低下し、脳の組織が縮んで重さが減っていく。そのため年をとると脳の重さは減少していくのである。

成人の脳重量は減っていく

脳の重量は一生の間に大きく変化します。新生児の脳の重量は約４００ｇですが、体が成長するのに伴い、脳の重量も増加します。ピークに達するのは、女性は18歳頃で、脳の重量は１２００～１２５０ｇになります。男性のピークは20歳頃で、１３５０～１４００ｇにもなります。つまり、生まれたときの３倍以上になるのです。

重量が増えるのは、神経細胞が増えるためではありません。数は減るのですが、１つ１つの細胞が成長して大きくなるのと、軸索や樹状突起などの神経線維が増えることで、重量が増加します。

ピークに達した後、脳の重量は加齢とともにゆっくりと減少していきます。70～80歳になると、ピーク時の重量に比べて５～10％軽くなります。90歳を過ぎると、10％以上軽くなっています。

脳の神経細胞は減り続ける

脳の重量が減少するのは、脳の神経細胞が死んでいくためです。神経細胞の数が減り続けることによって、脳が萎縮し、重量が減少していきます。これが脳に起きる老化現象です。

脳以外の組織では、古くなった細胞が死んでも、新しい細胞が生まれることで、どんどん新しい細胞に置き換わっていきます。皮膚はもちろん、筋肉組織でも、内臓の組織でも、常に新しい細胞が古い細胞と入れ替わっています。

ところが、脳の神経細胞だけは、基本的に減り続けます。最新の研究によって、新たに生まれる細胞があることがわかってきましたが、それはごく一部で、基本的には神経細胞の数はどんどん減っていくのです。

１日に約10万個が死滅する

１日に死滅する神経細胞の数は、約10万個と言われています。大変な数に思えますが、脳の神経細胞は１０００億個以上もあるので、実際にはたいした数ではありません。30年近くかけて、ようやく神経細胞の数が１％程度減る計算になります。死ぬまでに、２～３％減る程度と考えていいでしょう。

ただし、神経細胞が最も減りやすいのは、大脳皮質の前頭葉や側頭葉です。これらの部位は、記憶や判断などの高次脳機能に関わっています。また、運動機能に関わっている脳幹の黒質や小脳でも、神経細胞の減少が目立ちます。

こうした部位の神経細胞が減少することで、記憶力の低下による物忘れが多くなったり、体の動きがスムーズでなくなったりすると考えられています。

脳の神経細胞が減少し、脳が萎縮してくるのは、老化現象です。老化の進行する速さには個人差がありますが、それを完全に食い止めることはできません。

飲酒・喫煙は脳の機能を低下させる

飲酒量と認知症の関係

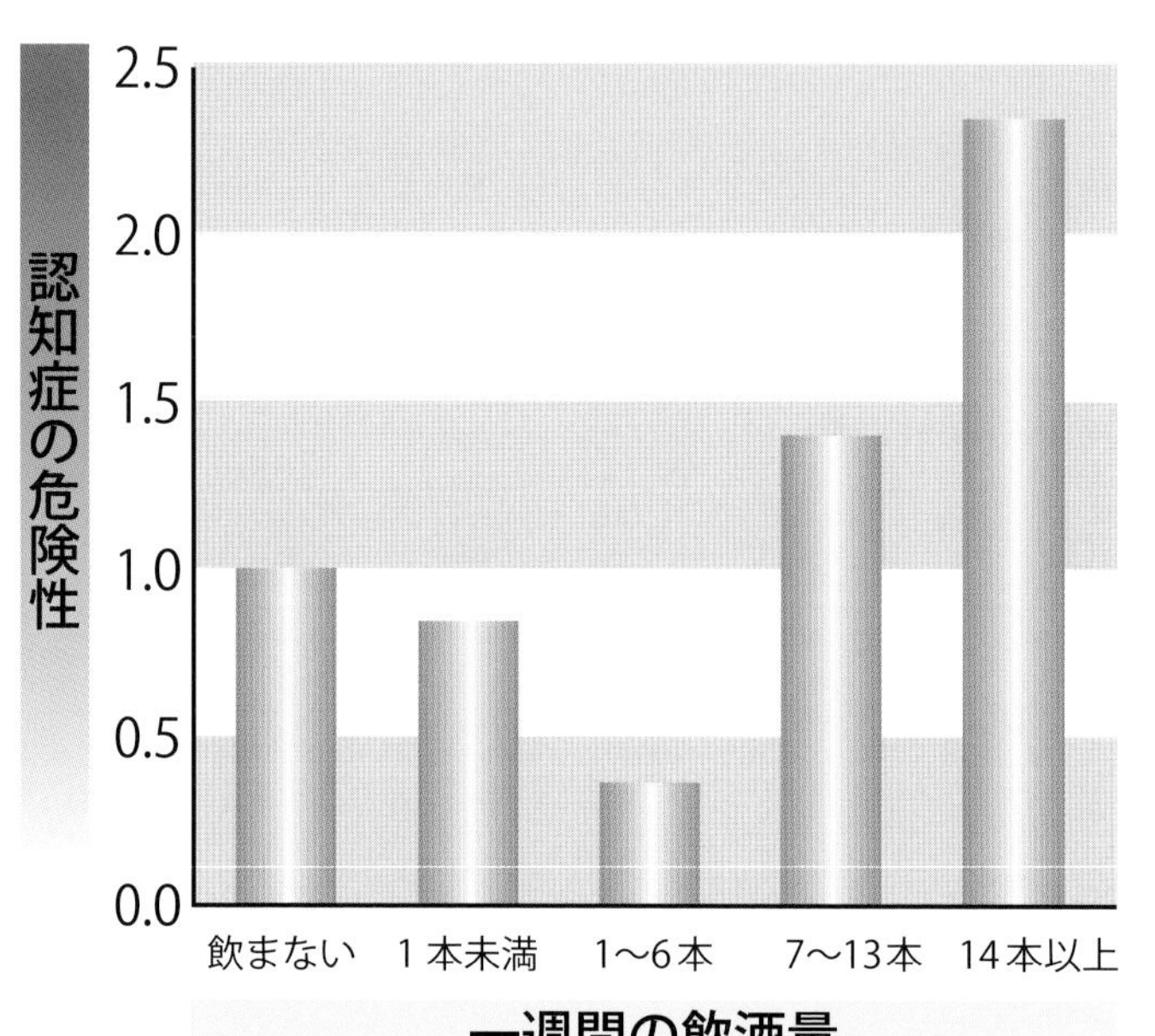

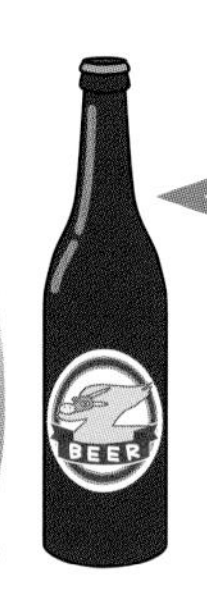

高齢男性の一週間あたりの飲酒量と認知症の危険性（厚生労働省調査による）
飲酒量は350mlのビール1本相当を1本としている。認知症の危険性については、飲酒しない人が認知症になる危険性を1とした場合、各飲酒量でどのくらい認知症の危険性があるかどうかを示す。

脳の萎縮は個人差が大きい

加齢とともに脳の重量が減少し、脳が萎縮していくことは防げません。しかし、脳の萎縮の程度は、同年齢でも個人差が大きいことが知られています。年齢の割に萎縮が進行している人もいれば、あまり萎縮していない人もいます。このような個人差があるということは、脳の萎縮の原因が加齢だけではないことを意味しています。加齢以外に、脳の萎縮を進めてしまう要因があります。

萎縮を10年早めるアルコール

適度な飲酒は、動脈硬化の進行を遅らせ、狭心症や心筋梗塞など、心臓病の予防にも役立つと言われています。しかし、日本酒にして2合以上のアルコールを毎日摂取する習慣は、さまざまな悪影響を引き起こし、脳の萎縮も進めることがわかってきました。

脳ドックを受診した30代～60代の人を対象に、「酒を飲まないグループ」「酒を毎日1合程度飲むグループ」「酒を毎日2合以上飲むグループ」に分け、脳の萎縮を調べたところ、毎日2合以上飲む人たちに、脳の萎縮傾向が見られました。また、萎縮の程度から、酒を毎日2合飲む習慣は、脳の萎縮を10年ほど早めることがわかったのです。

喫煙で脳の機能も低下する

タバコは動脈硬化を進行させます。脳動脈の動脈硬化が進んで血行が悪くなると、神経細胞に酸素や栄養を十分に運べなくなるため、神経細胞がどんどん死滅していきます。

また、タバコの出す一酸化炭素が、酸素を運搬するヘモグロビンの働きを低下させ、脳を酸素不足の状態にしてしまいます。それによって、脳の機能が低下することが考えられます。

実際、「現在喫煙している人」「以前から喫煙していない人」「過去に喫煙していて禁煙した人」のＩＱ（知能指数）を調べた研究では、現在喫煙している人のＩＱが低いという結果が出ています。

その他の要因

脳の萎縮を進める要因は他にもあります。脳に大きなダメージが加わったり、脳血管の動脈硬化を進行させたりすることがよくないのです。

例えば、転倒や交通事故などで頭を強打すると、脳の萎縮を進める原因になります。

その他に、熱中症になって脳が高温にさらされることや、血糖値を下げる薬による低血糖状態なども、脳にダメージを与えてしまいます。

高血圧や脂質異常症の状態が続くと、動脈硬化を進行させ、脳の萎縮を進める要因となります。また、過剰なストレスもよくありませんし、脳への刺激が足りない生活も脳の萎縮を進めます。

3 頭痛のしくみ

片頭痛の原因は「三叉神経説」が有力

片頭痛が起こるメカニズム

1 何かの原因で三叉神経が刺激される

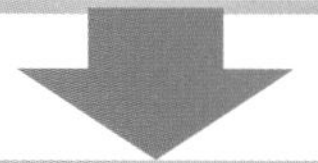

2 神経ペプチドが放出される「痛みの原因」

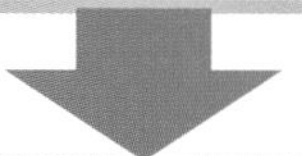

3 血管が拡張したり、血管周囲の炎症がおきますます三叉神経が刺激される

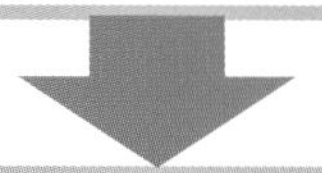

4 大脳に伝わったものが痛みとして認識される

一次性頭痛と二次性頭痛がある

頭痛という症状はいろいろな原因で起こります。何か原因となる病気があって起こる頭痛もあり、これを二次性頭痛と呼んでいます。

例えば、かぜをひいたときに起こる頭痛も二次性頭痛ですし、脳腫瘍、脳内出血、クモ膜下出血など、重大な病気で引き起こされる頭痛も二次性頭痛です。

そして、このような原因となる病気がない頭痛を、一次性頭痛と呼んでいます。一次性頭痛は「慢性頭痛」と呼ばれることもあります。

一次性頭痛には、片頭痛、緊張型頭痛、群発頭痛があります。これらの頭痛がどのようにして起こるのか、まだわかっていないことが多いのですが、片頭痛の発生メカニズムについては、少しずつ明らかになってきました。

脳の周囲の血管が拡張する

なぜ片頭痛が起こるかについては、いくつかの説がありましたが、現在の段階では「三叉神経説」が有力です。三叉神経は、顔面、頭部、目、鼻、口などの感覚を司る神経で、脳幹につながっています。

脳の周囲は硬膜という膜で包まれていて、この膜には血管が張りめぐらされています。そして、三叉神経はこの血管にも分布しています。

脳幹で何らかの刺激があると、三叉神経から神経ペプチドという神経伝達物質の一種が放出されます。そして、その結果として、硬膜の血管が拡張したり、血管の周囲に炎症が起こったりすることで、痛みが生じます。この刺激が、脳幹にある三叉神経の神経核にもたらされ、それが大脳に伝えられることで、頭痛と認識されるのです。

片頭痛はズキンズキンという拍動性の痛みが特徴ですが、これも血管の拡張が関係しているためと考えられています。

片頭痛の治療には、トリプタンという薬が使われます。この薬には、拡張しすぎた血管を元の状態に戻す作用と、血管の周囲の炎症を鎮める作用があります。

前兆症状の発生機序は不明

片頭痛の中には、痛みが起きる前に前兆となる症状が現れることがあります。代表的なものが「閃輝暗点（せんきあんてん）」と呼ばれる症状です。見ようとする部分が暗くぼやけて見えにくくなり、その周囲に光が広がって見えるのです。このような状態がしばらく続き、それが消える頃に頭痛が始まります。

片頭痛の発生機序を説明する三叉神経説では、このような前兆症状は説明できません。そのため、前兆症状を伴う片頭痛には、三叉神経説以外の発生メカニズムも関与しているのではないかと考えられています。

4 脳内出血のしくみ

脳内出血の主な種類

被核出血 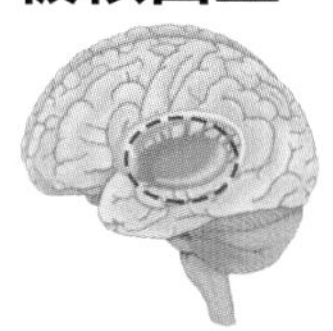	脳出血全体の約半数。出血が被殻内だけであれば、症状は比較的軽い、大脳基底核全体にまで出血が及び、半身に麻痺や感覚障害が残ることがある。症状としては、発作時には頭痛がして意識が薄れることが多い。死亡率は低いが、意識状態、出血量などにより、手術をする。
視床出血 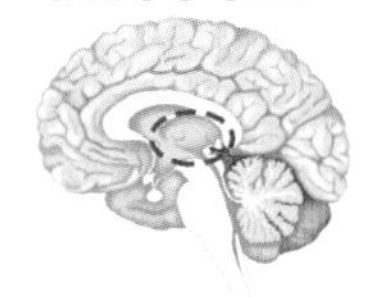	脳出血の約３割に。症状にはしびれ、麻痺、感覚障害など。その後、意識障害、しびれ、半身麻痺など後遺症が残ってしまうケースがほとんどである。合併症で「急性水頭症」が起こることがある。
皮質下出血 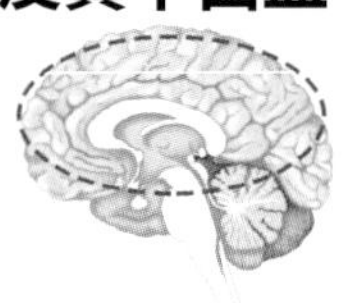	脳出血の約１割である、大脳皮質の下で出血、他の脳出血にくらべ比較的症状が軽い。症状には、けいれんや軽い意識障害などがある。
脳幹出血 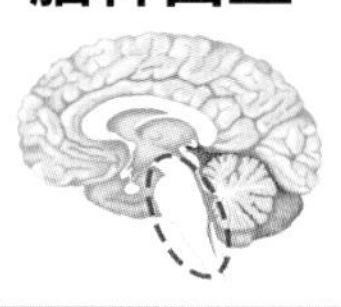	脳出血の約１割である。急に意識を失う危険な状態になり、症状には、意識障害、呼吸障害、四肢麻痺、眼球運動障害などがある。発作を起こすと数分で昏睡状態になり、数時間で死亡する場合もある。
小脳出血 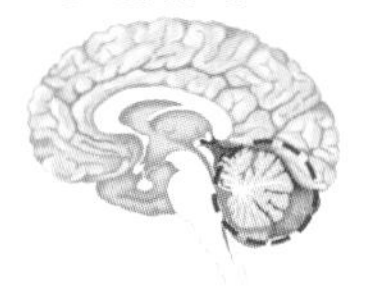	脳出血の約１割、嘔吐、激しい頭痛、歩行障害、意識障害などの症状があらわれる。

もろくなった血管が破れる

代表的な脳の病気に「脳卒中」があります。脳の血管が破れたり、詰まったりすることによって、脳の組織が障害される病気です。血管が破れるタイプが「脳内出血」と「クモ膜下出血」で、血管が詰まるタイプが「脳梗塞」です。ここでは脳内出血について解説します。

脳内出血では、脳の中を走る血管が破れて出血を起こします。血管が破れるのは、動脈硬化が進行して血管壁がもろくなっていることが原因です。

脳内出血の最も重要な原因は高血圧です。血圧の高い状態が持続していると、動脈硬化が進行し、血管壁の弾力が失われてきます。そのため、血管に圧力が加わって血管壁が膨らんだとき、一部に血管壁の薄い部分ができてしまいます。このような状態になっているところに、通常より高い血圧が加わると、血管壁の薄くなっているところが破れ、脳内に出血を起こしてしまうのです。

脳内出血は、出血の起きた部位により、被殻出血、視床出血、皮質下出血、脳幹出血、小脳出血に分けられます。脳幹出血は呼吸麻痺などを起こし、命に関わる危険性が高い疾患です。

血腫が脳を圧迫する

脳内に流れ出た血液は、血腫という塊になり、それが周囲の脳を局所的に圧迫します。それによって脳の組織が破壊され、さまざまな症状が現れることになります。

また、出血が起きた直後には、周囲の脳に浮腫(むく)みが生じます。それによって、頭蓋内圧が上昇し、脳全体が圧迫されるようになります。

急性期に起こるこのような脳への圧迫は、命に関わることがあります。また、脳のダメージを大きくし、後遺症を重症化させる原因にもなります。

脳内出血で現れる症状は、出血の起きた部位によって異なります。比較的よく起こるのは、体の片側に起こる麻痺や言語障害などです。

血圧を下げ浮腫を抑える

脳出血の治療でまず行われるのは、薬によって適度に血圧を下げ、脳の浮腫みを抑える治療です。出血の範囲が広い場合には、痙攣発作(けいれんほっさ)を起こすことがあるので、痙攣を防ぐ薬も使われます。

また、血腫が大きい場合には、必要に応じて急性期に外科的治療が行われることがあります。

頭蓋骨の一部を外して血腫を取り除く「開頭血腫除去術」や、頭蓋骨に孔を開けて注射器で血腫を吸引する「血腫吸引術」があります。出血が脳室に流れ込んでいる場合には、頭蓋骨に開けた孔からカテーテルを入れ、血液を脳脊髄液と一緒に排出する「脳室ドレナージ」が行われることがあります。

5 クモ膜下出血のしくみ

クモ膜とクモ膜下出血

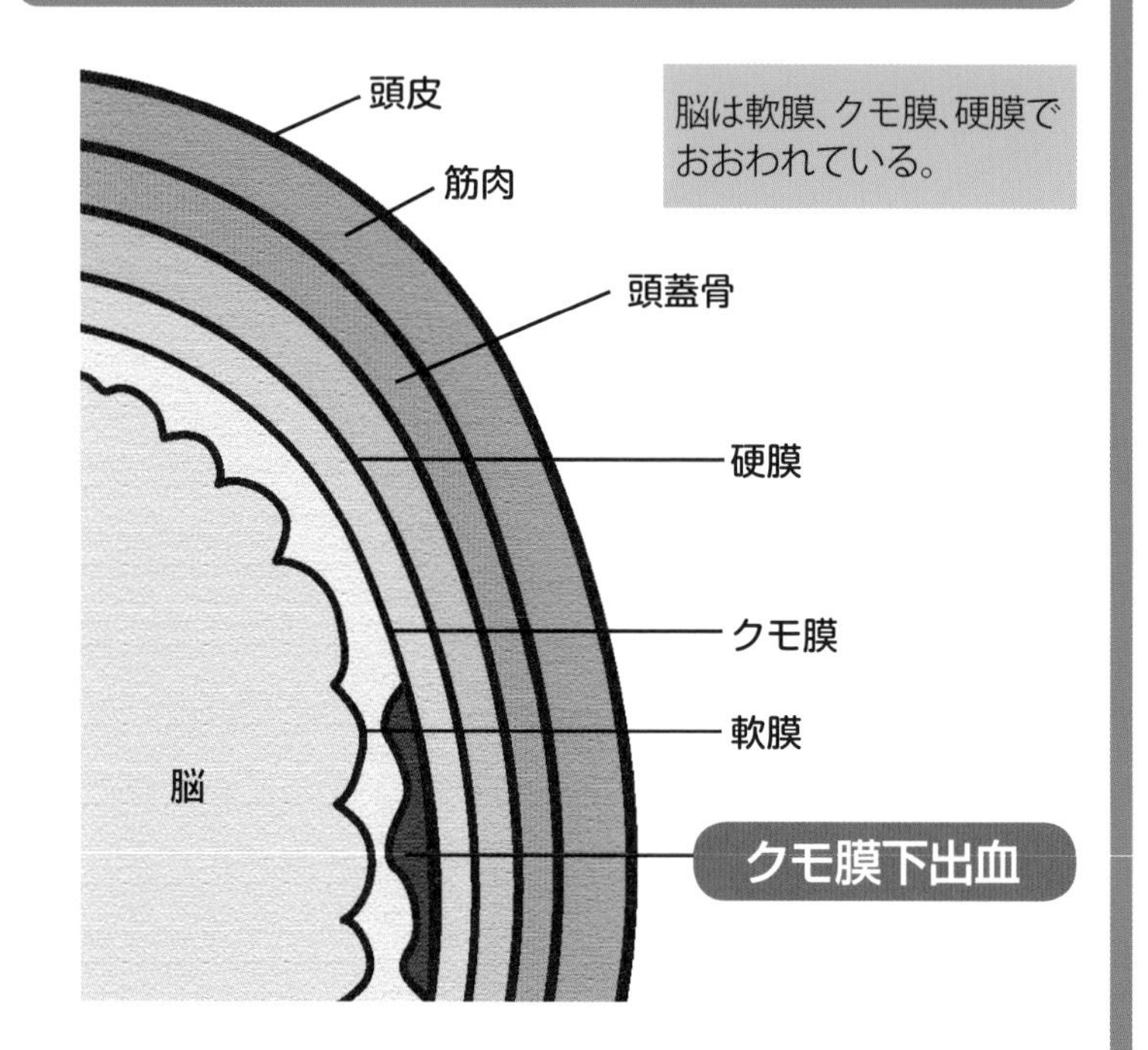

脳は軟膜、クモ膜、硬膜でおおわれている。

クモ膜	クモ膜の名は小柱の入り組んだ様子がクモの巣に似ていることからきている。硬膜には密着し、軟膜との間には広い空間があり、線維の束が無数に伸びてクモ膜と軟膜をつなぐ姿は肉眼で見ても明らかである。
クモ膜下出血	「クモ膜下腔」に出血して、脳脊髄液中に血液が混入することである。

クモ膜の内側に出血が起きる

第1章1でも述べましたが、脳は3層の膜に包まれて保護されています。最も内側を覆っているのが軟膜で、その外側にクモ膜と硬膜があります。軟膜とクモ膜との間には隙間があり、クモ膜下腔と呼ばれています。この隙間は脳脊髄液で満たされています。

クモ膜下出血は、脳の表面を走っている血管が破れ、クモ膜下腔に出血が起こる病気です。脳の中に出血するのではなく、脳を包んでいる膜と膜の間に出血するのです。流れ出た血液は、たちまちクモ膜下腔に広がっていきます。

そのため、クモ膜下出血が起こると、激しい頭痛に襲われます。じわじわと痛み始めるのではなく、バットで殴られたような激しい頭痛が、突然起こるのが特徴です。さらに、意識障害や呼吸障害を起こすこともあります。

多くの場合、命に関わるような深刻な状態に陥ります。そのため、死亡率は脳出血の中でクモ膜下出血が最も高く、3分の1が最初の出血で死亡します。

動脈瘤の破裂が主な原因

クモ膜下出血は脳動脈瘤が破裂することで起こることが多いです。脳動脈瘤は、脳の血管にできた瘤状のふくらみです。多くは動脈が枝分かれする部分にできます。最初は小さいのですが、風船のようにしだいに膨らんでいき、何らかのきっかけで破裂が起こります。

動脈瘤ができる原因については、はっきりしたことはわかっていません。クモ膜下出血の発症者数、発症年齢、男女比などは、いつの時代もほとんど変わりません。また、家族がクモ膜下出血を発症していると、危険性が高まることも明らかになっています。そうしたことから、遺伝的な要因も関わっているのではないかと考えられています。

もっとも、脳の動脈瘤があると、必ずクモ膜下出血が起こるというわけではありません。

再破裂を防ぐ治療が行われる

急性期には、救命治療とともに、再破裂を防ぐための治療が行われます。一度破裂した動脈瘤は、再破裂する危険性が高く、再破裂すると死亡率がさらに高くなるためです。

外科的治療では、開頭手術を行い、動脈瘤の根元をクリップで止める「脳動脈頸部クリッピング術」が行われます。開頭しない方法としては、コイル塞栓術があります。鼠蹊部から血管内にカテーテルを挿入し、それを脳動脈瘤まで送り込んで、内部にごく細いプラチナ製のコイルを詰め、そこに留置します。コイルの周囲に血栓ができ、脳動脈瘤の内部が埋まって破裂しなくなるのです。

6 脳梗塞のしくみ

脳梗塞の症状

脳梗塞の症状
片方の足だけしびれる
片方の手足が動かしにくく、ペンや箸を落としてしまう
文字が思うようにかけない
会話が成り立たない
ろれつが回らず、つばが飲み込めない
視力が保たれているが、ものが二重に見える、視界の一部が欠ける
めまいがしてまっすぐ歩くことができない

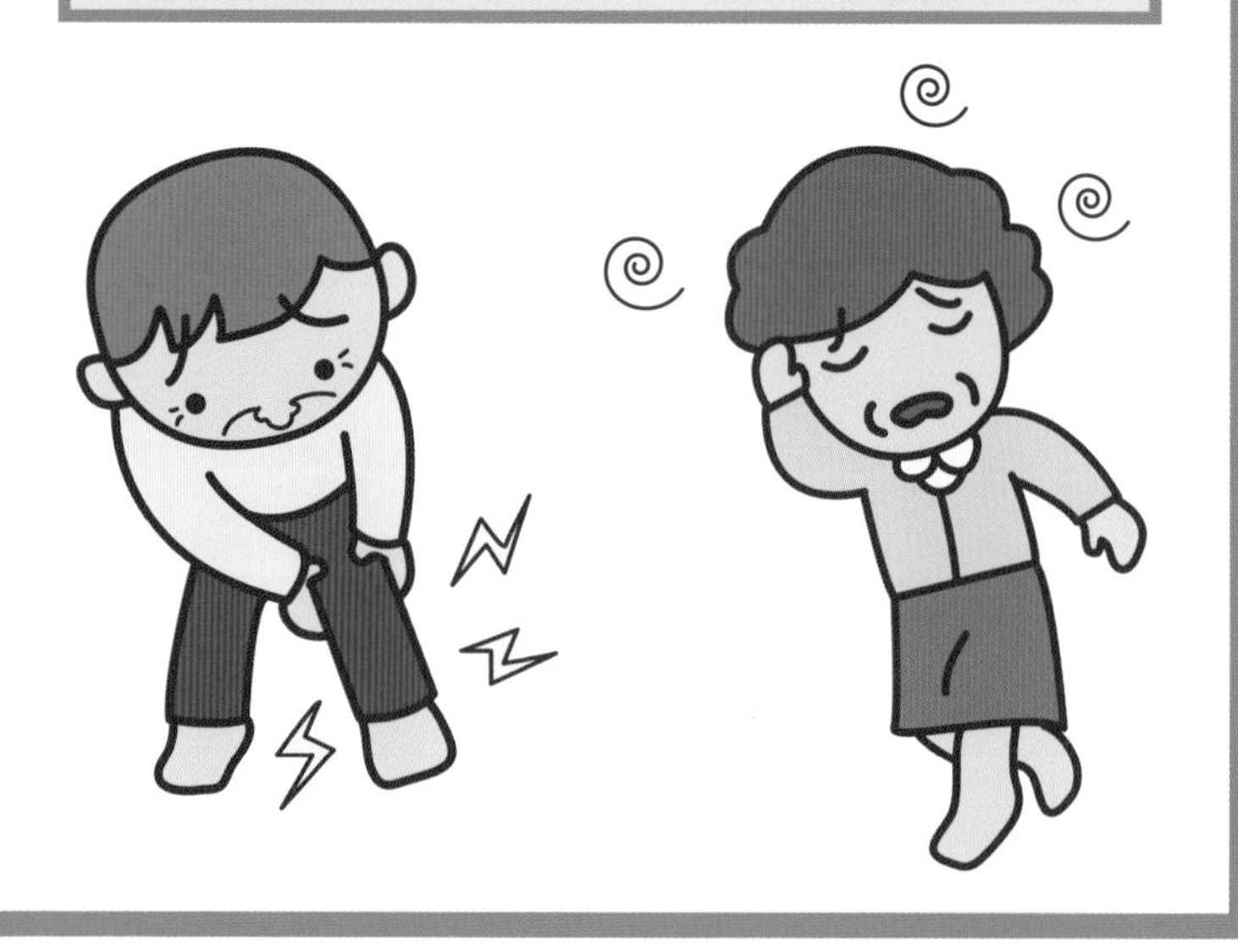

脳梗塞（のうこうそく）には3つのタイプがある

脳梗塞は、脳の動脈が詰まり、血流が途絶えることで、脳の神経細胞が壊死する病気です。脳が働くためには、酸素と栄養が必要となります。動脈が詰まると、その先の領域では血流が途絶えるため、酸素と栄養が送られてこなくなって、神経細胞が死んでしまうのです。

脳のどの部位が障害されるかによって、体の片側が麻痺したり、言語障害が起きたりします。脳血管の詰まる部位によっては、意識障害が起こることもあります。

脳梗塞は、動脈の詰まり方や詰まる部位によって、「アテローム血栓性脳梗塞」「ラクナ梗塞」「脳塞栓症」という3つのタイプに分けることができます。

アテローム血栓性脳梗塞

アテローム（粥腫（じゅくしゅ））とは、動脈硬化を起こした動脈の内側にたまる粥状（かゆじょう）のふくらみで、コレステロールなどがたまっています。薄い被膜で覆われているのですが、何らかの原因でこれが破れると、そこに血小板が集まって、たちまち血栓が形成されます。それによって、動脈の内腔が詰まってしまうのが、アテローム血栓性脳梗塞です。

この病気は、脳の比較的太い動脈に起こります。特に起こりやすいのが、中大動脈、後大動脈、前大動脈などです。これらの血管は、いずれも太く、広い領域に血液を供給しています。そのため、血流が途絶えることで、比較的大きな梗塞巣を作るのが特徴です。

ラクナ梗塞

脳の太い動脈から枝分かれした穿通枝（せんつうし）といわれる細い血管が詰まります。穿通枝が動脈硬化を起こし、血管壁がしだいに厚くなることで内腔が狭くなり、血栓ができたりして最終的に塞がってしまうことがあります。

細い血管なので、梗塞巣は小さく、起きても命に関わることはほとんどありません。一般に症状は軽く、症状があったとしても、感覚障害や麻痺が起こる程度です。本人が気づかないことも少なくありません。

脳塞栓症

心臓や頸動脈でできた血栓が、はがれて血流に乗り、脳まで運ばれてきて血管に詰まります。血栓の大きさにもよりますが、比較的太い血管に詰まりやすく、梗塞巣は広い範囲に及びます。脳梗塞の3タイプの中では、最も重症になりやすく、死亡率も高いのが特徴です。

原因となる血栓は心臓で作られることが多く、心臓からの血栓が原因で起こる脳塞栓症を、心原性脳塞栓症といいます。心房細動という不整脈があると心臓の中に血栓ができやすく、これが原因となる脳梗塞が増えています。

7 脳腫瘍のしくみ

種類によって悪性度もさまざま

脳腫瘍の種類

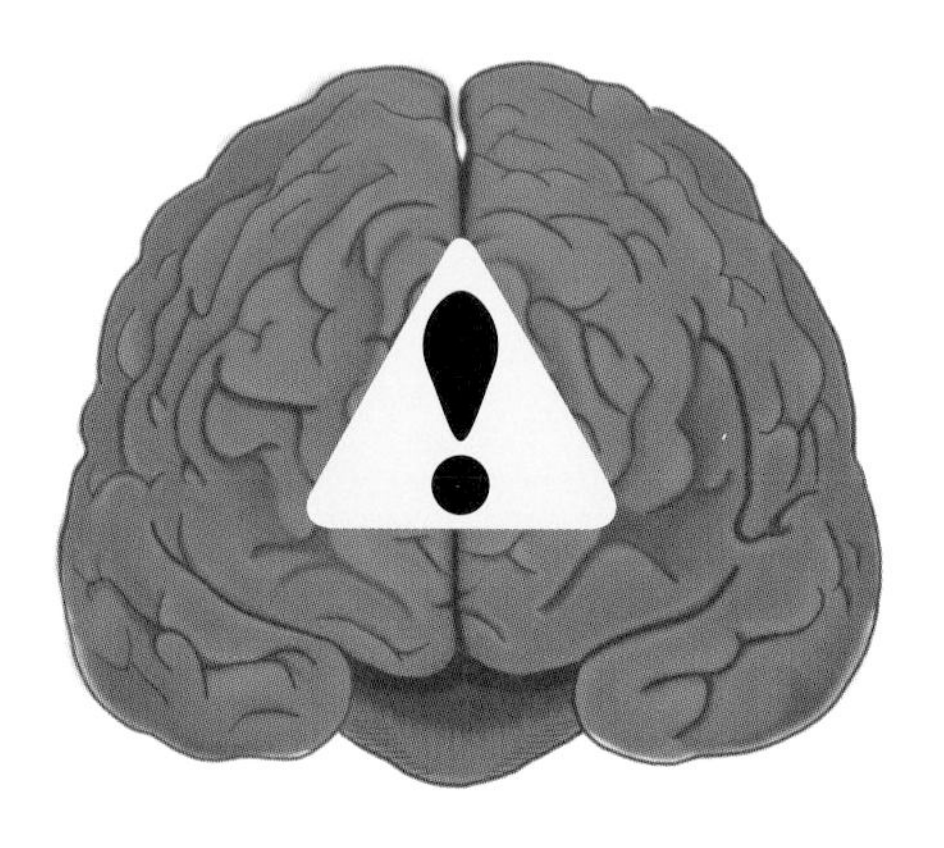

脳や脳の周辺に腫瘍ができるのが脳腫瘍

患者数は10万人あたり10～12人程度と推測されている。

子供に多い主な脳腫瘍	大人に多い主な脳腫瘍
・（小脳）髄芽腫	・髄膜腫
・脈絡叢乳頭腫	・神経膠腫
・上衣腫	・神経鞘腫
・頭蓋咽頭腫	・下垂体腺腫
・胚細胞腫瘍	

良性腫瘍と悪性腫瘍がある

脳腫瘍（のうしゅよう）は頭蓋内に発生する腫瘍の総称で、腫瘍の性質によって、良性腫瘍と悪性腫瘍に大別されます。

良性腫瘍は、腫瘍組織と周囲の正常組織との境がはっきりしています。腫瘍が被膜に包まれた状態になっているため、浸潤や転移を起こすことがなく、手術でもきれいに取り去ることができます。

悪性腫瘍は境界が不明瞭で、がん細胞が周囲の組織に浸潤しやすく、転移を起こすこともあります。悪性の脳腫瘍はがんの一種です。脳腫瘍全体のうち、悪性腫瘍が占める割合は、約25%といわれています。

良性腫瘍も悪性腫瘍も、とどまることなく増殖を続けます。腫瘍が大きくなると、脳が圧迫されて頭蓋内の圧力が高まります。そのため、たとえ良性の脳腫瘍であっても、大きくなれば命に関わることがあります。

多くのタイプに分類される

脳腫瘍は非常に多くの種類に分類されています。ＷＨＯ（世界保健機関）は、組織型から脳腫瘍を次の7群に分け、それをさらに細分化して、１３２種類の脳腫瘍に分類しています。

①神経上皮組織腫瘍（星細胞腫、乏突起膠腫、上衣腫、脈絡叢乳頭腫、髄芽腫など）
②末梢神経腫瘍（神経鞘腫、神経線維腫など）
③髄膜腫瘍（髄膜腫、肉腫、悪性黒色腫など）
④リンパ腫・造血器腫瘍（悪性リンパ腫など）
⑤胚細胞腫瘍（胚腫、奇形腫など）
⑥トルコ鞍部腫瘍（頭蓋咽頭腫など）
⑦転移性腫瘍

脳腫瘍は、その種類によって悪性度もさまざまです。ＷＨＯは、脳腫瘍の悪性度をグレードⅠ～Ⅳの4段階に分けており、これが治療法を選択する際の指標となっています。

発生部位に応じて症状が現れる

脳腫瘍の症状は、脳内の発生した部位に応じて、さまざまな症状が現れます。

大脳の前頭葉に腫瘍ができている場合には、認知機能に障害が現れたり、言語障害が現れたりします。尿失禁が起こることもあります。

頭頂葉に腫瘍があると感覚障害が起こり、後頭葉の場合には視野が狭くなるといった障害が現れます。

小脳に腫瘍がある場合には、歩行障害や運動障害が起こります。脳幹の腫瘍では、眼球の運動障害、嚥下障害などが現れたりします。

また、腫瘍が大きくなって頭蓋内圧が高まった場合には、頭痛や嘔吐が繰り返し起こります。

8 アルツハイマー病のしくみ

アルツハイマー病の10のチェックポイント

1. 時間が気にならなくなる
2. 職場、自宅、その他慣れていた場所で普段の行動がとれなくなる
3. 計画すること、問題解決しなくてはいけないことができない
4. 以前より気持ちが抑えられなくなる
5. 見たもの、その周辺との関係が理解できない
6. 長年してきたことをしなくなる
7. 仕事、人との交流を持つことができなくなる
8. 記憶をたどることができない、ものをどこかへ置き忘れる
9. 人と会話したり、筆記しなくなる
10. 時間がたったら記憶がなくなる

神経細胞が死滅し脳が萎縮する

アルツハイマー病は、認知症の原因となる代表的な病気です。

アルツハイマー病になると、脳の神経細胞が通常よりも速いペースで死滅していき、脳が萎縮します。そのため、脳の表面にある溝が、深く広くなります。

このような脳の萎縮は、記憶に関係する海馬で最初に始まります。そのため、初期の症状として記憶障害が現れることが多いのです。その後、脳の萎縮は側頭葉や頭頂葉にも及びます。それによって、認知症のさまざまな症状が現れてくるようになります。

アミロイドβが蓄積する

アルツハイマー病で脳の神経細胞が死滅する原因は、2つあると考えられています。その1つが、脳にできる老人斑という斑点状の病変です。アルツハイマー病の人の脳の組織を、特殊な方法で染色して顕微鏡で観察すると、老人斑が現れています。

老人斑は、アミロイドβ（ベータ）というたんぱく質が沈着したものです。アミロイドβは、神経細胞にあるアミロイド前駆たんぱく（APP）が、切断されることで作られます。

アミロイドβは老廃物ですから、通常であれば脳から排出されていきます。これがスムーズに排出されず、脳に沈着してしまうことで、アルツハイマー病が発症するきっかけになると考えられています。

老人斑がどうして認知機能に関係するのか、詳しいことはわかっていません。神経細胞同士の接合部であるシナプスにおいて、情報伝達が弱まることによって、記憶障害などの症状が現れるのではないかと考えられています。

神経原線維変化が起きる

もう1つの原因と考えられているのが、神経原線維変化です。アルツハイマー病の人の脳を調べると、神経細胞の中に糸くず状の物質がたまっています。

この糸くず状の物質は、タウたんぱくが集まったものです。タウたんぱくも、神経細胞を構成しているたんぱく質の一種です。

タウたんぱくによる神経原線維変化は、神経細胞の死滅や、記憶障害以外の症状に関係していると考えられています。

治療薬の開発が進行中

アルツハイマー病の原因がわかり始めたことで、根本的治療を行うための治療薬の開発が進められています。すでに治療に使われている薬は、症状の進行を抑える作用はありますが、根本的な治療にはなっていません。現在進められているのは、アミロイドβやタウたんぱくに関与し、これらが形成されるのを防ぐ作用を持つ薬の開発です。

9 血管性認知症のしくみ

原因となる脳血管障害の種類はさまざま

血管性認知症の分類

1. 多発硬塞性認知症
2. 小血管病変による認知症
   (1)多発ラクナ硬塞性認知症
   (2)ビンスワンガー病
3. 戦略的部位の単一硬塞による認知症
   【皮質性】
   (1)角回症候群　(2)後大脳動脈領域梗塞
   (3)前大脳動脈領域梗塞
   (4)中大脳動脈領域梗塞
   【皮質下性】
   (1)視床性認知症　(2)前脳基底部梗塞
4. 低灌流性血管性認知症
5. 脳出血性認知症
6. その他

病気の症状が多種多様なのが特徴で、アルツハイマー病に続いて多い認知症の原因となる病気である。

Roman GC et al,1993より引用、改変。

脳卒中が原因となる認知症

血管性認知症は、脳血管障害が原因となって起こる認知症です。脳血管障害にはいろいろな病気がありますが、その多くは脳卒中です。脳卒中には、脳内出血、クモ膜下出血、脳梗塞という3タイプの病気があります。これらはいずれも血管性認知症の原因になります。

日本人の認知症は、アルツハイマー病によるものが最も多いのですが、血管性認知症はそれに次いで多いとされています。両者には、発病や進行の仕方で違いがあります。

アルツハイマー病による認知症は、いつの間にか発病し、徐々に進行していきます。これに対し、血管性認知症は脳卒中の発症がきっかけとなって突然起こります。また、脳卒中の再発に合わせ、段階的に進行していくのも血管性認知症の特徴です。

脳血管障害の種類はさまざま

血管性認知症の原因となる障害はさまざまで、次のタイプに分類されます。

●小血管病変……脳の細い血管が詰まって小さな梗塞ができたり、出血を起こして小さな血腫ができたりします。多発することで症状が現れます。

●大血管病変……脳の太い血管が、動脈硬化を起こして詰まったり、心臓などでできた血栓が脳へと流れてきて詰まったりします。広い範囲に及ぶ梗塞ができます。

●単一病変……角回、視床、前脳基底部、前大脳動脈領域、後大脳動脈領域など、認知機能に関係する部位で脳卒中が起きます。病変が1つでも認知症の原因になります。

●大脳白質病変……神経線維が集まっている大脳白質の血流が低下します。脳の情報ネットワークの機能が低下します。

●脳内出血……動脈硬化でもろくなった血管が破れ、脳内に出血が起こります。血腫で圧迫されることで、脳の組織が傷害されます。

●クモ膜下出血……脳血管にできた動脈瘤が破裂し、脳を包んでいるクモ膜の下に出血が起きます。

●低灌流……低血圧や心不全などにより、脳に循環する血液量が不足します。脳の組織に十分な酸素や栄養を送れないために、脳の働きが低下します。

アルツハイマー病との合併も

かつては血管性認知症とアルツハイマー病は合併は稀と考えられていました。そのために脳卒中の症状があったり、画像検査で梗塞が見つかったりした場合には、血管性認知症と診断されていました。現在では、脳解剖の結果から両者が合併するケースが多いことが分かっています。脳血管障害はアルツハイマー病の症状を悪化させる要因として働きます。

10 レビー小体型認知症のしくみ

レビー小体型認知症の症状

	転倒・失神を繰り返すことが多くなった
	もの忘れがある
	妄想がみられる
	動きが鈍くなった
	すり足、小またになった
	睡眠中、大声をたてる、寝ぼけておきたり、行動するようになった
	幻覚がある
	筋肉がこわばる
	喜怒哀楽がない
	ボーっとしていることが多くなった

上記項目に、5個以上該当すれば
レビー小体型認知症の可能性がある。

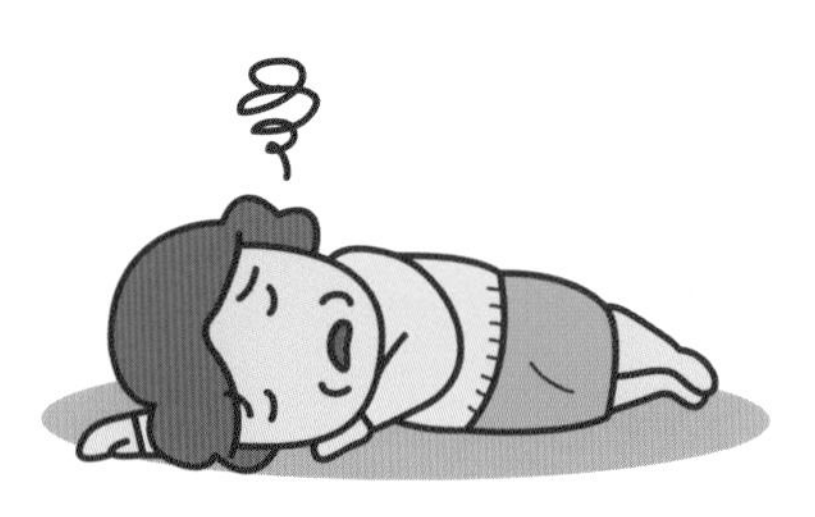

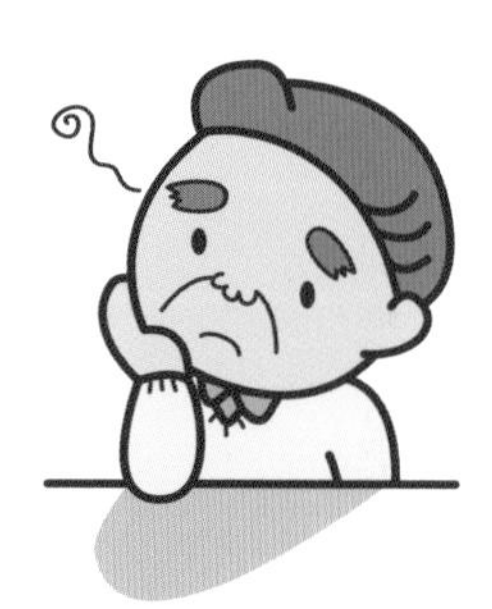

新しい認知症

日本人の認知症で、最も患者数が多いのはアルツハイマー病で、２番目は血管性認知症です。この2つがよく知られていますが、3番目の認知症として、レビー小体型認知症があります。認知症と診断されている人のうち、10～30%がこの病気だと言われています。発見されたのは比較的新しく、レビー小体型認知症という病名が国際的に使われるようになったのは、１９９５年からです。

認知機能の障害で中心となるのは記憶障害です。特に早期のレビー小体型認知症では、覚えているけれど出てこないという再生障害が現れます。また、構成障害や視覚認知障害が現れ、形や大きさを正しく認識できなくなることがあるのも、この病気の特徴です。

レビー小体型認知症は、パーキンソン病と類似した症状がみられることがあります。動作が緩慢になる、歩くときの歩幅が狭くなる、細かな作業ができなくなる、転倒しやすくなる、小声になる、といった症状です。

特徴的な症状は「幻視」

この認知症の特徴的な症状は幻視です。本来は存在しない人物や小動物が見えるため、「部屋の隅に子どもがいる」「ベランダから人が入ってきた」「床の上に虫がたくさんいる」といったことを訴えます。見えるものは人物や小動物が多いのですが、何が見えるかは人によってさまざまです。

幻視は多くの場合、不安や恐怖を伴います。起こりやすいのは、夕方や薄暗いときで、多くは1人でいるときに起こります。

神経細胞内にレビー小体が出現

レビー小体型認知症になると、記憶や感情に関わっている大脳辺縁系の神経細胞が死滅します。そして、進行すると、記憶に関わる海馬が萎縮します。

こうした現象が起きるのは、大脳皮質や扁桃体など、広い範囲の神経細胞に、レビー小体という物質ができるためだと考えられています。

レビー小体は、αシヌクレインというたんぱく質を主成分とする物質で、神経細胞内で形成されています。

レビー小体型認知症の場合、レビー小体は大脳にまず出現し、それが脳幹へも広がっていきます。脳幹に広がることで、パーキンソニズムが現れてくることになります。

パーキンソン病でもレビー小体が見られるのですが、この場合には、まず脳幹に現れ、それから大脳へと広がっていきます。パーキンソン病でも認知症を伴うこともあるのです。

11 パーキンソン病のしくみ

パーキンソン病はドーパミン神経の減少が原因

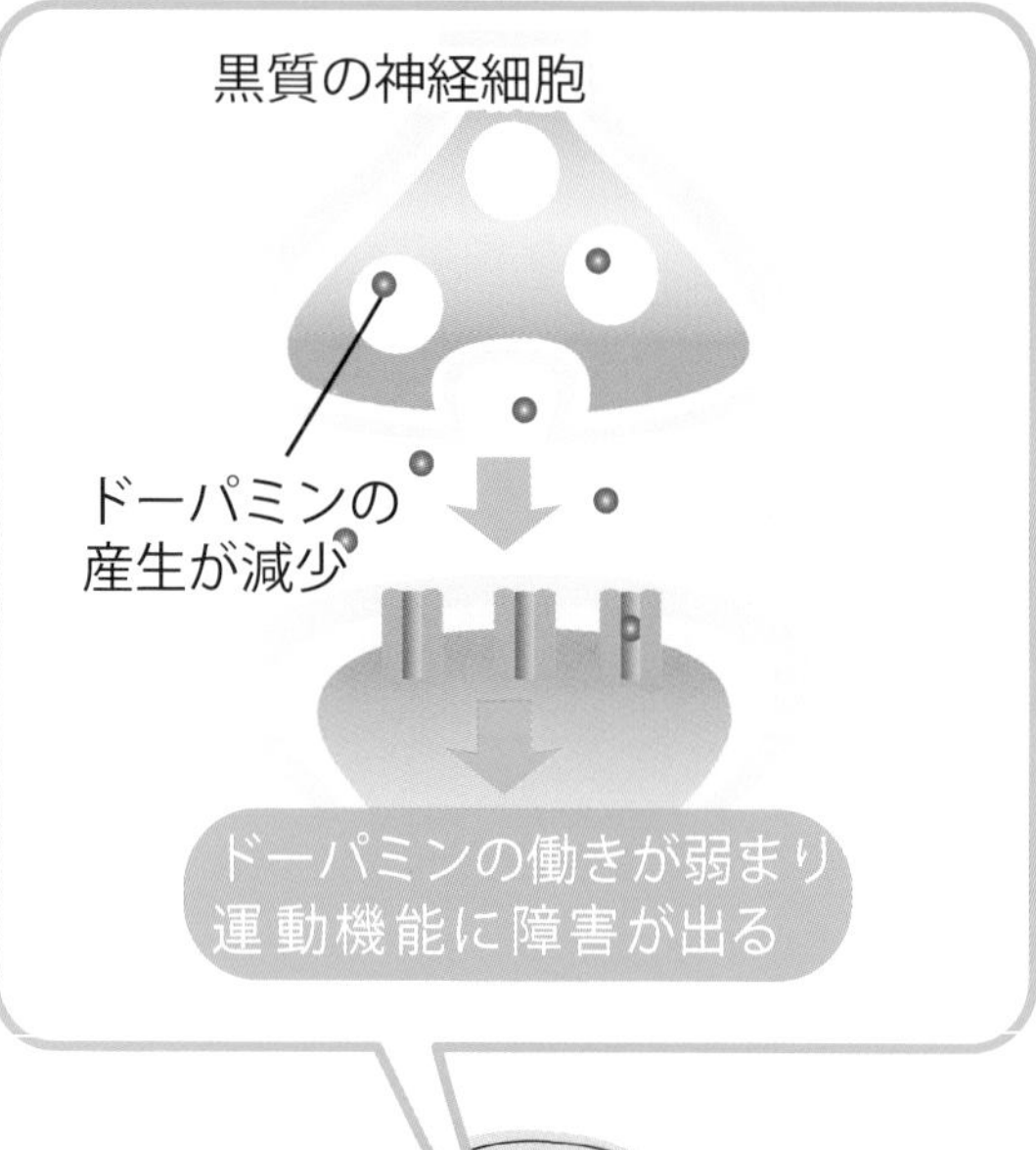

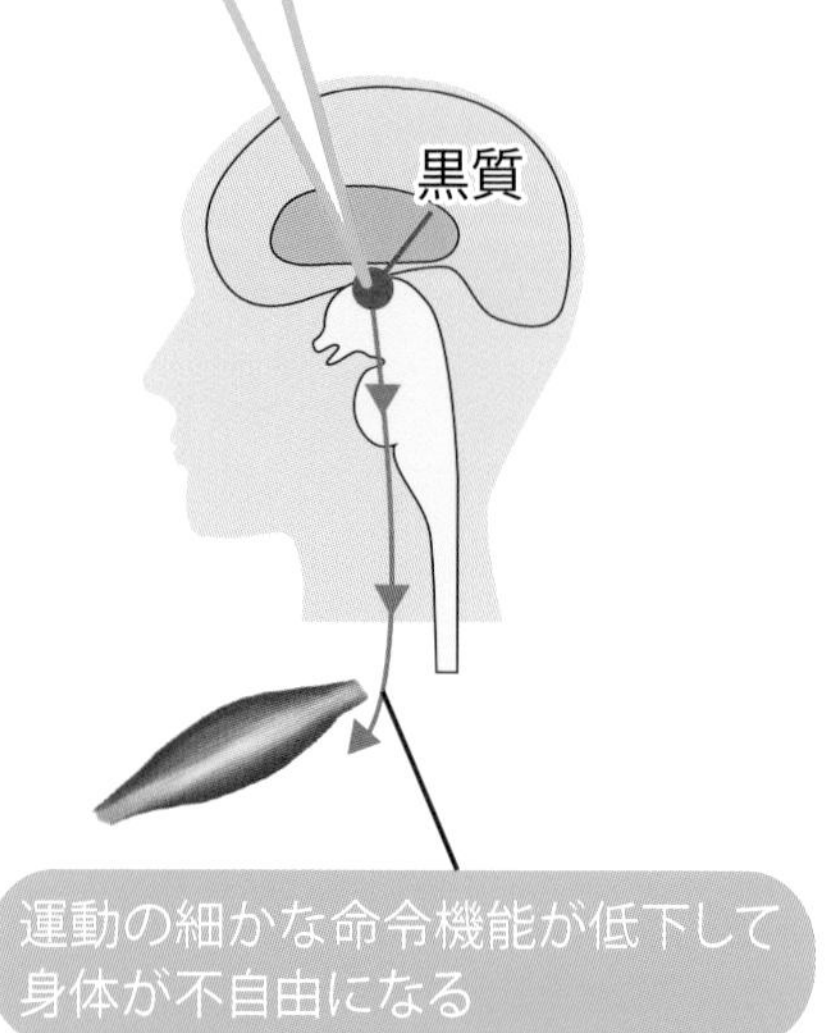

神経伝達物質のドーパミンが減少

人間が体を動かすときには、大脳皮質から指令が出されます。それが全身の筋肉に伝えられることで、運動が行われるのです。この運動の指令には、ドーパミンという神経伝達物質が深く関わっています。

ドーパミンは中脳の黒質に存在するドーパミン神経で作られ、大脳基底核の線条体に送られます。すると、線条体から運動を微調整する指令が出されます。そうすることで、大脳皮質からの指令に、線条体からの指令が加わり、体がなめらかに動かすことができるのです。

パーキンソン病は、ドーパミン神経が減少するため、ドーパミンが十分に作られなくなってしまう病気です。そのため、運動を調節する機能が低下し、体の運動にさまざまな障害が現れてきます。

なぜドーパミン神経が急速に減少してしまうのか、はっきりしたことはわかっていません。ただ、パーキンソン病の多くは高齢者に発症しています。

4種類の特徴的な症状

パーキンソン病では、次の4種類の特徴的な症状が現れます。

●**手足が震える**（振戦）……安静時に手や足に細かな震えが起こります。体の片側から始まり、進行することで両側に起こるようになります。

●**動作が緩慢になる**（寡動）……動作が遅くなり、歩く速度も遅くなります。向きを変えるのが難しい、最初の一歩が踏み出せない」などの症状が現れます。

●**関節がカクカク動く**（筋固縮）……自覚症状ではありませんが、他者が腕の関節などを動かすと、スムーズに動かず、カクカクと動きます。

●**バランスがとれない**（姿勢反射障害）……体の重心が移動したときに、反射的にバランスをとれなくなり、転倒しやすくなります。

5段階で進行度を判定

パーキンソン病の進行は、「ヤール重症度」によって、次のような5段階で判定します。1～3度なら自立した生活が可能です。

●**1度**……体の片側だけに症状が現れている。日常生活への影響は軽い。

●**2度**……体の両側に症状が現れている。多少の不便はあるが日常生活を送れる。

●**3度**……歩行障害や姿勢反射障害が現れている。活動はやや制限される。

●**4度**……体の両側に強い症状が現れている。自力での生活が困難。

●**5度**……立つことができなくなる。車いすが必要になる。

パーキンソン病は進行していく病気です。しかし、薬物療法が進歩したことで、発症から長い年月が経過しても、自立した生活を送れる人が増えています。

12 てんかんのしくみ

診断には脳波検査が欠かせない

てんかんの種類

局在関連てんかん

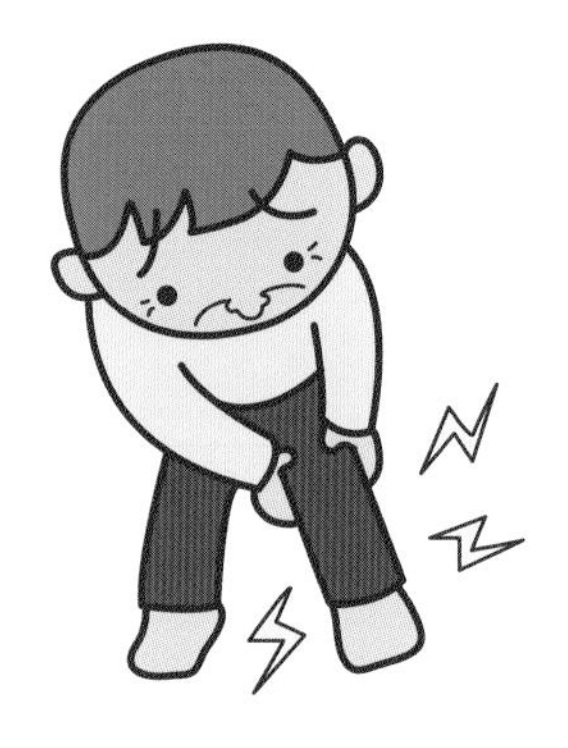

- 特発性
- 症候性
- 潜因性

全般てんかん

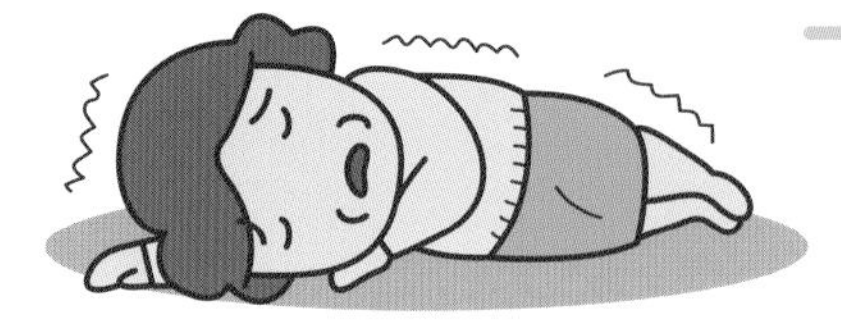

- 特発性
- 症候性
- 潜因性

脳に異常な電気活動が発生する

脳には多くの神経細胞が存在し、それがバランスよく活動しています。この神経細胞の活動に異常な電気活動が混じるようになり、それが広がっていくことがあります。これが「てんかん発作」で、脳に異常な興奮が起きた状態であると言えます。てんかんは脳の病気で、てんかん発作を繰り返し起こすことが知られています。

てんかんの原因はさまざまです。脳の外傷、胎児期の脳の形成異常、脳血管障害や脳炎などによる脳の損傷などが原因になることがあります。このように原因を特定できるてんかんを「症候性てんかん」といいます。また、原因不明のてんかんもあり、これは「特発性てんかん」と呼ばれています。

発作は2種類に分けられる

てんかんの発作は、発作の始まり方により、部分発作（局在関連てんかん）と全般発作（全般てんかん）があります。

部分発作は、脳の一部で異常な電気活動が始まります。脳の興奮が一部で起きているだけであれば、現れる症状は、脳のその部分が司る機能に関係したものだけとなります。手足など体の一部が震えるように動いたり、手足がしびれたりします。記憶に関わる部分で異常興奮が起きれば、記憶に異常が現れることもあります。

脳が全体的に興奮する全般発作では、ほとんどの場合、最初から意識が失われます。

脳波に異常が現れる

てんかんの診断には、脳波検査が欠かせません。脳波検査は、脳の電気活動を記録する検査だからです。

てんかんの患者に脳波検査を行うと、発作が起きていないときでも、異常な波形が現れることがあります。てんかん発作が起きている間は、異常な脳波が連続して現れます。異常な電気活動が、脳のどの部分から始まっているのかを特定することもできます。

外科的治療も行われる

てんかんの治療の中心は、抗てんかん薬による薬物療法です。新薬の登場で状況は変わってきていますが、従来は部分発作にはカルバマゼピン、全般発作にはバルプロ酸が、第一選択薬です。

通常は単剤による治療から始め、それで十分な効果が得られない場合には、多剤併用療法が行われることがあります。

薬物療法を行っても、てんかん発作を抑えられない場合には、外科的治療という選択肢もあります。

「前部側頭葉切除術」は発作の始まる部位を切除する手術、「脳梁離断術」は興奮の経路を遮断する手術です。

適切な治療をうけることで、70～80％の人は発作を抑えることができます。

13 統合失調症

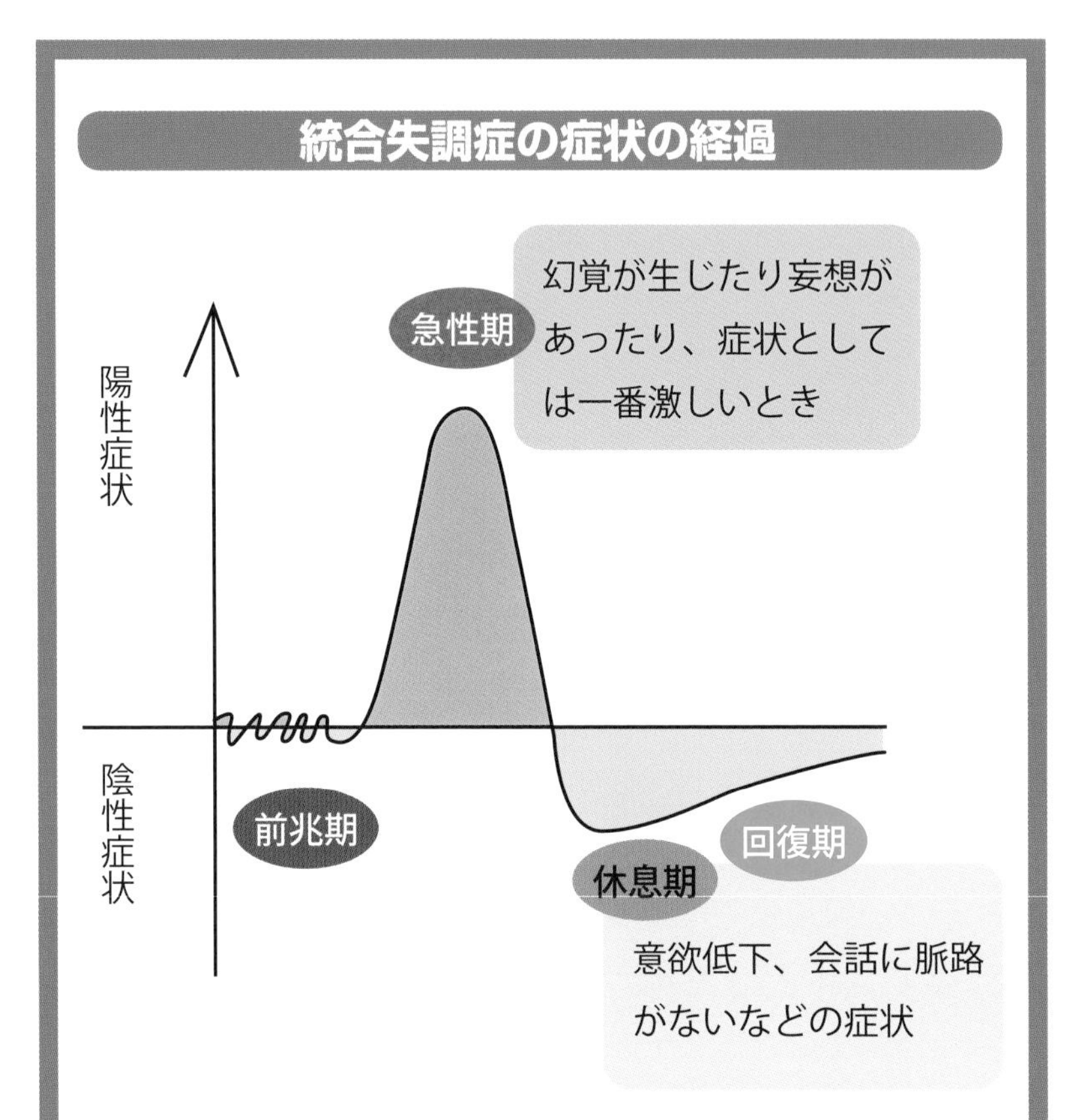

不安・不眠、焦燥感などが主な症状の前兆期、妄想、幻覚・幻聴などの急性期、意欲の減退などの休息期、回復期があるが、一時的に回復したり、元の症状が出るなどをくり返す。発症のメカニズムはわかっていない。

神経伝達物質の異常が起こる

統合失調症の発症率は0・7～0・8％で、人種による違いも、男女差もありません。

発症する原因は、はっきりとは解明されていません。ただ、脳の神経伝達物質に異常が起きていることはわかっています。ドーパミンやセロトニンといった神経伝達物質が、過剰になったり、不足したりすることで、神経細胞の情報のやりとりがうまくいかなくなっているのです。

脳は目や耳などの感覚器官を通じて入ってくる情報を受け取り、それを適切に処理して、実行するための指示を出す働きをしています。このとき、神経伝達物質の過剰や不足が起きると、情報を正しく処理できなくなり、さまざまな混乱が生じてしまいます。統合失調症の症状は、こうして起こると考えられています。

また、統合失調症の人の脳には、海馬や扁桃体が萎縮する、脳室が拡大するなど、器質的な変化が起きているという報告もあります。ただ、その原因は明らかになっていません。

時期によって症状が異なる

統合失調症では、前兆期、急性期、休息期（消耗期）、回復期という経過をたどります。それぞれの時期で特徴的な症状が現れます。よくなったり悪くなったりが、繰り返されることもあります。

●前兆期……不眠（夜眠れない、朝起きられない）、不安、焦燥、イライラなどが続きます。

●急性期……陽性症状と呼ばれる激しい症状が現れます。主な症状は、架空のことを現実だと信じ込む「幻覚・幻聴」と、あり得ない状況に対して強い確信を持つ「妄想」です。

●休息期（消耗期）……陰性症状と呼ばれる症状が現れます。引きこもり、意欲の減退、感情の鈍麻、思考力の低下などです。

●回復期……徐々に快方に向かいます。これらの時期に共通して現れる症状は、認知機能障害です。考えがまとまらない、集中できない、同時に二つのことができない、などの症状が現れます。

薬物療法が治療の中心

統合失調症の治療は薬物療法が中心で、最も重要な薬が抗精神病薬です。この薬は、脳の神経伝達物質の量を調整することで、脳が正しく情報を処理できるようにし、幻覚や妄想などの症状を抑える働きをします。

かつては主にドーパミンの量を調節する抗精神病薬（定型抗精神病薬）が使われていました。この薬は陽性症状には効きますが、陰性症状にはほとんど効きません。新しいタイプの抗精神病薬（非定型抗精神病薬）は、ドーパミン以外にも神経伝達物質の量を調節する作用があり、陽性症状にも陰性症状にも効果を発揮します。

14 うつ病のしくみ

神経伝達物質の減少が関係

うつ病患者の推移

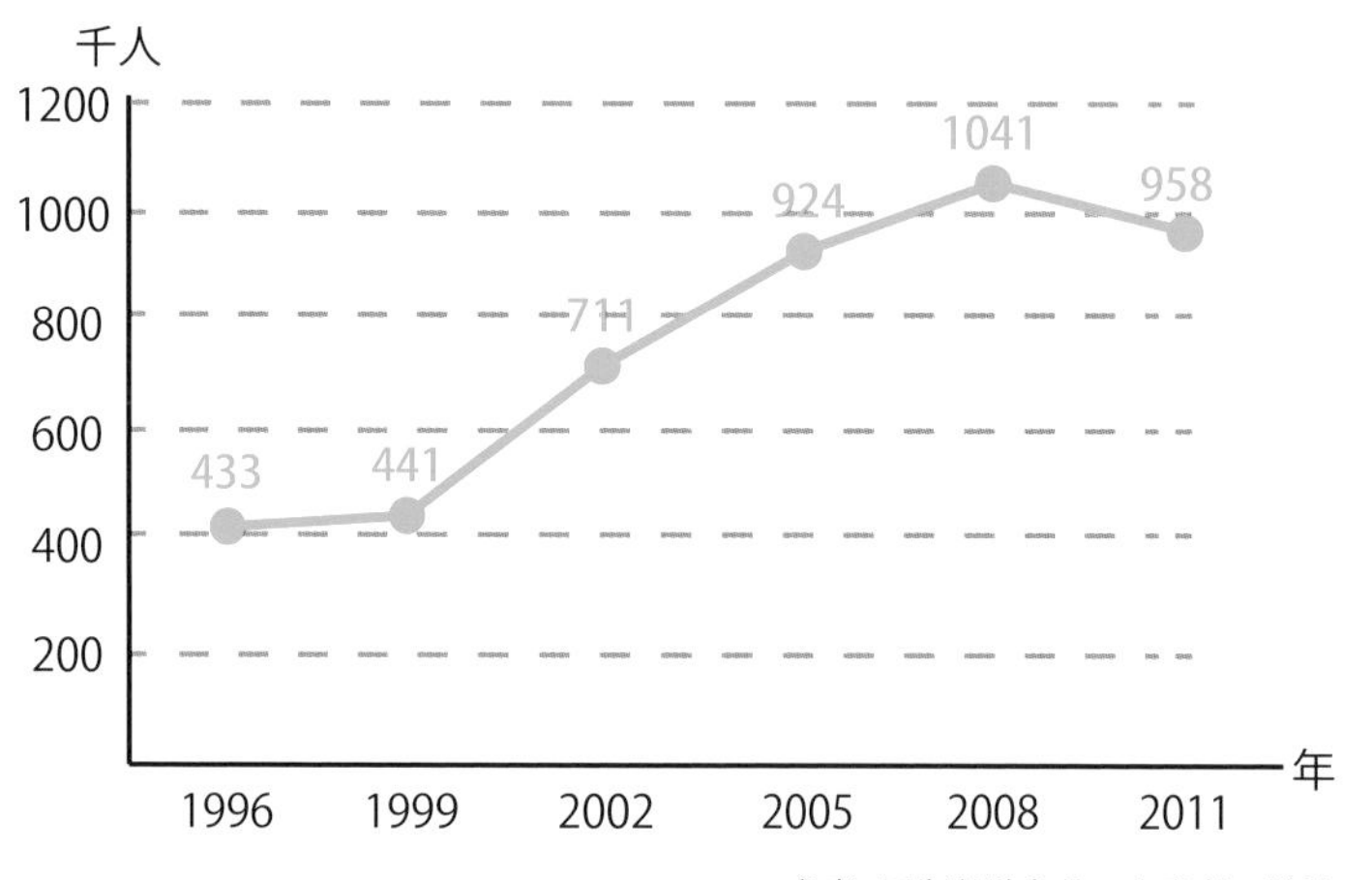

参考：厚生労働省 うつ病患者の推移

うつ病はここ10年ほどで急激に増加。現代の病気といわれている。気分障害という位置づけである。

うつ病のタイプ

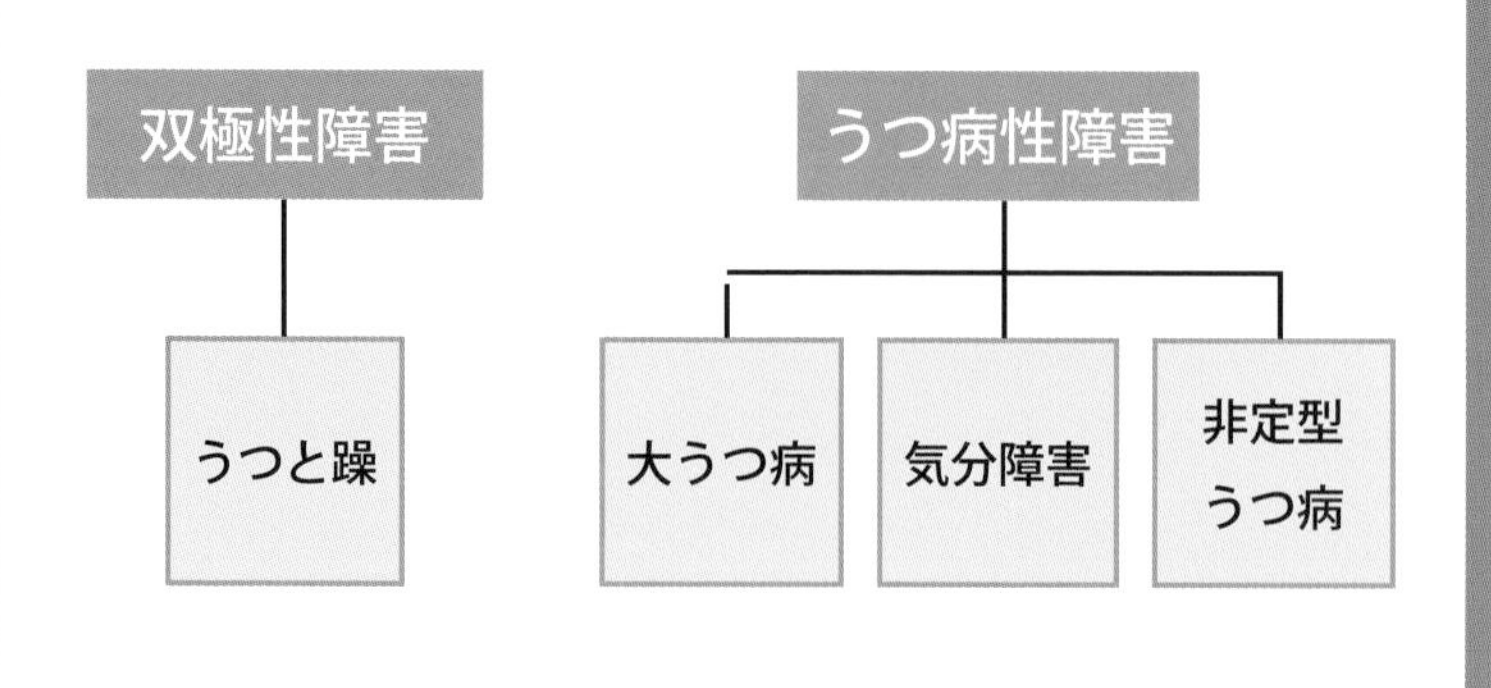

4つのタイプに分けられる

いわゆるうつ病は、「気分障害」に分類されています。気分障害は、気分、感情、思考、意欲、行動などに障害が現れる疾患の総称です。

気分障害は、「双極性障害」と「うつ病性障害」に大別されます。

双極性障害は、うつ状態と躁（そう）状態が現れてくる病気で、かつては「躁うつ病」と呼ばれていました。うつ病性障害には、「大うつ病」「気分障害」「非定型うつ病」があります。

大うつ病は、重症のうつ病という意味ではありません。「メジャー」を「大」と訳したためにわかりにくくなっていますが、最も患者数が多く、一般に「うつ病」と呼ばれているのがこれです。

気分変調症は、うつ症状は軽いものの、すっきりしない状態が長く続きます。比較的若い人に多いタイプです。

非定型うつ病は、強いうつ状態を伴いますが、過眠、過食、楽しいときにはうつ症状が消えるなど、典型的なうつ病にはない症状があります。

神経伝達物質が減少している

うつ病は脳の異常が原因となって発症しますが、脳で何が起きているのか、はっきりしたことはわかっていません。ただ、神経伝達物質のセロトニンやノルアドレナリンが減少していることが、うつ症状に関係していると考えられています。そのため、これらの神経伝達物質を増やす作用をもつ薬剤が、治療に使われています。

また、うつ病の人の脳では、扁桃体の活動が亢進し、前部帯状回の活動が低下していることがわかっています。その他に、扁桃体、海馬、前頭連合野が萎縮しているともいわれています。

ＳＳＲＩとＳＮＲＩが使われる

うつ病の治療では、抗うつ薬が使われます。抗うつ薬の中でよく使われているのが、ＳＳＲＩ（選択的セロトニン再取り込み阻害薬）とＳＮＲＩ（選択的セロトニン・ノルアドレナリン再取り込み阻害薬）です。

脳の神経細胞は、シナプスの間にセロトニンやノルアドレナリンなどの神経伝達物質を放出し、情報を伝えています。神経伝達物質が接続するシナプスの受容体に結合することで、情報を伝えるのです。うつ病の人では、シナプス間の神経伝達物質の量が減少しています。

受容体に結合しなかった神経伝達物質は、放出したシナプスに再取り込みされるのですが、ＳＳＲＩはセロトニンの再取り込みを、ＳＮＲＩはセロトニンとノルアドレナリンの再取り込みを阻害します。それによって、シナプスの間のセロトニンやノルアドレナリンの量を増やすことができるのです。

15 発達障害のしくみ

脳に未熟な部位や機能低下がある

ADHDの特徴

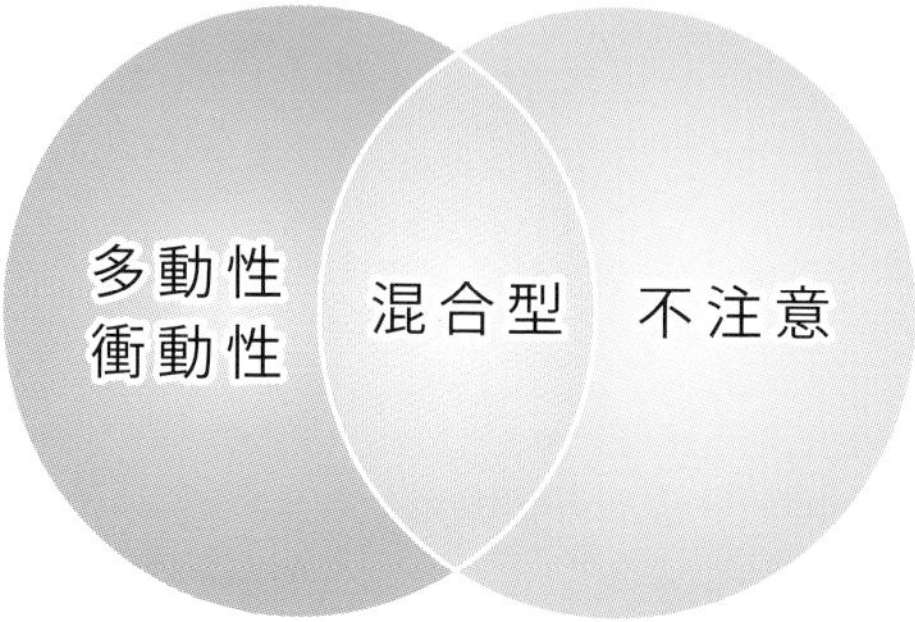

多動性
衝動性

混合型

不注意

それぞれの症状

＜不注意＞
よくものをなくす
忘れっぽい
人と話をしていても聞いていないようにみえる
学習・遊びに注意力を維持するのが難しい
課題・活動がうまくできない

＜多動性＞
静かに遊ぶことができない
教室などでよく席から離れる
ときどきよくしゃべりすぎる
走りまわる
手足を動かし続ける

＜衝動性＞
自分の順番を待つことができない
ひとの邪魔をする
質問内容を最後まで聞かずに答える

3つのタイプに分類される

脳は目や耳からの情報を受け取り、それを処理して、目的を持った行動を実行するという働きをしています。この実行機能には、感情をコントロールしたり、物事に集中したりすることが含まれます。この実行機能がうまく働かないと、発達障害で見られるようなさまざまな症状が現れてくることになります。

発達障害は大まかに次の3タイプに分類されています。

●自閉症スペクトラム……かつては広汎性発達障害と呼ばれていました。「自閉症」、知的障害を伴わない「高機能自閉症」、言葉の遅れや知的障害がない「アスペルガー症候群」が含まれます。

●注意欠陥多動性障害（ADHD）……落ち着きがなく衝動的な行動をとる、注意力が不足している、といった症状が現れます。

●学習障害（LD）……文字の読み書き、計算などが極端に苦手です。知的障害や社会性の障害はありません。

脳に機能低下した部位がある

発達障害の原因は、脳の未熟性や機能低下が関わっています。発達障害の人の脳では、機能が低下している部位があることがわかっています。

大脳皮質は知覚、運動、思考、記憶などに関わっています。発達障害の人では、脳が未発達であったり、左右が非対称だったりします。

前頭葉は、多動や衝動性を制御する役割を果たしています。この部分の血流が減り、働きが低下しています。

線条体の一つである尾状核は、注意力、情緒のコントロール、記憶などに関係しています。この部分の血流が減り、小さくなっていることもあります。

さらに、神経伝達物質のドーパミンやノルアドレナリンの不足も起きています。

遺伝的要因が関係している

発達障害は、遺伝的要因が関わっていることは、一卵性双生児の研究などからも明らかになっています。約70％の確率で発達障害になりやすい性質が遺伝するという報告もあります。

また、胎児期、出生時、新生児期など、周産期のトラブルが脳機能に影響を及ぼし、それが発達障害の原因になっていることも指摘されています。妊娠中の母親の大量飲酒や喫煙、妊娠高血圧症候群、低出生体重児、新生児期の脳炎や頭部外傷など、出産前後に起きたトラブルによって、脳機能が影響をうけている可能性があるのです。最近ではＡＤＨＤコンプレックスとして自閉症スペクトラム、睡眠リズム障害、不安障害など複数の併存疾患を合併していることが指摘されています。

16 薬物依存のしくみ

薬の乱用で薬物依存神経回路が形成

依存症が生じる薬物と働き

薬　物	働　き
覚醒剤	ドーパミンが多く分泌されることを促す
コカイン	多く出すぎたドーパミンが脳内から集められるのを妨げる
モルヒネ	神経細胞がドーパミンの分泌を促進
タバコ	ニコチンが脳に強いダメージを与えて、セロトニン・ドーパミンの働きを活発化させる
アルコール	脳内にあるドーパミンをその時だけ増やす

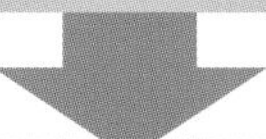

幸福感が大きく、興奮する。脳内のドーパミンの濃度が高くなる。

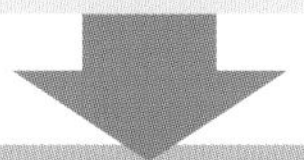

快楽が頭に刻まれ、ドーパミンの分泌が妨げられる。

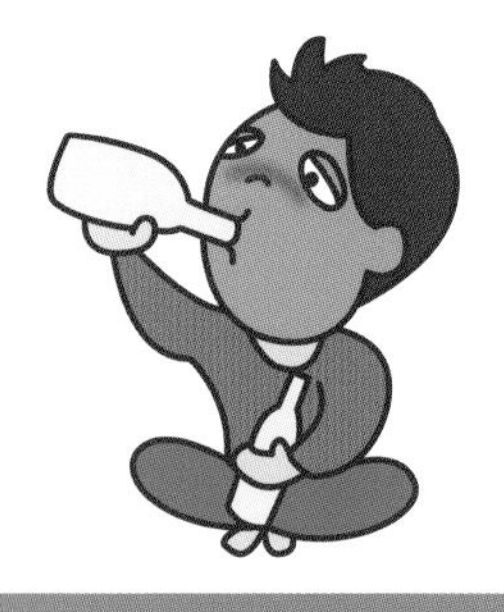

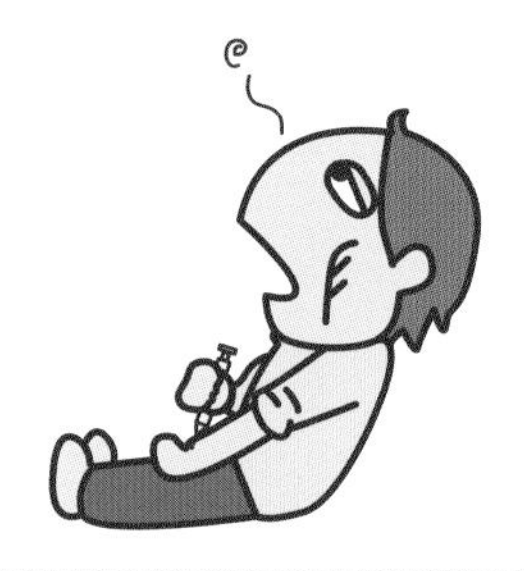

脳の報酬系が関わっている

麻薬、覚せい剤、アルコールなどによる依存症は、精神疾患の一種です。その人にとって、その物質がなくてはならない存在になるわけですが、それには脳の「報酬系」と呼ばれる神経回路が重要な役割を果たしています。

報酬系は、脳の腹側被蓋野から側坐核へと、ドーパミンが関与する「快い」という情報によって、伝達が強化される回路です。

覚せい剤やコカインは、ドーパミントランスポーターを刺激します。アルコールやバルビツール酸はＧＡＢＡ受容体を、大麻はカンナビノイドＩ型受容体を刺激します。それによって、快い感覚が報酬系を賦活し、情報が強化されていきます。つまり、脳内の「快い」という情報が、依存性を生み出す元になっているのです。

さらに薬物の乱用を続けると、前頭連合野、扁桃体、海馬などによる薬物依存神経回路が形成されていきます。

精神依存と身体依存がある

依存には、精神依存と身体依存があります。

●精神依存……その物質の使用を止められなくなります。使用を中止すると、強い不安感が現れます。

●身体依存……その物質が体内に存在していることが適応状態となります。脳の神経細胞が、その物質が存在する状況に順応するのです。そうなると、体内からその物質がなくなったときに、離脱症状が現れるようになります。手の震え、異常な発汗、動悸、吐き気や嘔吐、睡眠障害、幻覚などの症状が現れます。

また依存が起きると、耐性ができ、薬物が効きにくくなることがあります。その場合には、しだいに使用量が増えていく傾向があります。

薬物依存では、薬物の種類によって、精神依存、身体依存、耐性の有無や程度が異なっています。

アルコール依存で脳が萎縮

アルコール依存（使用障害）も、他の薬物依存と同様のメカニズムで発症します。アルコールを飲み続けることで、肝臓障害、高血圧、糖尿病など、さまざまな体の障害も起きてきます。ＷＨＯ（世界保健機関）は、アルコールは60種以上の病気の原因になると発表しています。

また、アルコールは脳の神経細胞も破壊します。そのため、アルコール依存症となって大量飲酒が慢性化すると、若い人でも脳の萎縮が起きてきます。脳の表面の溝が開いて深くなり、脳の中心部にある脳室が大きくなります。

このような状態になると、記憶障害や意識障害など、脳の機能障害が起きてくることもあります。そうなる前の治療が大切です。

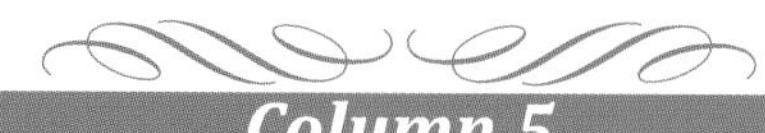

Column 5

脳の衰えを防ぐしくみ

神経線維は減少しない

成人後の脳の重量は、加齢とともに少しずつ減少していきます。ただ、脳全体が一様に減っていくのではありません。著しく減っていく部分と、減らない部分があるのです。

大脳の断面を見ると、表面を覆う灰色の部分と、その内側の白い部分があります。灰色の部分は「灰白質」と呼ばれ、ここには神経細胞が集まっています。白い部分は「白質」といいます。ここには、神経細胞同士をつなぐ神経線維の束が集まっています。

神経線維は、神経細胞から伸びる軸索や樹状突起からできています。神経細胞の興奮を次々と伝達することで、高度な情報処理を行うネットワークを構成しています。

加齢によって、神経細胞の集まりである灰白質が減少することは明らかになっています。神経細胞が日々死滅していくことで、徐々に萎縮してくるのです。ところが、白質の重量は減りません。それどころか、加齢に伴って白質がわずかに増えることがわかっています。加齢とともに神経細胞が死滅していくことは止められませんが、神経線維のネットワークは増やすことができるのです。

情報の使い方は衰えない

加齢によって脳の萎縮が起きやすいのは、大脳皮質の前頭葉や側頭葉など、記憶や判断などに関わる部位です。年をとると、これらの部位の神経細胞が減少してくるため、物覚えが悪くなったり、よく物忘れするようになったりします。このような現象は、誰にでも起こる自然な加齢変化といってもいいでしょう。

しかし、神経線維のネットワークは減らず、むしろ増えるくらいなので、情報の使い方は、年をとっても衰えない可能性があります。神経線維のネットワークをなるべく減らさないためには、知的な活動を行うことで、大脳皮質に刺激を加えることが大切です。

成人後も神経細胞が生まれる

従来、脳の神経細胞は増えることはなく、年をとるに従って、減り続ける一方であると考えられていました。ところが、最新の研究により、成人の脳でも、新たに神経細胞が生まれていることがわかってきました。その数は決して多くはありませんが、一方的に減少し続けるだけではなかったのです。

特に記憶に関係する海馬で、神経細胞が新しく生まれ、新たな神経線維ネットワークを作られることがわかっています。それによって、思考や判断を行う前頭前野にも刺激が伝わります。そのため、成人以降であっても、脳に繰り返し刺激を加えることで、脳の衰えを防ぐのに効果があると考えられています。

アルファベット順

五十音順

あ行

か行

※太字の数字は、見出しに項目が含まれているページ

さ行

あとがき

幼少時代に左利きだった私は、皆から「左利き」を指摘され、4歳になる前に右手で書字を習うことで右利きになるように、叔母に書道塾に連れて行ってもらいました。そのときに感じたことは、そもそも右手と左手で、何がどうして違うのかという疑問でした。それはその後、新しい手習いをするたびに考えました。実は今でも私は、右手より左手を使った方が効率よく動かすことができるという感覚をもっています。ただ、やはり字は右手で書きますので、体験的に、脳が変化することが実感できます。

この小さな出来事は、思えば、私が脳に興味をもつようになった人生で初めての体験であったと思います。

もう一つ、今から思えば、私が脳の研究者への道を歩むきっかけとなった出来事は、10歳の頃に母親から言われた言葉にありました。私はあまりに勉強しなかったものですから、母に「頭は使えば使うほど良くなる」と耳元でよく囁かれたものです。母から「勉強しなさい」と言われるのではなく、「頭は使えば使うほど良くなる」と繰り返し言われていました。そのことがきっかけで、「どうやって頭は使うのか、使ったらよいのか」と考え始めたわけです。

そうした思いは、いつしか脳についてのさまざまな疑問へと発展していきました。そして、「脳はどのように変化するのか」という大きな疑問に収斂し、それが私にとっては人生のテーマとなっていきました。

今、私の手もとには、頭の使い方次第で脳の枝ぶりが変わる数多くの実証結果があります。

これがまぎれもない脳の真実なのです。

少年時代に、母が私に対して「勉強しなさい」と一方的に言うのではなく、「頭は使えば使うほど良くなる」と示唆を与えてくれたことが、今にして思えばどれほどありがたいことだったのか、母の愛情には感謝しきれません。そのことを思うと、感情系脳番地が今でも揺れ動くのを感じます。

その当時は勉強よりも体を鍛えたり、運動したりすることに価値を見出し、夢中になってやっていました。しかし、そのことも今にして思えば、運動系脳番地の成長が脳番地力のアップには不可欠であることを実感できる良い経験だったと思います。

最後に、私が尊敬するノーベル物理学賞受賞者、エルヴィン・シュレーディンガー博士の文を掲げて、読者の皆様方へのメッセージにしたいと存じます。

「われわれは、今までに知られてきたことの総和を結び合わせて一つの全一的なものにするに足りる信頼できる素材が、今ようやく獲得されはじめたばかりであることを、はっきりと感じます。ところが一方では、ただ一人の人間の頭脳が、学問全体の中の一つの小さな専門領域以上のものを十分に支配することは、ほとんど不可能に近くなってしまったのです。この矛盾を切り抜けるには（われわれの真の目的が永久に失われてしまわないようにするためには）、われわれの中の誰かが、諸々の事実や理論を総合する仕事に思い切って手を着けるより他には道がないと思います。たとえその事実や理論の若干については、又聞きで不完全にしか知らなくとも、また物笑いの種になる危険を冒しても、そうするより他には道がないと思うのです」（E・シュレーディンガー『生命とは何か物理的にみた生細胞』岩波新書）

本書は、18世紀に生まれたフランツ・ガル医師の大脳機能局在論の系譜の歴史的な恩恵を受け、また、先人が残された多くの研究成果があればこそ誕生できたものと思います。深い感謝の意を表したいと思います。

加藤　俊徳

監修者プロフィール
加藤　俊徳（かとう　としのり）

脳内科医・医学博士。脳の学校代表
加藤プラチナクリニック院長、昭和大学客員教授

新潟県1961年生まれ。発達脳科学・MRI脳画像診断の専門家。脳番地トレーニングの提唱者。
1991年、ヒトの脳機能を頭皮上から光計測するfNIRS原理を発見。10年後、脳の酸素交換機能を計測するベクトル法fNIRSを開発。世界700カ所以上の脳研究施設で使われるfNIRSの生みの親として国内外で活躍中。1995年に脳画像法の研究成果が認められ渡米。2001年まで、米国ミネソタ大学放射線科MR研究センターにてアルツハイマー病や脳イメージング研究に従事。帰国後、慶應義塾大学医学部、東京大学医学部大学院などでの研究を経て、2006年に株式会社脳の学校を創業し、脳が成長する新しい医療を推進している。医師としては、独自のMRI脳画像鑑定技術を生み出し、胎児から超高齢者まで1万人以上の脳を分析。発達障害の原因となる海馬回旋遅滞症の発見など、業績・論文多数。加藤プラチナクリニック（港区白金台）では、MRI脳画像診断に基づいて、発達障害や認知症の診断や予防医療を実践している。現在、「Inter FM 897」ラジオではレギュラー番組「脳活性ラジオ Dr加藤 脳の学校」（毎週土曜日21:30～22:00）が好評放送中。

参考文献：
『図解入門 よくわかる最新「脳」の基本としくみ』後藤 和宏(監修)、秀和システム
『カラー図解 脳・神経のしくみ・はたらき事典』野上晴雄（著）、西東社
『ぜんぶわかる　脳の事典』坂井建雄・久光正（監修）、成美堂出版
『図解雑学　よくわかる脳のしくみ』福永 篤志(監修)、ナツメ社
『アタマがみるみるシャープになる！！　脳の強化書』加藤 俊徳（著）、あさ出版
『日本大百科全書』小学館
『脳とココロのしくみ入門』加藤 俊徳（著）、朝日新聞出版
『ADHDコンプレックスのための脳番地トレーニング』加藤 俊徳（著）、大和出版
『大人の発達障害 - 話し相手の目を3秒以上見つめられない人が読む本』加藤 俊徳（著）、白秋社

【STAFF】
■編集・制作：有限会社イー・プランニング
■執筆協力：北浦希、武田花織、柄川昭彦、須賀柾晶
■編集協力：中村曜子
■デザイン・DTP：小山弘子
■イラスト：にへいゆりえ

ビジュアル図解　脳のしくみがわかる本
気になる「からだ・感情・行動」とのつながり

2021年6月25日　第1版・第1刷発行
2023年3月5日　第1版・第3刷発行

監修者　加藤　俊徳（かとう　としのり）
発行者　株式会社メイツユニバーサルコンテンツ
代表者　大羽　孝志
〒102-0093東京都千代田区平河町一丁目1-8
印　刷　株式会社厚徳社

●定価はカバーに表示してあります。
ISBN978-4-7804-2501-7 C2047 Printed in Japan.

ご意見・ご感想はホームページから承っております。
ウェブサイト　https://www.mates-publishing.co.jp/

編集長：堀明研斗　企画担当：大羽孝志／清岡香奈

※本書は2014年発行の『一番よくわかる！脳のしくみ』の内容の確認と一部必要な修正を行い、
書名と装丁を変更して再発行したものです。